Ferri 临床诊疗指南
——肿瘤疾病诊疗速查手册

Ferri's Clinical Advisor
Manual of Diagnosis and Therapy in Oncology

原　　著　Fred F. Ferri

丛书主审　王福生

丛书主译　张　骅　徐国纲

分册主译　徐　安　徐国纲

U0197010

北京大学医学出版社

Ferri LINCHUANG ZHENLIAO ZHINAN——ZHONGLIU JIBING
ZHENLIAO SUCHA SHOUCE

图书在版编目（CIP）数据

Ferri 临床诊疗指南：肿瘤疾病诊疗速查手册 /
（美）弗雷德·费里（Fred F. Ferri）原著；徐安，徐
国纲主译 .—北京：北京大学医学出版社，2023.10
书名原文：Ferri's Clinical Advisor 2021
ISBN 978-7-5659-2917-5

Ⅰ.①F… Ⅱ.①弗… ②徐… ③徐… Ⅲ.①肿瘤－
诊疗－指南 Ⅳ.① R73-62

中国国家版本馆 CIP 数据核字（2023）第 100311 号

北京市版权局著作权合同登记号：图字：01-2021-1812

Elsevier (Singapore) Pte Ltd.
3 Killiney Road, #08-01 Winsland House I, Singapore 239519
Tel: (65) 6349-0200; Fax: (65) 6733-1817

FERRI'S CLINICAL ADVISOR 2021
Copyright © 2021 by Elsevier, Inc. All rights reserved.
ISBN-13: 978-0-323-71333-7

This translation of FERRI'S CLINICAL ADVISOR 2021 by Fred F. Ferri was undertaken by Peking University Medical
Press and is published by arrangement with Elsevier (Singapore) Pte Ltd.
FERRI'S CLINICAL ADVISOR 2021 by Fred F. Ferri 由北京大学医学出版社进行翻译，并根据北京大学医学出版
社与爱思唯尔（新加坡）私人有限公司的协议约定出版。

《Ferri 临床诊疗指南——肿瘤疾病诊疗速查手册》（徐 安 徐国纲 主译）
ISBN: 978-7-5659-2917-5
Copyright © 2023 by Elsevier (Singapore) Pte Ltd. and Peking University Medical Press.
All rights reserved. No part of this publication may be reproduced or transmitted in any form or by any means, electronic
or mechanical, including photocopying, recording, or any information storage and retrieval system, without permission in
writing from Elsevier (Singapore) Pte Ltd. and Peking University Medical Press.

Ferri 临床诊疗指南——肿瘤疾病诊疗速查手册

主　　译：徐　安　徐国纲
出版发行：北京大学医学出版社
地　　址：（100191）北京市海淀区学院路 38 号　北京大学医学部院内
电　　话：发行部 010-82802230；图书邮购 010-82802495
网　　址：http://www.pumpress.com.cn
E - m a i l：booksale@bjmu.edu.cn
印　　刷：北京信彩瑞禾印刷厂
经　　销：新华书店
责任编辑：高　瑾　董　梁　　责任校对：靳新强　　责任印制：李　啸
开　　本：889 mm×1194 mm　1/32　　印张：11.625　　字数：376 千字
版　　次：2023 年 10 月第 1 版　2023 年 10 月第 1 次印刷
书　　号：ISBN 978-7-5659-2917-5
定　　价：65.00 元
版权所有，违者必究
（凡属质量问题请与本社发行部联系退换）

译者名单

分册主译　徐　安　徐国纲
分册副主译　汪梓垚　阙一帆　孟　浩　王淑兰
译　　　者（按姓名汉语拼音排序）

陈国鹏　武汉大学中南医院

戴　聪　中国医科大学附属第一医院

高艳锋　河北省人民医院

黄翠天　北京大学第三医院

蒋嘉睿　中南大学湘雅医学院附属肿瘤医院

梁华茂　北京大学第三医院

刘娅妮　华中科技大学同济医学院附属同济医院

柳　威　湖南省人民医院（湖南师范大学附属第一医院）

孟　浩　中国人民解放军总医院第二医学中心

秦　然　中国人民解放军总医院第二医学中心

仇美华　烟台毓璜顶医院

阙一帆　中国人民解放军总医院第二医学中心

汪梓垚　成都中医药大学

王　格　华中科技大学同济医学院附属同济医院

王　涵　浙江省人民医院

王立刚　浙江省人民医院

王淑兰　中山大学附属第七医院

王行雁　北京大学第三医院

魏　冲　内江市第一人民医院

魏　志　山东省第二人民医院（山东省耳鼻喉医院）

徐　安　中国人民解放军总医院第二医学中心

徐国纲　中国人民解放军总医院第二医学中心

杨礼腾　深圳大学第三附属医院

姚　颖　北京大学第三医院

战云飞　济南市中心医院

张　骅　北京市和平里医院

张铁山　襄阳市中心医院

张文娜　上海市质子重离子医院

张　曦　北京大学第三医院

原著者名单

Allison Dillon
Thomas H. Dohlman
Stephen Dolter
David J. Domenichini
Kathleen Doo
James H. Dove
Andrew P. Duker
Shashank Dwivedi
Evlyn Eickhoff
Christine Eisenhower
Amani A. Elghafri
Pamela Ellsworth
Alan Epstein
Patricio Sebastian Espinosa
Danyelle Evans
Mark D. Faber
Matthew J. Fagan
Ronan Farrell
Timothy W. Farrell
Kevin Fay
Mariam Fayek
Jason D. Ferreira
Fred F. Ferri
Heather Ferri
Barry Fine
Staci A. Fischer
Tamara G. Fong
Yaneve Fonge
Michelle Forcier
Frank G. Fort
Glenn G. Fort
Justin F. Fraser
Gregory L. Fricchione
Michael Friedman
Daniel R. Frisch
Anthony Gallo
Mostafa Ghanim
Irene M. Ghobrial
Katarzyna Gilek-Seibert
Richard Gillerman
Andrew Gillis-Smith
Dimitri Gitelmaker
Alla Goldburt
Danielle Goldfarb
Jesse Goldman
Corey Goldsmith

Maheswara Satya Gangadhara Rao Golla
Caroline Golski
Helen B. Gomez
Avi D. Goodman
Paul Gordon
John A. Gray
Simon Gringut
Lauren Grocott
Stephen L. Grupke
Juan Guerra
Patan Gultawatvichai
David Guo
Priya Sarin Gupta
Nawaz K. A. Hack
Moti Haim
Sajeev Handa
M. Owais Hanif
Nikolas Harbord
Sonali Harchandani
Erica Hardy
Colin J. Harrington
Taylor Harrison
Brian Hawkins
Don Hayes
Shruti Hegde
Rachel Wright Heinle
Dwayne R. Heitmiller
Jyothsna I. Herek
Margaret R. Hines
Ashley Hodges
Pamela E. Hoffman
R. Scott Hoffman
Dawn Hogan
N. Wilson Holland
Siri M. Holton
Anne L. Hume
Zilla Hussain
Donny V. Huynh
Terri Q. Huynh
Sarah Hyder
Dina A. Ibrahim
Caitlin Ingraham
Nicholas J. Inman
Louis Insalaco
Ashley A. Jacobson
Koyal Jain

Vanita D. Jain

Fariha Jamal

Sehrish Jamot

Robert H. Janigian

Noelle Marie Javier

Michael Johl

Christina M. Johnson

Michael P. Johnson

Angad Jolly

Rebecca Jonas

Kimberly Jones

Shyam Joshi

Siddharth Kapoor

Vanji Karthikeyan

Joseph S. Kass

Emily R. Katz

Ali Kazim

Sudad Kazzaz

Sachin Kedar

A. Basit Khan

Bilal Shahzad Khan

Rizwan Khan

Sarthak Khare

Hussain R. Khawaja

Byung Kim

Robert M. Kirchner

Robert Kohn

Erna Milunka Kojic

Aravind Rao Kokkirala

Yuval Konstantino

Nelson Kopyt

Lindsay R. Kosinski

Katherine Kostroun

Ioannis Koulouridis

Timothy R. Kreider

Prashanth Krishnamohan

Mohit Kukreja

Lalathaksha Kumbar

David I. Kurss

Sebastian G. Kurz

Michael Kutschke

Peter LaCamera

Ann S. LaCasce

Ashley Lakin

Jayanth Lakshmikanth

Uyen T. Lam

Jhenette Lauder

Nykia Leach

David A. Leavitt

Kachiu C. Lee

Nicholas J. Lemme

Beth Leopold

Jian Li

Suqing Li

Donita Dillon Lightner

Stanley Linder

Kito Lord

Elizabeth A. Lowenhaupt

Curtis Lee Lowery III

David J. Lucier Jr.

Michelle C. Maciag

Susanna R. Magee

Marta Majczak

Shefali Majmudar

Gretchen Makai

Pieusha Malhotra

Eishita Manjrekar

Abigail K. Mansfield

Stephen E. Marcaccio

Lauren J. Maskin

Robert Matera

Kelly L. Matson

Maitreyi Mazumdar

Nadine Mbuyi

Russell J. McCulloh

Christopher McDonald

Barbara McGuirk

Jorge Mercado

Scott J. Merrill

Jennifer B. Merriman

Rory Merritt

Brittany N. Mertz

Robin Metcalfe-Klaw

Gaetane Michaud

Taro Minami

Hassan M. Minhas

Jared D. Minkel

Farhan A. Mirza

Hetal D. Mistry

Jacob Modest

Marc Monachese

Eveline Mordehai

Theresa A. Morgan

Aleem I. Mughal

Marjan Mujib

Shiva Kumar R. Mukkamalla

Vivek Murthy

Omar Nadeem

Catherine E. Najem

Hussain Mohammad H. Naseri

Uzma Nasir
Adrienne B. Neithardt
Peter Nguyen
Samantha Ni
Melissa Nothnagle
James E. Novak
Chloe Mander Nunneley
Emily E. Nuss
Gail M. O'Brien
Ryan M. O'Donnell
Adam J. Olszewski
Lindsay M. Orchowski
Sebastian Orman
Brett D. Owens
Paolo G. Pace
Argyro Papafilippaki
Lisa Pappas-Taffer
Marco Pares
Anshul Parulkar
Birju B. Patel
Devan D. Patel
Nima R. Patel
Pranav M. Patel
Saagar N. Patel
Shivani K. Patel
Shyam A. Patel
Brett Patrick
Grace Rebecca Paul
E. Scott Paxton
Mark Perazella
Lily Pham
Long Pham
Katharine A. Phillips
Christopher Pickett
Justin Pinkston
Wendy A. Plante
Kevin V. Plumley
Michael Pohlen
Sharon S. Hartman Polensek
Kittika Poonsombudlert
Donn Posner
Rohini Prashar
Amanda Pressman
Adam J. Prince
Imrana Qawi
Reema Qureshi
Nora Rader
Jeremy E. Raducha
Samaan Rafeq
Neha Rana

Gina Ranieri
Bharti Rathore
Ritesh Rathore
Neha P. Raukar
John L. Reagan
Bharathi V. Reddy
Chakravarthy Reddy
Snigdha T. Reddy
Anthony M. Reginato
Michael S. Reich
James P. Reichart
Daniel Brian Carlin Reid
Victor I. Reus
Candice Reyes
Harlan G. Rich
Rocco J. Richards
Nathan Riddell
Giulia Righi
Alvaro M. Rivera
Nicole A. Roberts
Todd F. Roberts
Gregory Rachu
Emily Rosenfeld
Julie L. Roth
Steven Rougas
Breton Roussel
Amity Rubeor
Kelly Ruhstaller
Javeryah Safi
Emily Saks
Milagros Samaniego-Picota
Radhika Sampat
Hemant K. Satpathy
Ruby K. Satpathy
Syeda M. Sayeed
Daphne Scaramangas-Plumley
Aaron Schaffner
Paul J. Scheel
Bradley Schlussel
Heiko Schmitt
Anthony Sciscione
Christina D. Scully
Peter J. Sell
Steven M. Sepe
Hesham Shaban
Ankur Shah
Kalpit N. Shah
Shivani Shah
Esseim Sharma
Yuvraj Sharma

Lydia Sharp

Charles Fox Sherrod IV

Jessica E. Shill

Philip A. Shlossman

Asha Shrestha

Jordan Shull

Khawja A. Siddiqui

Lisa Sieczkowski

Mark Sigman

James Simon

Harinder P. Singh

Divya Singhal

Lauren Sittard

Irina A. Skylar-Scott

John Sladky

Brett Slingsby

Jeanette G. Smith

Jonathan H. Smith

Matthew J. Smith

U. Shivraj Sohur

Vivek Soi

Rebecca Soinski

Maria E. Soler

Sandeep Soman

Akshay Sood

C. John Sperati

Johannes Steiner

Ella Stern

Philip Stockwell

Padmaja Sudhakar

Jaspreet S. Suri

Elizabeth Sushereba

Arun Swaminathan

Joseph Sweeney

Wajih A. Syed

Maher Tabba

Dominick Tammaro

Alan Taylor

Tahir Tellioglu

Edward J. Testa

Jigisha P. Thakkar

Anthony G. Thomas

Andrew P. Thome

Erin Tibbetts

Alexandra Meyer Tien

David Robbins Tien

Helen Toma

Iris L. Tong

Brett L. Tooley

Steven P. Treon

Thomas M. Triplett

Hiresh D. Trivedi

Vrinda Trivedi

Margaret Tryforos

Hisashi Tsukada

Joseph R. Tucci

Sara Moradi Tuchayi

Melissa H. Tukey

Junior Uduman

Sean H. Uiterwyk

Nicole J. Ullrich

Leo Ungar

Bryant Uy

Babak Vakili

Emily Van Kirk

Jennifer E. Vaughan

Emil Stefan Vutescu

Brent T. Wagner

J. Richard Walker III

Ray Walther

Connie Wang

Danielle Wang

Jozal Waroich

Emma H. Weiss

Mary-Beth Welesko

Adrienne Werth

Matthew J. White

Paul White

Estelle H. Whitney

Matthew P. Wicklund

Jeffrey P. Wincze

John P. Wincze

Marlene Fishman Wolpert

Tzu-Ching (Teddy) Wu

John Wylie

Nicole B. Yang

Jerry Yee

Gemini Yesodharan

Agustin G. Yip

John Q. Young

Matthew H. H. Young

Reem Yusufani

Caroline Zahm

Evan Zeitler

Talia Zenlea

Mark Zimmerman

Aline N. Zouk

中文版丛书序

Ferri's Clinical Advisor 2021 一书的主编 Fred F. Ferri 博士是美国布朗大学（Brown University）阿尔伯特医学院的社区卫生临床医学教授，也是众多医学院的客座教授。在过去的 25 年里，他一直是美国最畅销的医学作家，著有 30 多部医学著作，许多著作被翻译成多种语言，在国际上享有盛誉。此外，他在布朗大学曾获得多项杰出的学术荣誉，包括布朗大学卓越教学奖和迪恩教学奖。由于 Fred F. Ferri 博士对患者的奉献精神，获得了美国医学会颁发的医生认可奖和美国老年医学会颁发的老年医学认可奖。

Ferri's Clinical Advisor 2021 一书详细描述了 988 种医学障碍和疾病，涉及呼吸、感染、心血管、消化、肾病、免疫与风湿、血液、肿瘤、内分泌与代谢、妇产科、骨科、神经、精神、急诊等 10 余个学科，涵盖的医学主题总数超过了 1200 个，包括数以千计的插图、流程图、表格，足以称为医学百科全书，具有很强的可读性、适用性和实用性。

张骅和徐国纲作为丛书主译携手国内数十家大学附属医院、教学医院团队，在翻译过程中查遗补漏、学术纠错、规范用语、润色文字，努力做到信、达、雅。

"独立之精神，自由之思想"是中国现代集历史学家、古典文学研究家、语言学家、诗人于一身的陈寅恪先生的信仰，亦是他一生的追求，这也应成为我们每一位医者的信仰。

寰视宇内，唯有书香。我想，当我们的大学培育出像本书众多审译者一样的具有"独立之精神，自由之思想"信仰之人渐多时，其国家乃具有向前发展之希望。

在中文版 Ferri 临床诊疗指南系列丛书即将出版之际，我愿本书能为广大医学界同仁的临床诊疗工作带来极大裨益和提升。

王福生

中国科学院院士

解放军总医院第五医学中心感染病诊疗与研究中心主任

国家感染性疾病临床医学研究中心主任

2021 年 2 月

中文版丛书前言

由美国布朗大学阿尔伯特医学院 Fred F. Ferri 教授主编的 *Ferri's Clinical Advisor 2021* 一书详细描述了 988 种医学障碍和疾病，涉及呼吸、感染、心血管、消化、肾病、免疫与风湿、血液、肿瘤、内分泌与代谢、妇产科、骨科、神经、精神、急诊等 10 余个学科，涵盖的医学主题总数超过了 1200 个，包括数以千计的插图、流程图、表格，具有很强的可读性、适用性和实用性。由于其为广而博的医学专著，且受限于篇幅，故书中对一些疾病知识点以高度总结的形式展示，同时也给读者留下了自我拓展的空间，并且在每一章后都有推荐阅读以飨读者。

本书的审译者来自国内数十家大学附属医院、教学医院。翻译之初我们统一规范了翻译的整体基本要求、版式规范要求、内容规范要求，并制订了英文图书审校四大原则（查遗补漏、学术纠错、规范用语、润色文字），努力做到信、达、雅。诸位同道在临床、科研工作之余，耐心、细致地完成了翻译、审校工作，但在翻译中，由于英语和汉语表达方式的差异，瑕疵在所难免，恳请各位读者不吝赐教，以便审译者不断改进与提高。希望本书的中文版能够帮助到每一位渴望提高医疗质量、造福患者的临床医生。

感谢北京大学医学出版社、爱思唯尔（Elsevier）出版集团及原作者 Fred F. Ferri 教授对我们的信任，授予我们翻译的机会，以及翻译过程中给予我们的持续帮助。

感谢翻译团队每一位成员的努力付出，也感谢我们的家人给予我们的理解与支持。

张　骅　徐国纲

2021 年 1 月

译者序

21世纪以来，恶性肿瘤的发病率呈逐年上升趋势，已成为严重威胁全球人类健康的首要疾病。早期诊断、有效治疗、延长生存期及改善生活质量是每一位医务工作者的追求。随着一代代肿瘤学家们的潜心研发与创新探索，早期筛查从影像学照射步入了分子检测时代。肿瘤治疗手段也有了长足的进步，微创、介入手术的普及使得彻底切除与快速恢复不再是反义词，精准定位的放射治疗已接近外科手术的根治效果，化疗药物的组合与更新也得到了质的改变，针对肿瘤发病机制的靶向与免疫疗法的出现，使得抗癌历程正式迈入精准化、个体化时代。为使更多人认识和了解肿瘤类疾病，不再"谈癌色变"，也为使更多同行了解国内外肿瘤诊疗的区别，我们做此译作，集思广益，总结分享。

*Ferri's Clinical Advisor 2021*一书的肿瘤学分册以其独特的视角较为全面地阐述了各类实体瘤的分期诊断与治疗预后。恰到好处地将学科内容进行了凝练、归纳与总结，并重点突出各类疾病的特点。此外，对一些罕见肿瘤亦有全面的阐述，通过阅读丰富认知，分享心得。

医者只有博采众长、学富五车、取精弃粕，才能集天地之精华，驱世间之痼疾。医学道路漫漫而修远，愿此著作可陪伴吾辈医者上下而求索。

徐　安

译者前言

　　肿瘤是古往今来医学道路上从来绕不开的话题，人类文明上下几千年，从来没有停止过与肿瘤的斗争，自公元前 3000 年伊始，古埃及人便已对乳腺肿瘤有了记载，而在我国，对肿瘤的最早记录可追溯至公元前 1300 年前殷商时期的甲骨文。随着医学技术的长足进步，人类对肿瘤疾病的认知也正在快速发展。而近年来我国恶性肿瘤的发病率和死亡率在也明显上升，在我国的一些主要大城市中，恶性肿瘤已居死亡病因中的首位，成为危害人民健康和生命的主要疾病。在全球范围内也一样，恶性肿瘤已成为人类的主要杀手。国内外对恶性肿瘤的研究投入了大量的人力、物力和财力，包括基础和临床研究等方面。

　　Fred F. Ferri 教授主编的 *Ferri's Clinical Advisor 2021* 一书中的肿瘤疾病分册，较为详细地阐述了常见肿瘤疾病的诊疗规范，包括肿瘤的病因学、遗传基因、分子流行病学，以及临床方面对传统手术、放射治疗、化学治疗方法的改进，特别是多学科综合治疗概念的提出和应用，新的治疗手段和途径的发明和成功的临床实践。但由于在恶性肿瘤的预防、诊断和治疗方面，还没有出现革命性的进步，未知的领域和待解决的问题远远多于我们已获得的知识和已解决的问题，因此对恶性肿瘤的研究具有极大的挑战性和艰巨性，同时又存在巨大的发展空间和成功机遇。本书力图做到详略得当，张弛有度，给每一位读者留下思考和探索的空间，启迪读者的思维。

　　本分册的审译者来自全国各地数家高校及附属医院的硕博团队，在本书的审译过程中每一位译者都付出了巨大的努力，在此向所有参与本书审译及出版的工作者表示衷心的感谢，也感谢北京大学医学出版社、爱思唯尔（Elsevier）出版集团及原作者 Fred F. Ferri 教授对翻译团队的信任！

　　谨代表本书的全体审译工作者，向各位读者致以最诚挚的问候！衷心祝愿各位读者能从本书中有所收获，更臻精益！

译者团队

原著前言

本丛书旨在为医生和相关卫生专业人员提供一个清晰而简明的参考。其便于使用的体例可使读者能快速有效地识别重要的临床信息，并提供患者管理的实用指导。

多年来，前几版的巨大成功和众多同行的热情评论均为本丛书带来了积极的变化。每一部分都比之前的版本有了很大的扩展，使本丛书项目涵盖的医学主题总数已超过 1200 个。最新版本又增加了数百个新插图、表格和框，以增强对临床重要事件的记忆。所有主题中均提供了便于加快索赔提交和医保报销的国际疾病分类标准编码 ICD-10CM 编码。

各系统诊疗速查手册详细描述了 988 种医学障碍和疾病（最新版本新增 25 个主题），突出显示关键信息，并附有临床图片以进一步说明特定的医疗状况，以及列出相关的 ICD-10CM 编码。大多数参考文献均为当前同行评议的期刊文章，而不是过时的教科书和陈旧的综述文章。

各系统诊疗速查手册中的主题采用以下结构化方法展示：

1. 基本信息（定义、同义词、ICD-10CM 编码、流行病学和人口统计学、体格检查和临床表现、病因学）
2. 诊断（鉴别诊断、评估、实验室检查、影像学检查）
3. 治疗（非药物治疗、急性期治疗 / 常规治疗、慢性期治疗 / 长期管理、预后 / 处理、转诊）
4. 重点和注意事项（专家点评及推荐阅读）

《Ferri 临床诊疗指南——临床常见疾病诊疗流程图》包括 150 多种用以指导和加速评估及治疗的临床流程图，2021 年版我们继续更新流程，以提高可读性。医生们普遍认为这部分内容在当今的管理式医疗环境中特别有价值。

《Ferri 临床诊疗指南——实验室检查速查手册》包括正常的实验室检查参考值和对常用实验室检查结果的解释。通过提供对异常结果的解释，促进了对医学疾病的诊断，并进一步增加了本丛书全面的"一站式"性质，最新版还增加了新的插图和表格。

我认为我们已经创造了一个与现有图书有显著差别的先进的信息系统。这些内容为读者提供了巨大的价值。我希望本丛书便于使用的形式、众多独特的功能及不断更新的特点能够使其成为对初级保健医生、医学生、住院医师、专科医师和相关卫生专业人员均有价值的医学参考书籍。

Fred F. Ferri, MD, FACP

临床教授

布朗大学沃伦·阿尔伯特医学院

美国罗得岛州

原著致谢

感谢我的儿子 Vito F. Ferri 博士和 Christopher A. Ferri 博士，以及我的儿媳 Heather A. Ferri 博士的帮助和大力支持，感谢我的妻子 Christina，感谢她在书稿撰写过程中的耐心支持。特别感谢所有为本书提供宝贵意见的读者，是他们的建议帮助本书得以成为医学领域的畅销书。

Fred F. Ferri, MD, FACP
临床教授
布朗大学沃伦·阿尔伯特医学院
美国罗得岛州

目　录

第1章　肉瘤
Sarcoma

Bharti Rathore

孟浩　译　徐安　审校

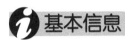 基本信息

定义

　　肉瘤（sarcoma）是一组异质性的结缔组织恶性肿瘤，分化范围很广——血管（血管肉瘤）、脂肪组织（脂肪肉瘤）和骨骼（骨肉瘤）等。肉瘤可分为两种基本类型：软组织肉瘤（soft tissue sarcoma，STS）（表 1-1）和原发骨肉瘤。几乎所有组织都会受到影响，软组织中更常见，但 75% 发生在四肢。

表 1-1　软组织肉瘤的组织学分类

脂肪肉瘤
非典型脂肪瘤性肿瘤 / 分化良好型脂肪肉瘤
去分化脂肪肉瘤
黏液性脂肪肉瘤
多形性脂肪肉瘤

成纤维细胞肉瘤和肌成纤维细胞肉瘤
恶性孤立性纤维性肿瘤
炎性肌纤维细胞瘤
黏液炎性成纤维细胞肉瘤
婴儿纤维肉瘤
成人纤维肉瘤
黏液纤维肉瘤（黏液未分化多形性肉瘤）
低级别纤维黏液样肉瘤（Evans 瘤）
硬化性上皮样纤维肉瘤

纤维组织细胞肉瘤
未分化多形性肉瘤（UPS）

平滑肌的肉瘤
平滑肌肉瘤

骨骼肌的肉瘤

胚胎性横纹肌肉瘤

腺泡状横纹肌肉瘤

多形性横纹肌肉瘤

血管的肉瘤

上皮样血管内皮瘤

血管肉瘤

卡波西肉瘤

孤立性纤维性肿瘤（原血管外皮细胞瘤）

骨肉瘤

骨外骨肉瘤

分化不明的肉瘤

滑膜肉瘤

上皮样肉瘤

腺泡状软组织肉瘤

软组织透明细胞肉瘤

骨外黏液样软骨肉瘤

结缔组织增生性小圆细胞肿瘤

肾外横纹肌样瘤

骨外尤因肉瘤

动脉内膜肉瘤

类似肉瘤的脊索源性肿瘤

脊索瘤

From Niederhuber JE：Abeloff's clinical oncology，ed 6，Philadelphia，2020，Elsevier.

ICD-10CM 编码

C22.3 肝血管肉瘤

C40 四肢骨和关节软骨恶性肿瘤

C41 其他未指明部位的骨和关节软骨恶性肿瘤

C49.0 头、面、颈部结缔组织和软组织恶性肿瘤

C49.9 未指明部位的结缔组织和软组织恶性肿瘤

流行病学和人口统计学

发病率

- 骨肉瘤：每年 8/100 万。

1. 在美国，每年约有 2600 个新发病例，占新诊断癌症的 0.2%。

2. 骨肉瘤（图 1-1）和尤因肉瘤主要发生在儿童期和青春期。

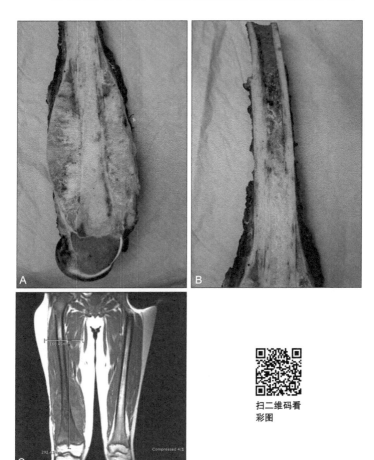

扫二维码看
彩图

图 1-1 （扫二维码看彩图）A. 股骨远端骨肉瘤的大体照片。髓腔内充满了肿瘤，已经取代了正常的骨髓内容物。肿瘤已经穿透皮质并且不完全破坏皮质，并向远端穿透生长板。Codman 三角是一种不完整的宿主骨膜反应，很好地证明了这一点。组织学上，这将显示编织的骨膜骨。我们也可以理解这种肿瘤是如何进入滑膜下的关节的，在此病例中是向前的。**B.** 股骨较高部位的切片显示，肿瘤的骨髓范围突然终止。在骨髓范围的近端有正常骨髓的边缘。**C.** 此病例的冠状位 T1 加权像很好地显示了肿瘤在髓腔内的范围和生长板的穿透情况。这与之前在大体标本上看到的结果相一致（From Niederhuber JE: Abeloff's clinical oncology，ed 6，Philadelphia，2020，Elsevier.）

- STS：每年 30/100 万。
  1. 在美国，每年约有 11 000 个新病例，占新诊断癌症的不到 1%。
  2. 发病率随着年龄的增长而增加，确诊的中位年龄为 57 岁。
  3. 男性和女性受到的影响一致。

体格检查和临床表现

- 骨肉瘤：
  1. 疼痛——休息时或夜间
  2. 患处肿胀或肿块
  3. 病理性骨折
- 软组织肉瘤：
  1. 出现无痛性肿块（通常 > 5 cm）
  2. 肿块在数月或数年内缓慢增长

病因学

- 多数肉瘤为偶发。
- 遗传因素：
  1. 家族性视网膜母细胞瘤（*RBI* 基因 13q14 突变）易诱发骨肉瘤。
  2. 神经纤维瘤病 1 型（*NF1* 基因 17q11 突变）易诱发恶性周围神经鞘瘤（恶性神经鞘瘤和神经纤维肉瘤）。
  3. 骨干续连症（一种常染色体遗传性疾病）与外周软骨肉瘤的风险增加有关。
  4. 表 1-2 总结了与软组织肉瘤相关的种系突变。
- 环境因素：
  1. 既往实体瘤放射治疗暴露后 4～10 年内易发生肉瘤。
  2. 慢性淋巴水肿：与血管肉瘤的发生有关。
  3. 接触化学品（如二噁英、苯氧乙酸除草剂、氯乙烯）会增加肝血管肉瘤的风险。
  4. 病毒（如人类疱疹病毒 8 型在卡波西肉瘤的发生中起作用）。
  5. 异物（弹片，医疗植入物）。
  6. 表 1-3 总结了诱发软组织肉瘤的环境因素。

表 1-2　与软组织肉瘤相关的胚系突变

综合征	遗传模式	基因位点	基因	相关软组织肉瘤
家族性胃肠道间质瘤综合征	AD	4q12	KIT	胃肠道间质瘤
家族性韧带样纤维瘤病（加德纳综合征）	AD	5q21	APC	韧带样纤维瘤病
利-弗劳梅尼综合征	AD	17p13，22q11	TP53，CHK2	多种类型
神经纤维瘤病Ⅰ型（von Recklinghausen 病）	AD	17q11	NF1	恶性周围神经鞘瘤
视网膜母细胞瘤	AD	13q14	RB1	多种类型
横纹肌易感综合征	AD	22q11	SNF5/INII	恶性横纹肌样瘤
沃纳综合征	AR	8p11-12	WRN	多种类型

AD，常染色体显性遗传；AR，常染色体隐性遗传。
From Niederhuber JE：Abeloff's clinical oncology, ed 6, Philadelphia，2020，Elsevier.

表 1-3　软组织肉瘤：易感环境因素

因素	药剂	患者群体	备注
放疗	正电压和兆电压放射	放疗患者	最常见的是未分化多形性肉瘤和骨肉瘤；剂量-反应关系
化疗	烷化剂：环磷酰胺、美法仑、甲苄肼、亚硝基脲和苯丁酸氮芥	小儿癌症患者	骨肉瘤的相对风险随累积药物暴露而增加
化学品暴露	苯氧乙酸：2,4-二氯苯氧乙酸（2,4-D）；2,4,5-三氯苯氧乙酸（2,4,5-T）；2-甲基-4-氯苯氧乙酸（MCPA）	林业和农业工人	氯苯氧基型除草剂和落叶剂暴露
	2,3,7,8-四氯二苯-p-二噁英；二噁英	越南退伍军人	没有与二噁英（橙剂）有明确相关性的证据

续表

因素	药剂	患者群体	备注
	氯酚	锯木厂工人	
	钍造影剂	用 X 线检查诊断的患者	肝血管肉瘤
	氯乙烯	氯乙烯接触工人	肝血管肉瘤
	砷	葡萄园工人	砷除草剂暴露后肝血管肉瘤
慢性淋巴水肿		术后患者放疗后患者先天性淋巴水肿或丝虫病患者	乳腺癌切除术后淋巴管肉瘤

From Niederhuber JE：Abeloff's clinical oncology，ed 6，Philadelphia，2020，Elsevier.

 诊断

评估

- 软组织肉瘤：任何无法解释的＞5 cm 的浅表软组织肿块，或任何深层的软组织肿块得到证实排除之前都应被视为恶性。
- 骨肉瘤：不明原因骨痛，持续性骨压痛或非机械性骨痛（特别是干扰睡眠或休息时）患者考虑为骨癌，除非有其他确诊。
- 疑似自发性骨折或骨折复发并伴有轻微创伤的患者应考虑为骨癌。
- 建议将所有疑似肉瘤患者转诊至肉瘤治疗中心。

影像学检查（表1-4）

- 须行胸部 CT 扫描以明确分期（图 1-2 和图 1-3）。胸部螺旋 CT 有助于发现肺转移，因为血行播散到肺部是扩散的主要形式。
- 分期常采用美国癌症联合委员会（AJCC）和国际抗癌联盟（IUCC）的分期方法。
- 软组织肉瘤：
  1. MRI 是首选成像方法，尤其是四肢、躯干、头颈部的软组织肉瘤。CT 静脉增强扫描对本病的诊断也有一定的价值。

表 1-4　可用的放射技术

1. X 线片：骨小梁丢失、基质识别、钙化等
2. 骨扫描：全身，三期评估血管，静态骨骼检查评估骨转移性疾病
3. MRI（磁共振成像）：良好的软组织对比度，有时几乎可以诊断；T1 最适合解剖学，对比增强，磁共振血管造影功能，在医生正确监控下的最佳整体单一研究
4. CT（计算机断层成像）：病变边缘、基质识别、钙化、皮质破坏、轴向定位；肺转移性疾病的影像学检查
5. 快速全身短时间反转恢复序列 MRI：对合作患者和使用这些技术的机构进行了出色的调查研究
6. PET（正电子发射断层成像）：添加用于监测新辅助化疗有效性的代谢参数；尤因肉瘤分期

From Niederhuber JE：Abeloff's clinical oncology，ed 6，Philadelphia，2020，Elsevier.

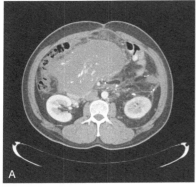
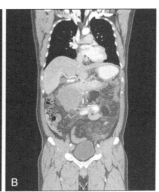

图 1-2　A. 一位 48 岁的男性，患有腹膜后和腹腔内高分化和去分化脂肪肉瘤。轴位增强计算机断层成像（CT）显示一个大的、不均匀的肿块，有钙化灶，与骨肉瘤分化相一致，有时可见这种类型的肉瘤。在这种情况下，发现成骨细胞不值得用化疗治疗骨肉瘤。肿瘤复发的风险完全取决于诊断中去分化的脂肪肉瘤部分。**B**. 同一位患者，从轴向 CT 扫描中存在的数据进行冠状切片。这项技术通常用于磁共振成像和 CT（From Niederhuber JE：Abeloff's clinical oncology，ed 6，Philadelphia，2020，Elsevier.）

　　2. 超声用于辅助区分良性和可疑病变。

● 骨肉瘤：X 线片（图 1-4）是首选的检查方式。它有助于排除骨肿瘤，显示钙化及骨侵蚀。图 1-5 总结了可能有助于区分良性和恶性病变的影像学特征。表 1-5 总结了骨肉瘤的诊断检查。

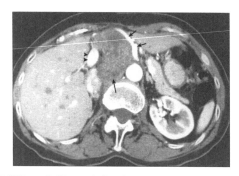

图 1-3　腹部增强 CT 扫描显示腹膜后未分化多形性肉瘤。 注意主动脉和下腔静脉之间的大肿块（底部箭头），腹腔轴和肝动脉（顶部箭头）邻接并移位。门静脉（箭头）清晰可见，肝中的低衰减病灶偶然可见（From Niederhuber JE：Abeloff's clinical oncology，ed 6，Philadelphia，2020，Elsevier.）

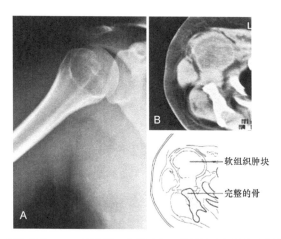

软组织肿块

完整的骨

图 1-4　纤维肉瘤。A. 40 岁女性，肩部正位 X 线片显示右侧腋窝肿块，靠近肩胛骨侧缘的肿块界限不清。**B.** 增强扫描显示肿块的范围和骨质的缺乏。这个肿瘤被证明是一个纤维肉瘤（From Skarin AT：Atlas of diagnostic oncology，ed 3，St Louis，2003，Mosby.）

- 多学科团队合作是必要的，团队应包括放射科医生、外科医生、病理科医生、肿瘤内科医生和肿瘤放射科医生。

活组织检查

- 几乎所有病例都需要活检才能确定组织诊断。活检指南汇总在框 1-1 中。

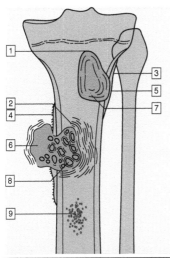

特征	良性（缓慢生长的过程）	恶性（侵犯性过程）
边界	1. 轮廓清晰，硬化（狭窄的过渡带）	2. 定义不明确（过渡区域较宽）
骨膜反应	3. 坚固，不间断	4. 中断(日光射线征，Codman三角)
软组织延伸/肿块	5. 缺失或被骨膜新骨包含	6. 通过破坏的骨膜直接延伸
骨破坏的类型	7. 地图征：边界清晰的均匀破坏区域	8. "虫蚀征"（很可能是恶性的）：边界参差不齐的被毁地区
		9. 渗透性(侵袭性/恶性)：界线不清的破坏蔓延至骨髓间隙

图 1-5 良性骨病灶与恶性骨病灶的对比。所示的影像学特征可能有助于鉴别良恶性病变（From Bullough PG，Vigorita VJ：Atlas of orthopedic pathology，Baltimore/New York，1984，University Park Press/Gower Medical Publishing；in Skarin AT：Atlas of diagnostic oncology，4 ed，St Louis，2010，Mosby.）

表 1-5 骨肉瘤的诊断检查法

1. 所涉及的骨 / 关节的前后和侧位 X 线片
2. 如果怀疑有恶性骨病变，请继续：
   - 病灶的磁共振成像和整个骨骼的冠状 T1 图像
   - 胸部计算机断层成像（CT）筛查肺转移
   - 放射性核素骨扫描寻找 "跳跃式转移" 和其他骨转移
3. 与多学科团队（外科医生、肿瘤学家、放射科医师、放射学家和病理学家）一起评审；决定组织是否需要细胞遗传学或其他特殊生物学研究
4. 由外科医生或介入放射科医师计划开放或针穿活检（在与执行活检的放射科医师一起检查图像后）

From Niederhuber JE：Abeloff's clinical oncology，ed 6，Philadelphia，2020，Elsevier.

框 1-1　活组织检查指南

针穿活检

1. 规划：活检必须符合潜在的切除范围。
2. 如果可能的话，只穿过一个隔室和一块肌肉。
3. 避免污染接头。
4. 微生物培养。
5. 持续轻柔地按压止血。

切取活检

1. 规划：规划最合适的活检通路，避免横向切口。
2. 重力放血后使用气压止血带。
3. 避免接头污染。
4. 避免暴露神经血管结构。
5. 用冰冻切片监测活组织检查。
6. 如果有疑问可用微生物培养。
7. 保持肿瘤-宿主深层边缘的完整性；可以延长必要的手术切缘。
8. 绝对止血；凝血剂（例如凝血酶、奥昔洛韦、阿维汀）。
9. 假包膜止血闭合术
10. 皮下闭合。

From Niederhuber JE：Abeloff's clinical oncology, ed 6, Philadelphia, 2020, Elsevier.

- 通常要做多个针穿活检。
- 对于小于 5 cm 的浅表病变，可进行切除活检。
- 在仔细筛选的病例中，可以进行开放式活检（很少使用，因为其并发症发生率很高）。
- 对于难以触及或坏死的软组织肉瘤，在超声或 CT 引导下进行活检。
- 活检结果由肉瘤专科病理学医生、外科医生和放射科医生共同解释。

组织学诊断

- 组织学诊断指导治疗计划。
- 组织学诊断是根据世界卫生组织（WHO）分类进行的。
- WHO 已定义了超过 50 种软组织肉瘤的组织学亚型。
- 免疫细胞化学和细胞遗传学等较新的方法可以通过鉴定肿瘤谱系来辅助诊断。
- 表 1-6 总结了具有复杂染色体核型的肉瘤。

表 1-6　具有复杂核型的肉瘤

肉瘤的类型	相似组织
纤维肉瘤（先天性除外）	纤维组织
平滑肌肉瘤	平滑肌组织
未分化多形性肉瘤	低分化组织
骨肉瘤	骨
软骨肉瘤（骨外黏液样以外的类型）	软骨
脂肪肉瘤（黏液样以外的类型）	脂肪
胚胎性横纹肌肉瘤	骨骼肌
恶性周围神经鞘膜瘤 *	神经鞘
血管肉瘤	内皮组织

* 部分有 NF1 突变。
From Niederhuber JE: Abeloff's clinical oncology, ed 6, Philadelphia, 2020, Elsevier.

Rx 治疗

治疗方法取决于疾病的严重程度。

急性期治疗

- 手术切除：多数病例采用手术治疗。例如，在大多数成人中，软组织肉瘤和骨肉瘤对化疗不太敏感。图 1-6 阐述了软组织肉瘤的管理流程。
  1. 必须由有经验的外科医生进行手术治疗。
  2. 广泛切除至边界阴性的手术是标准外科术式。
  3. 对于骨肉瘤，截肢一直是标准的治疗方法。最新进展允许通过保留肢体的手术避免截肢，随后通过假体置换进行重建。
- 放疗通常在原发性肉瘤切除术后以辅助方式使用，作为减少局部复发的一种手段，例如在四肢或腹膜后肉瘤中。
- 晚期肉瘤通常在化疗之后进行手术；对于转移性疾病，则采用姑息治疗。
  1. 术前化疗用于减少播散性微转移和缩小肿瘤体积。最近的研究建议在四肢软组织肉瘤切除前使用化疗联合热疗。
  2. 治疗晚期 STS 的系统化疗方案通常包括多种药物，如 MAID 方案（美司钠、阿霉素、异环磷酰胺、达卡巴嗪）和 AIM 方案（阿霉素、异环磷酰胺、美司钠）。阿霉素或异环磷酰

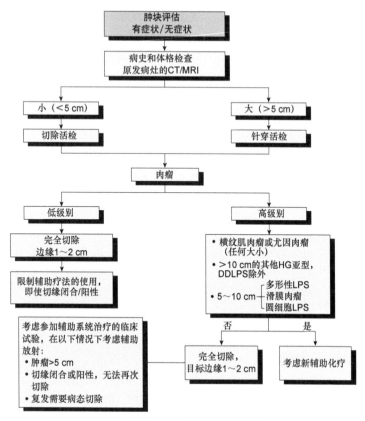

图1-6 软组织肉瘤的治疗流程。CT，计算机断层成像；DDLPS，去分化脂肪肉瘤；HG，高级；LPS，脂肪肉瘤；MRI，磁共振成像（From Cameron JL，Cameron AM：Current surgical therapy，ed 12，Philadelphia，2017，Elsevier.）

胺的单药治疗也适用于姑息性治疗。

3. 酪氨酸激酶抑制剂帕唑帕尼（Pazopanib）已被批准用于转移性或复发性肉瘤患者。曲贝替定（一种从海洋海绵动物中提取的制剂）和艾日布林（一种微管抑制剂）在显示出总体的生存益处后，现已被批准用于晚期平滑肌肉瘤或脂肪肉瘤。

4. 奥拉单抗是一种针对血小板衍生生长因子（PDGF）的单克隆抗体，已根据早期生存数据被批准与阿霉素联合使用作为转移性软组织肉瘤的一线治疗方案，但是成熟的生存数据无法证实生存获益。

- 骨肉瘤治疗后的随访包括：
  1. 使用 X 线片和其他影像学检查进行定期监测。
  2. 胸部 CT 扫描。
  3. 骨扫描。
- 软组织肉瘤（四肢）的随访：
  1. 体检发现 97% 的患者存在复发。
  2. 体检每隔 3 ~ 6 个月检查一次，持续 3 年，然后在接下来的 2 年内对 Ⅱ 和 Ⅲ 期癌症每 6 个月检查一次，然后每年检查一次。
  3. 影像学检查。
- Ⅰ 期：每 6 ~ 12 个月进行一次胸部 X 线片检查。
- Ⅱ、Ⅲ 期：MRI 或 CT 对原发灶进行成像。
- 每隔 3 ~ 6 个月做一次胸部 X 线或胸部 CT 检查，持续 5 年，之后每年检查一次。

转诊

- 肉瘤相对少见，但包括各种各样不同的种类；因此，建议由具有该领域专业知识的多学科肿瘤学团队进行评估。
- 治疗和随访指南已由美国国家综合癌症网络（www.nccn.org）公布。

推荐阅读

Brownstein JM, DeLaney TF: Malignant soft-tissue sarcomas, *Hematol Oncol Clin North Am* 34(1):161-175, 2020.

Demetri GD et al: Efficacy and safety of trabectedin or dacarbazine for metastatic liposarcoma or leiomyosarcoma after failure of conventional chemotherapy: results of a phase III randomized multicenter clinical trial, *J Clin Oncol* 34(8):786-793, 2016.

Harris SJ et al: Current and advancing systemic treatment options for soft tissue sarcomas, *Expert Opin Pharmacother* 16(13):2023-2037, 2015.

Issels RD et al: Effect of neoadjuvant chemotherapy plus regional hyperthermia on long-term outcomes among patients with localized high-risk soft tissue sarcoma: the EORTC 62961-ESHO 95 randomized clinical trial, *JAMA Oncol* 4(4):483-492, 2018.

Ratan R, Patel SR: Chemotherapy for soft tissue sarcoma, *Cancer* 122(19):2952-2960, 2016.

Schöffski P et al: Eribulin versus dacarbazine in previously treated patients with advanced liposarcoma or leiomyosarcoma: a randomised, open-label, multicentre, phase 3 trial, *Lancet* 387(10028):1629-1637, 2016.

Van der Graaf WT et al: Pazopanib for metastatic soft-tissue sarcoma (PALETTE): a randomised, double-blind, placebo-controlled phase 3 trial, *Lancet* 379(9829):1879-1886, 2012.

第 2 章 卡波西肉瘤
Kaposi Sarcoma

Ritesh Rathore

孟浩　译　徐安　审校

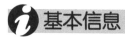 **基本信息**

定义

　　卡波西肉瘤（Kaposi sarcoma，KS）是一种与卡波西肉瘤疱疹病毒（Kaposi sarcoma herpes virus，KSHV）感染相关的低级别血管性肿瘤，是一种以获得性免疫缺陷综合征（AIDS，又称艾滋病）为特征的疾病。卡波西肉瘤病变主要发生在黏膜皮肤部位，但可能累及所有器官和解剖部位。

同义词

　　KS

ICD-10CM 编码

C46.0　皮肤卡波西肉瘤

C46.1　软组织卡波西肉瘤

C46.2　腭部卡波西肉瘤

C46.3　淋巴结卡波西肉瘤

C46.4　胃肠道部位卡波西肉瘤

C46.50　未指明肺部卡波西肉瘤

C46.51　右肺卡波西肉瘤

C46.52　左肺卡波西肉瘤

C46.7　其他部位的卡波西肉瘤

C46.9　卡波西肉瘤，未指明

流行病学和人口统计学

- AIDS 相关卡波西肉瘤影响了超过 35% 的 AIDS 患者。
- 发病率最高的是同性恋男性。

病因和分类

KSHV 已从大多数的 KS 患者中分离出来，并被认为是病原体。它可以通过性传播（同性恋或异性恋）和其他形式的非性接触传播，如母婴传播（在非洲国家很常见）。KSHV 在宿主中为终身感染，并且在所有 KS 病变中均发现其 DNA。KS 患病率与 KSHV 血清阳性率成正比，并且在大多数病例中，KS 的暴发伴随或先于血液中 KSHV 病毒载量的增加。KS 主要是在宿主细胞中的病毒再激活的结果，最有可能是淋巴结内的 B 细胞。KS 是在 T 细胞严重耗尽或失活的情况下发生的。婴儿免疫缺陷和衰老、化学或人类免疫缺陷病毒（HIV）诱导的免疫缺陷是 KS 发展的重要辅因子。

它可以分为以下四个类型：

1. 经典 KS：多见于东欧和地中海地区的老年男性。最初由紫色斑疹和丘疹组成，随后发展为斑块和红紫色结节。生长缓慢，大多数患者死因与之不相关。

2. 流行性（AIDS 相关）KS：最常见于同性恋男性。病变通常是多灶性和广泛性的（图 2-1）。淋巴结病可能与此有关。

3. 地方性 KS：通常影响撒哈拉以南非洲儿童和成人。这是一种侵袭性的淋巴结病，主要影响非洲儿童。

4. 免疫抑制相关或移植相关的 KS：通常与免疫抑制治疗相关。

体格检查和临床表现

- KS 病变从早期斑片（斑片期）演变为斑块（斑块期），随后可能发展为较大结节（肿瘤期）。这些肿瘤可能会溃烂，导致明显的淋巴水肿，表现为外生生长（如皮角），或者侵犯周围组织（如骨骼）。同一个体内可以同时存在不同阶段。

- 虽然 KS 通常出现在皮肤黏膜部位，但肿瘤可能累及淋巴结和内脏器官，最明显的是呼吸道和胃肠道。

- 皮肤外卡波西肉瘤也被描述为解剖位置异常卡波西肉瘤，发生位置包括肌肉骨骼系统、神经系统、心脏、伤口、天疱疮病变和血凝块。

- AIDS 相关 KS：皮肤或黏膜表面多灶性和广泛的紫红色（图 2-1）或黑色斑块和（或）结节。这是一种早期传播的更具侵袭性的疾病。

- 超过 50% AIDS 相关 KS 患者被诊断有全身性淋巴结病。患处最初具有铁锈色外观；随后发展为红色或紫色结节或斑块

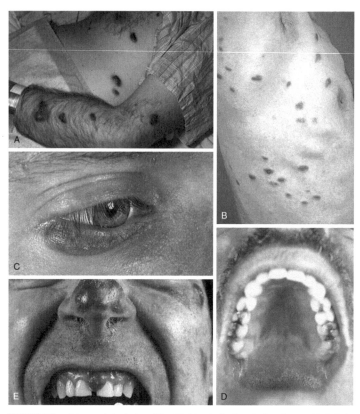

图 2-1 （扫本章二维码看彩图）卡波西肉瘤：与流行性人类免疫缺陷病毒（HIV）相关。**A**、**B**. 斑块病变。**C**. 外侧下眼睑紫色病变。**D**. 硬腭上的融合斑块。**E**. 牙龈和鼻的结节状病变（Swartz MH：Textbook of physical diagnosis，history and examination，ed 7，Philadelphia，2014，WB Saunders.）

扫本章二维码看彩图

（图 2-2）。

- 胃肠道是经典 KS 最常见的内脏受累部位。
- 在 AIDS 相关 KS 中，25% 的患者仅有皮肤受累，而 29% 的患者仅有内脏损害（淋巴结 50%，胃肠道 50%，肺部 37%）。
- 在大多数开始接受高效抗逆转录病毒治疗（HAAR）的 AIDS 相关 KS 患者中，KS 病变随着 HIV 病毒血症的减轻和免疫重建而稳定，甚至在没有任何特定治疗的情况下完全消退。

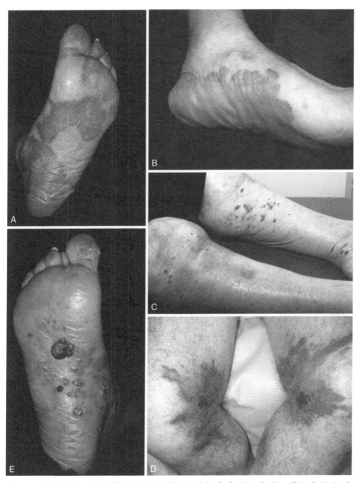

图 2-2 （扫本章二维码看彩图）下肢受累的经典卡波西肉瘤。紫红色的斑片变成斑块（**A**、**B**）并且可能发展为结节（**C**、**E**）或呈现疣状外观（**D**、**E**）（B，Courtesy Frank Samarin，MD. C，Courtesy Kalman Watsky，MD.）（From Callen JP et al：Dermatological signs of systemic disease，ed 5，Philadelphia，2017，Elsevier.）

Dx 诊断

鉴别诊断

- 淤积性皮炎

- 化脓性肉芽肿
- 毛细血管瘤
- 肉芽组织
- 炎症后色素沉着
- 皮肤淋巴瘤
- 黑色素瘤
- 皮肤纤维瘤
- 血肿
- 结节性痒疹

评估

患者在早期一般可以根据临床表现做出诊断，需要组织活检才能确诊。

实验室检查

疑似 AIDS 患者的 HIV 感染情况。

 治疗

非药物治疗

对于慢性进展性疾病的患者，随访观察是一个合理的选择。目前，还没有治愈 KS 的方法。

常规治疗

- KS 的治疗目标包括缓解症状、防止疾病进展和器官损害、改善容貌、缓解心理应激。AIDS 相关卡波西肉瘤的治疗流程如图 2-3 所示。
- 仅用抗逆转录病毒疗法（ART）开始后，相当大比例的 HIV 相关性 KS 症状可以消退，表明免疫重建在这种疾病的管理中的作用。
- 所有类型的 KS 都对放疗敏感。放疗对于非 AIDS 相关 KS 和干扰正常功能的大肿瘤是有效的。
- 手术切除仅限于容貌受损的 KS 病变，以减轻不适，或控制局部肿瘤生长。它通常为经典 KS 的单一病变和切除复发提供足够的治疗。

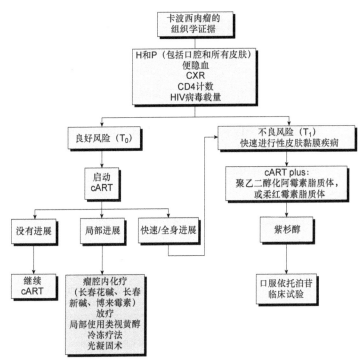

图 2-3 AIDS 相关卡波西肉瘤的治疗流程。 cART，联合抗逆转录病毒治疗；CXR，胸部 X 线片（Niederhuber JE: Abeloff's clinical oncology, ed 6, Philadelphia, 2020, Elsevier.）

- 液氮冷冻治疗可导致 80% 的病变完全缓解。
- 长春花碱介入化疗对直径＞ 1 cm 的结节病灶有效。也有报道称，肿瘤内注射干扰素 α-2b 是有效的，且耐受性良好。
- 使用的其他局部疗法包括激光疗法、冷冻疗法、光动力疗法和局部应用阿利维 A 酸凝胶。
- 全身化疗的指征包括广泛的皮肤受累、广泛的口腔 KS、快速进展的疾病、有症状的内脏疾病以及疾病发作。
- 脂质体蒽环类药物和紫杉醇被 FDA 批准为治疗晚期 KS 的一线和二线单药治疗方案。干扰素 -α 的反应取决于患者的基本免疫状态；CD4 计数＞ 400/μl 的患者反应最好。
- 目前的试验显示，沙利度胺和免疫抑制剂治疗可有效缓解 KS 复发患者的初始反应。
- 西罗莫司能有效抑制肾移植受者皮肤 KS 的进展。

重点和注意事项

专家点评

- 在大多数患者中，免疫抑制相关的 KS 通常随着免疫抑制治疗的停止、减少或改变而消退。同样，在 HIV 阳性患者中，KS 随着血清 HIV RNA 的减少和 CD4 计数的增加而消退。
- 卡波西肉瘤与继发性恶性肿瘤（淋巴瘤、白血病、骨髓瘤）的风险增加有关。

相关内容

获得性免疫缺陷综合征（相关重点专题）

推荐阅读

Antman K, Chang Y: Kaposi's sarcoma, *N Engl J Med* 342(14):1027-1038, 2000.

Dalla Pria A et al: Recent advances in HIV-associated Kaposi sarcoma, *F1000Res* 8(F1000 Faculty Rev):970, 2019.

Dittmer DP et al: Kaposi sarcoma-associated herpesvirus: immunobiology, onco-genesis, and therapy, *J Clin Invest* 126(9):3165-3175, 2016.

Hoffmann C, Sabranski M, Esser S: HIV-associated Kaposi's sarcoma, *Oncol Res Treat* 40(3):94–98, 2017.

Radu O et al: Kaposi sarcoma, *Arch Pathol Lab Med* 137(2):289-294, 2013.

第3章 鳞状细胞癌
Squamous Cell Carcinoma

Fred F. Ferri

王淑兰 译 徐安 审校

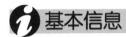 基本信息

定义

鳞状细胞癌（squamous cell carcinom，SCC）是一种角化细胞恶性肿瘤

同义词

SCC

皮肤癌

ICD-10CM 编码

C44.5 躯干皮肤恶性肿瘤

C44.4 头皮及颈部皮肤恶性肿瘤

D04 皮肤原位癌

C44.9 未指明的皮肤恶性肿瘤

C44.0 唇部皮肤恶性肿瘤

C44.2 耳部皮肤及外耳道恶性肿瘤

C44.3 皮肤其他部位和未指明部位的皮肤恶性肿瘤

C44.02 唇部皮肤鳞状细胞癌

C44.121 未指明眼睑皮肤鳞状细胞癌，包括眼角

C44.122 右眼睑皮肤鳞状细胞癌，包括眼角

C44.129 左眼睑皮肤鳞状细胞癌，包括眼角

C44.221 未指明耳及外耳道皮肤鳞状细胞癌

C44.222 右耳皮肤及外耳道鳞癌

C44.229 左耳皮肤及外耳道鳞癌

C44.320 面部未指明部位皮肤鳞状细胞癌

C44.321 鼻部皮肤鳞状细胞癌

C44.329 面部其他部位皮肤鳞状细胞癌

C44.42 头颈部皮肤鳞状细胞癌

C44.520 肛门皮肤鳞状细胞癌

C44.521 乳房皮肤鳞状细胞癌

C44.529 躯干其他部位皮肤鳞状细胞癌

C44.621 未指明上肢皮肤鳞状细胞癌,包括肩部

C44.622 右上肢皮肤鳞状细胞癌,包括肩部

C44.629 左上肢皮肤鳞状细胞癌,包括肩部

C44.721 未指明下肢皮肤鳞状细胞癌,包括髋部

C44.722 右下肢皮肤鳞状细胞癌,包括髋部

C44.729 左下肢皮肤鳞状细胞癌,包括髋部

C44.82 皮肤重叠部位鳞状细胞癌

流行病学和人口统计学

- SCC 是第二常见的皮肤恶性肿瘤,占所有非黑色素瘤皮肤癌病例的 20%。
- 低纬度地区(如美国南部、澳大利亚)发病率最高。
- 男女比例为 2∶1。
- 发病率随年龄和日晒增加。
- 在黑人患者中,鳞状细胞癌发生率比基底细胞癌(basal cell carcinomas,BCC)高 20%。
- 确诊时的平均年龄为 66 岁。

体格检查和临床表现

- SCC 经常发生在光化性角化病的部位,通常影响头皮、颈部、手背(图 3-1)、耳廓上表面和唇(图 3-2)。在下唇,SCC 通常发生在光化性唇炎上。吸烟史是一个重要的诱发因素。
- 鲍恩病指的是原位 SCC(图 3-3)。
- SCC 病变可有鳞状红斑或斑块(图 3-4)。
- 毛细血管扩张,中央溃疡也可出现。溃疡可能是表面的,被一层外壳隐藏。剥去外壳后可显露出界限清晰的乳头状基底。
- 大多数 SCC 表现为生长一段时间的外生性病变。
- 虽然大多数 SCC 生长相对较慢且无侵袭性,但部分(2%~5%)可表现出快速生长和转移。侵袭性肿瘤在免疫功能低下的患者中更常见,并且多由瘢痕、烧伤或先前的损伤(马乔林溃疡)引起。出现在耳、唇,或大于 2 cm 的 SCC 是高危特征。

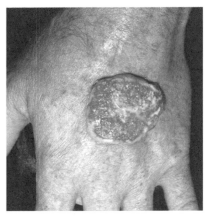

扫本章二维
码看彩图

图 3-1　（扫本章二维码看彩图）鳞状细胞癌（From James WD et al：Andrews'
diseases of the skin，ed 12，Philadelphia，2016，Elsevier.）

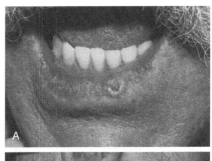

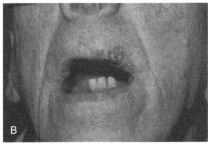

图 3-2　（扫本章二维码看彩图）唇部鳞状细胞癌。下唇（**A**）是相对常见的受
累部位。吸烟是该部位的危险因素，与其他类似大小的日照部位病变相比，预
后较差。治疗通常采用楔形切除或放射治疗。相比之下，上唇边缘（**B**）是一
个相对少见的部位。患者仅有的三颗牙齿造成的慢性创伤可能与此有关［From
White GM，Cox NH（eds）：Diseases of the skin，a color atlas and text，ed 2，
St Louis，2006，Mosby.］

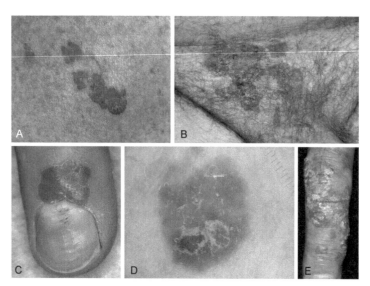

图 3-3 （扫本章二维码看彩图）原位鳞状细胞癌，鲍恩病型。**A**. 胸部有鳞片状红色斑块，有跳跃区域和背景光损伤。**B**. 耻骨部位较大的粉红色破损斑块，有鳞片结痂，这是一个不受阳光照射的部位。这种类型的皮损经常被误诊为皮炎或银屑病，并使用局部皮质类固醇进行治疗。**C**. 近端甲襞呈鲜红色、边界清晰的斑块，并伴有水平甲脊；需考虑 HPV 感染的可能性。**D**. 皮肤镜检查发现病变上半部有微小点状血管并合并浅表鳞片。**E**. 手指广泛受累，临床误诊为炎症性皮肤病，并使用皮质类固醇乳膏治疗了数年。（From Bolognia J：Dermatology，ed 4，Philadelphia，2018，Elsevier. **B**，Courtesy Kalman Watsky，MD；**D**，Courtesy，Iris Zalaudek，MD）

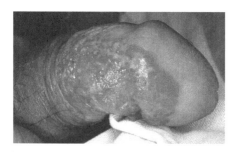

图 3-4 （扫本章二维码看彩图）原位鳞状细胞癌，凯拉增生性红斑。大的、侵蚀的红斑，边界清晰。病变始于阴茎干（From Bolognia J：Dermatology，ed 4，Philadelphia，2018，Elsevier. ）

病因学

危险因素包括紫外线 B 辐射、免疫抑制（肾移植受者的风险显著增加）、砷暴露、HPV 感染、药物（硫唑嘌呤、索拉非尼、肿瘤坏死因子抑制剂）、盘状红斑狼疮、糜烂性扁平苔藓、慢性溃疡、既往辐射暴露和烟草滥用。

Ⓓ 诊断

鉴别诊断

- 角化棘皮瘤
- 光线性角化病
- 无黑素性黑素瘤
- 基底细胞癌
- 良性肿瘤
- 愈合中的创伤
- 梭形细胞肿瘤
- 疣

评估

通过全层皮肤活检（切口或切除）进行诊断。

Ⓡ 治疗

急性期治疗

- 对小鳞状细胞癌（＜ 2 mm 直径）、浅表肿瘤和位于四肢和躯干的病变使用电干燥法和刮除。
- 厚度小于 4 mm 的肿瘤可以通过简单的局部切除来控制。
- 厚度为 4 ～ 8 mm 的病灶或有深层皮肤侵犯的病灶应切除。
- 穿透真皮的肿瘤可以用几种方式治疗，包括切除和莫氏手术、放疗和化疗。莫氏手术通常用于面部病变。
- 转移性鳞状细胞癌可以通过冷冻疗法和联合使用 13- 顺式视黄酸和干扰素 -α2A 化疗。
- 鳞状细胞癌的治疗流程如图 3-5 所示。
- 在最近一项对晚期皮肤鳞状细胞癌患者使用西米普利单抗进

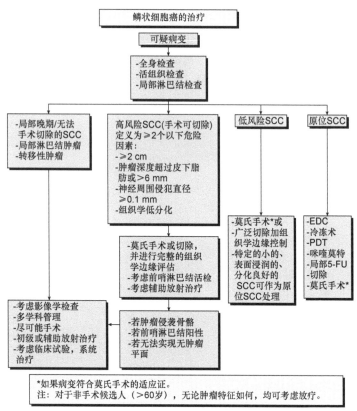

图 3-5 鳞状细胞癌（SCC）的治疗流程。 EDC，电干燥法和刮除；5-FU，5-氟尿嘧啶；PDT，光动力疗法（From Niederhuber JE：Abeloff's clinical oncology，ed 6，Philadelphia，2020，Elsevier.）

行 PD-1 阻断的 I 期临床研究中，西米普利单抗在大约一半的患者中诱导了免疫应答[①]。

处置

- 生存时间与肿瘤的大小、位置、分化程度、患者的免疫状态、浸润深度和有无转移有关。转移的危险因素包括唇或耳的病变、病变深度增加和细胞分化程度低。表 3-1 总结了侵袭性鳞状细胞癌转移的危险因素。

---

① Migden MR et al：PD-1 blockade with cemiplimab in advanced cutaneous squamous-cell carcinoma，N Engl J Med 379：341-51，2018.

表 3-1　侵袭性鳞状细胞癌转移的危险因素

肿瘤厚度：＞ 2 mm（高风险：肿瘤厚度＞ 6 mm）
直径：＞ 2 cm
位置：耳、唇和黏膜，包括舌、外阴和阴茎（在这些位置，神经周生长可能是另一个危险因素）
在瘢痕中出现（如烧伤、辐射）
组织病理学特征：低分化或未分化，棘层松解，* 在鲍恩病中发展
免疫抑制

* Recently questioned Ogawa T et al：Acantholytic squamous cell carcinoma is usually associated with hair follicles，not acantholytic actinic keratosis，and is not "high risk"：diagnosis，management，and clinical outcomes in a series of 115 cases，J Am Acad Dermatol 76：327-333，2017.

Based in part on Brantsch KD et al：Analysis of risk factors determining prognosis of cutaneous squamous-cell carcinoma：a prospective study，Lancet Oncol 9：713-720，2008.

- 肿瘤穿透真皮或厚度超过 8 mm 的患者有肿瘤复发的风险。
- 最常见的转移部位是局部淋巴结、肝和肺。
- 头皮、前额、耳、鼻和唇的肿瘤也有较高的风险。
- 鳞状细胞癌从所有皮肤部位转移的发生率为 0.5% ～ 5.2%。
- 起源于唇和耳廓的鳞状细胞癌有 10% ～ 20% 发生转移。
- 转移性鳞状细胞癌 5 年生存率为 34%。

转诊

转移性鳞状细胞癌转诊至肿瘤科。

 重点和注意事项

专家点评

- 与光化性损伤的皮肤相比，发生在既往辐射、热损伤和慢性溃疡或慢性引流窦区域的鳞状细胞癌更具侵袭性，转移发生率更高。
- 口服类视黄醇可以作为免疫抑制患者的预防策略。
- 烟酰胺（500 mg bid，非处方药）减轻了紫外线辐射的一些有害影响，据报道可将非黑色素瘤皮肤癌（NMSC）的发病率降低 23%[1]。

---

[1] Chen AC et al：A phase 3 randomized trial of nicotinamide for skin cancer chemoprevention，N Engl J Med 373：1618，2015.

第 4 章　头颈部鳞状细胞癌
Head and Neck Squamous Cell Carcinoma

Louis Insalaco

孟浩　译　徐安　审校

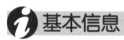 基本信息

定义

　　头颈部鳞状细胞癌是一种起源于上呼吸道和上消化道黏膜表面上皮细胞的恶性疾病，约占头颈部癌症的 90%。这种疾病是接触致癌物和基因变异的累积引起的。患者的检查和管理取决于产生原发肿瘤的头颈部特定的呼吸道或消化道部位。这些部位包括口腔、口咽、鼻咽、下咽和喉。皮肤恶性肿瘤、甲状腺肿瘤和涎腺肿瘤也会发生在头颈部，但不在本章范围内。

同义词

　　NHC

　　头颈部癌

　　HNSCC

　　头颈部鳞状细胞癌

ICD-10CM 编码

C00-C14　唇、口腔和咽恶性肿瘤

C30　鼻腔、中耳和鼻窦恶性肿瘤

C32　喉恶性肿瘤

C77.0　头面部和颈部淋巴结的继发性和非特指性恶性肿瘤

流行病学和人口统计学

发病率：

- 美国每年约有 62 000 人患头颈癌（其中 90% 为鳞状细胞癌）。
- 每年死亡约 13 000 人。
- 约占美国所有癌症的 3%。

- 人乳头瘤病毒（HPV）相关的头颈部鳞状细胞癌占所有 HNSCC 的 5%～20%，其中 40%～90% 发生在口咽部。
- 除口咽部鳞状细胞癌外，所有类型的 HNSCC 的发病率都在下降，这可能与 HPV 相关的 HNSCC 的发病率上升有关。

发病高峰：60 岁。

好发性别和年龄：男女比约为 3∶1。40 岁以上的发病风险显著增加。

遗传学：导致 HNSCC 发生和进展的遗传因素的研究正在进行中。肿瘤抑制基因包括 *p53*、*NOTCH1* 和 *CDKN2A* 等，已被证明在 HNSCC 患者中存在突变。

危险因素：与 HNSCC 关联最强的两个危险因素是吸烟和饮酒。这些致癌物通过癌变将上呼吸道上皮置于多发性原发肿瘤的风险中。最近，由 HPV 引起的一种新的 HNSCC 亚型的患病率一直在升高。最常检测到的基因型是 HPV16。患者多为白人中年男性，不吸烟，少饮酒，社会经济地位较高。

体格检查和临床表现

- 出现的体征和症状与原发肿瘤的局部效应、区域扩散、转移性疾病或副肿瘤综合征有关：
  1. 口腔、口咽、喉咽：痛性肿块或溃疡（图 4-1）、吞咽困难、咽痛、体重减轻
  2. 喉：声嘶、声音改变、呼吸急促、喘鸣
  3. 鼻腔、鼻窦、鼻咽：耳痛、中耳积液引起传导性听力障碍、鼻出血、脑神经麻痹

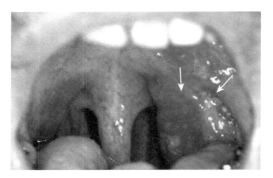

扫本章二维码看彩图

图 4-1 （扫本章二维码看彩图） 左侧扁桃体鳞状细胞癌（箭头）（From Richardson MA et al：Cummings otolaryngology-head and neck surgery，ed 5，Philadelphia，2010，Mosby，pp. 1358-1374，Figure 100-8.）

4. 所有部位：脑神经麻痹，区域转移至颈部淋巴结的无痛性颈部肿块。最常见的远处转移部位是肺，骨和肝较少见

- 体检：对头部和颈部进行彻底检查，包括脑神经检查、耳镜检查、口腔、口咽和颈部检查触诊，以及一般体检：

相关检查结果：单侧中耳积液，口腔溃疡性肿块（图4-2）或口咽、峡部、颈部无痛性肿块

病因学

包括烟草和酒精在内的致癌物会导致上呼吸道黏膜表面上皮细胞的基因改变，从而导致上皮细胞的恶性转化。HPV 相关的 HNSCC 是病毒致癌作用的直接结果，与吸烟、饮酒无关。原发性鼻咽癌与烟草和酒精的关联性很弱，是中国南方地区、东南亚和北非的地方病。EB 病毒感染与原发性鼻咽癌有很强的相关性。

 诊断

鉴别诊断

淋巴瘤、原发涎腺恶性肿瘤、甲状腺恶性肿瘤、上呼吸道良性肿瘤、转移瘤。

评估

- 初始检查包括全面的体格检查，间接和（或）直接喉镜检查，

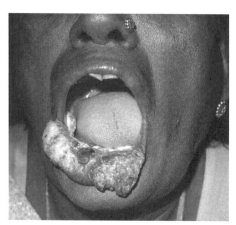

图 4-2 （扫本章二维码看彩图）口腔鳞状细胞癌（From James WD et al：Andrews' diseases of the skin：clinical dermatology，ed 12，Philadelphia，2016，Elsevier.）

头颈部以及胸部和（或）身体的影像学检查以评估转移情况，指定的实验室检查以及转诊至头颈癌专家。

- 头颈癌专家检查：
  1. 可屈纤维喉镜或镜式喉镜检查
  2. 门诊或麻醉下对肿瘤进行活检
  3. 颈部可疑肿块患者的细针吸取（FNA）和活检
  4. 全麻下内镜活检，包括直接喉镜检查、食管镜检查和（或）支气管镜检查等

实验室检查

全血细胞计数（CBC）、凝血检查、电解质、心电图、肝功能检查（白蛋白、转氨酶、碱性磷酸酶）、促甲状腺激素（TSH）。

影像学检查

- 颈部 CT 增强扫描：评估颈部原发肿瘤和淋巴结转移范围是必要的（图 4-3）。
- 头颈部 MRI（可选）：适用于鼻咽、颞下窝、颞骨、腮腺、咽旁间隙、颅底或颅内受累。
- 胸部 X 线或 CT 增强扫描：评估肺转移瘤。
- PET/CT（图 4-4）：体内代谢增加的高亮区域。可用于评估原

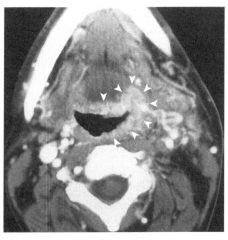

图 4-3　CT 增强扫描显示左侧口咽底部肿瘤（箭头）（From Richardson MA et al：Cummings otolaryngology-head and neck surgery，ed 5，Philadelphia，2010，Mosby，pp. 1393-1420，Figure 102-47.）

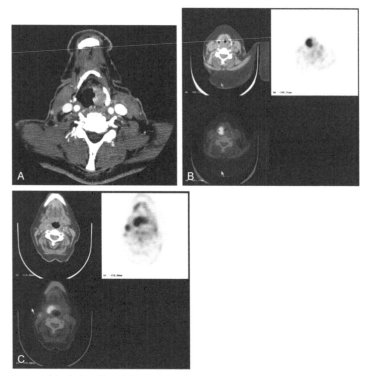

图 4-4（扫本章二维码看彩图）头颈部肿瘤。**A**. 颈部静脉注射造影剂的轴位计算机断层成像（CT）显示左侧梨状窦有一个肿块。**B**. 正电子发射断层成像（PET）和 PET-CT 图像显示右声带癌有大量的示踪剂摄取。**C**. 颈部较低节段的 PET 和 PET-CT 图像显示淋巴结示踪剂摄取与转移相一致（Courtesy Dr. David Yousem，The Johns Hopkins University；in Niederhuber JE：Abeloff's clinical oncology，ed 6，Philadelphia，2020，Elsevier.）

发肿瘤的范围、未知原发肿瘤的位置、颈部转移、远处转移和第二原发瘤。可用于监控治疗后的复发。

分期

分期基于 AJCC 提供的肿瘤、淋巴结、转移（TNM）分期系统（表 4-1）。分期根据所涉及的头颈部淋巴结而有所不同。颈部的任何淋巴结转移自动归类为晚期疾病（Ⅲ期或Ⅳ期）。远处转移使患者处于Ⅳ$_C$ 期。HPV 阳性的口咽癌是例外，在口咽癌中，最新的分期系统允许即使有颈部淋巴结转移的患者也可以被归类为Ⅱ期，因为口咽癌治疗效果和预后较好。

表 4-1 头颈部皮肤鳞状细胞癌 TNM 分期

T：原发肿瘤

T_X	原发肿瘤无法评估
Tis	原位癌
T_1	肿瘤最大直径＜ 2 cm
T_2	2 cm ≤肿瘤最大直径＜ 4 cm
T_3	肿瘤最大直径≥ 4 cm 或轻度骨质侵蚀或侵犯神经 *
T_4	肿瘤骨皮质 / 骨髓浸润，侵犯颅底和（或）侵犯颅底孔
T_{4a}	皮肿瘤骨皮质 / 骨髓浸润
T_{4b}	侵犯颅底和（或）颅底孔的肿瘤

* 深度浸润的定义是浸润超过皮下脂肪或浸润深度＞ 6 mm（从邻近正常表皮的颗粒层到肿瘤底部）；T_3 分类的神经浸润的定义是：神经的神经鞘内的肿瘤细胞比真皮深，或直径≥ 0.1 mm 的肿瘤细胞，或者表现为特定神经的临床或影像学表现，而没有颅底侵犯。

N：局部淋巴结

临床 N（cN）

N_X	局部淋巴结无法评估
N_0	无局部淋巴结转移
N_1	单一淋巴结同侧转移，最大直径≤ 3 cm 并且 ENE（－）
N_2	单一淋巴结同侧转移，3 cm ＜最大直径＜ 6 cm 并且 ENE（－）；或者同侧多个淋巴结转移
N_{2a}	单一淋巴结同侧转移，3 cm ＜最大直径＜ 6 cm 并且 ENE（－）
N_{2b}	同侧多个淋巴结转移，最大直径均＜ 6 cm 并且 ENE（－）
N_{2c}	双侧或对侧淋巴结转移，最大直径均＜ 6 cm 并且 ENE（－）
N_3	淋巴结转移，最大直径均＞ 6 cm 并且 ENE（－）；或任何一个（或多个）淋巴结的转移并且 ENE（＋）
N_{3a}	淋巴结转移，最大直径均＞ 6 cm 并且 ENE（－）
N_{3b}	任何一个（或多个）淋巴结的转移并且 ENE（＋）

病理 N（pN）

N_X	局部淋巴结无法评估
N_0	无局部淋巴结转移
N_1	单一淋巴结同侧转移，最大直径≤ 3 cm 并且 ENE（－）
N_2	单一淋巴结同侧转移，最大直径≤ 3 cm 并且 ENE（＋），或者 3 cm ＜最大直径＜ 6 cm 并且 ENE（－）；或者同侧多个淋巴结转移，最大直径均＜ 6 cm 并且 ENE（－）；或双侧或对侧淋巴结转移，最大直径均＜ 6 cm 并且 ENE（－）

N_{2a}	单一淋巴结同侧转移，最大直径≤3 cm 并且 ENE（＋），或者 3 cm ＜最大直径＜6 cm 并且 ENE（－）
N_{2b}	同侧多个淋巴结转移，最大直径均≤6 cm 并且 ENE（－）
N_{2c}	双侧或对侧淋巴结转移，最大直径均≤6 cm 并且 ENE（－）
N_3	淋巴结转移，最大直径均＞6 cm 并且 ENE（－）；或单一淋巴结同侧转移，最大直径＞3 cm 并且 ENE（＋），或同侧、对侧或双侧多个淋巴结转移，任何一个（或多个）淋巴结 ENE（＋）
N_{3a}	淋巴结转移，最大直径均＞6 cm 并且 ENE（－）
N_{3b}	单一淋巴结同侧转移，最大直径＞3 cm 并且 ENE（＋），或同侧、对侧或双侧多个淋巴结转移，任何一个（或多个）淋巴结 ENE（＋）

注：对于任何 N 类，都可以使用 U 或 L 来表示转移在环状软骨下缘以上（U）或环形软骨下缘以下（L）的转移。

同样，临床和病理 ENE 应记录为 ENE（－）或 ENE（＋）。

M：转移

M_0	无远处转移
M_1	远处转移

皮肤鳞状细胞癌的分期

0 期	T_{is}	N_0	M_0
Ⅰ期	T_1	N_0	M_0
Ⅱ期	T_2	N_0	M_0
Ⅲ期	T_3	N_0	M_0
Ⅲ期	T_1	N_1	M_0
Ⅲ期	T_2	N_1	M_0
Ⅲ期	T_3	N_1	M_0
Ⅳ期	T_1	N_2	M_0
Ⅳ期	T_2	N_2	M_0
Ⅳ期	T_3	N_2	M_0
Ⅳ期	任意 T	N_3	M_0
Ⅳ期	T_4	任意 N	M_0
Ⅳ期	任意 T	任意 N	M_1

ENE，淋巴结外侵犯。

From American Joint Committee on Cancer staging manual，ed 8，2017.

Rx 治疗

- 治疗包括手术、放疗、化疗或三种方式的任意组合。其目标是在不影响肿瘤治疗成功的情况下，尽可能减少治疗方法，将治疗的副作用降至最低。

1. 手术（图 4-5）：原发灶完全切除合并单侧或双侧颈部淋巴结清扫，以切除临床上提示的累及或潜在累及的淋巴结。

2. 放疗：可以更容易地接触到不易暴露的肿瘤，如喉部、口咽部、鼻咽部或下咽部的肿瘤。缺点包括疗程长、治疗过程时间密集、口干、疼痛，如果是抢救性手术，手术发病率较高。

3. 化疗：仅作为放疗或姑息疗法的辅助。单剂顺铂疗法作为头颈部任何部位癌症的化疗方案的标准在美国被广泛接受。主要毒性作用包括恶心、呕吐、肾毒性、耳毒性和骨髓抑制。

4. 重建：以优化功能和美容效果为目标。选择包括一期缝合、局部皮瓣、区域皮瓣、植皮和来自身体其他部位的微血管游离皮瓣（如前臂桡侧、腓骨、大腿前外侧、阔肌等）。

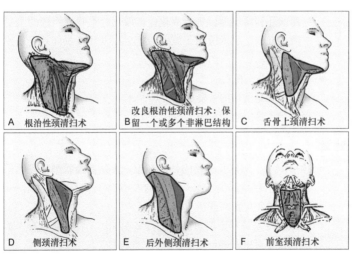

图 4-5　（扫本章二维码看彩图）颈清扫术类型。**A.** 根治性。**B.** 改良根治性。**C.** 舌骨上。**D.** 侧面。**E.** 后外侧。**F.** 前室（From Niederhuber JE：Abeloff's clinical oncology，ed 6，Philadelphia，2020，Elsevier.）

急性期治疗

- 癌症早期（Ⅰ期或Ⅱ期）：
  1. 早期头颈部癌的治疗宜采用单一手术或放疗。两者之间的选择取决于所涉及的头颈部的具体部位以及每种治疗的副作用。
  2. 对于颈部潜在受累淋巴结的治疗，无论是颈淋巴结清扫术还是放射治疗都存在争议，这取决于临床情况和治疗团队的判断。
- 癌症晚期（Ⅲ期或Ⅳ期）：
  1. 一般情况下，这些患者有大于 4 cm 的大肿瘤和（或）颈部淋巴结转移。治疗通常涉及多种方式的治疗，可以是手术后再进行放疗，也可以是单独进行前期放化疗。根据手术标本的不良病理特征，可能需要辅助放化疗。如果最初的治疗方式是放化疗，对于残留或复发的疾病，可能需要在辅助治疗下进行手术。
  2. 喉癌例外，T_3 或 N_1 肿瘤的特定晚期患者可以采用手术或单纯放疗中的一种。
  3. 鼻咽癌也是一个例外。这不是外科疾病。主要是对早期患者颈部和原发部位进行放化疗。放化疗是晚期疾病的主要治疗方法。手术适用于放射治疗后原发灶或颈部复发或残留病变。
- 转移性（$Ⅳ_c$ 期）：
  缓解症状是治疗的首要目标。
- 所有患者都应戒烟戒酒。

处置

- 预后取决于所累及头颈的具体部位。头颈部鳞状细胞癌的总体 5 年生存率约为 55%。唇癌的 5 年生存率高达 89.7%，下咽癌的 5 年生存率低至 30%。
- 头颈癌专家每年定期对患者进行多次随访。在无病生存 5 年后，每年对患者进行随访。

转诊

应向耳鼻喉科专家或专门研究头颈癌的口腔外科医生转诊。

重点和注意事项

预防

- 鼓励所有患者停止吸烟，限制饮酒。
- 在年度体检期间检查口腔并触摸颈部。检查任何可疑的肿块或损伤。

患者和家庭教育

www.entnet.org/content/head-and-neck-cancer

www.cancer.gov/types/head-and-neck

相关内容

喉癌（相关重点专题）

口腔癌（相关重点专题）

推荐阅读

Boscolo-Rizzo P et al: New insights into human papillomavirus-associated head and neck squamous cell carcinoma, *Acta Otorhinolaryngol Ital* 33(2):77-87, 2013.

Cooper JS et al: National cancer database report on cancer of the head and neck: 10-year update, *Head Neck* 31(6):748-758, 2009.

Marur S, Forastiere AA: Head and neck squamous cell carcinoma: update on epidemiology, diagnosis, and diagnosis, and treatment, *Mayo Clin Proc* 91(3):386-396, 2016.

Mehanna H et al: PET-CT surveillance versus neck dissection in advanced head and neck cancer, *N Engl J Med* 374:1444-1454, 2016.

Siegel RL et al: Cancer statistics 2016, *CA Cancer J Clin* 66(1):7, 2016.

第5章 良性低级别脑肿瘤
Brain Neoplasm, Benign and Low Grade

Emma H. Weiss, Nicole J. Ullrich, Joseph S. Kass

汪梓垚 译 徐安 审校

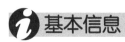 基本信息

定义

脑肿瘤是一组不同的原发性（非转移性）肿瘤，起源于中枢神经系统（CNS）内多种不同的细胞类型之一。特定的肿瘤亚型及其预后取决于细胞的起源、特定的遗传标志以及生长方式。弥漫性低级别胶质瘤（LGG）包括世界卫生组织的Ⅱ级星型细胞瘤、少突胶质细胞瘤和少突星型细胞瘤。

同义词

低级别胶质瘤（LGG）

胶质神经元肿瘤

脑膜瘤

原发性脑肿瘤

ICD-10CM 编码

D33.2 良性脑肿瘤，未指明

流行病学和人口统计学

发病率：美国所有原发性脑肿瘤中新发脑肿瘤的年发病率约为6.4/100 000（表5-1）。其中1/3考虑为恶性肿瘤，剩余的为良性或者交界恶性。0～19岁儿童发病率稍低（5.6/100 000）。原发性脑肿瘤占所有癌症比例约2%，其发病率和死亡率不成比例。它是15岁以下儿童癌症死亡的最常见原因。

发病高峰：取决于组织学，在约50岁时达到高峰。

好发性别和年龄：恶性脑肿瘤男性年发病率略高（8.0/100 000 vs. 5.5/100 000）。男性占良性和恶性脑肿瘤病例的比例均略低于一

表 5-1　原发性中枢神经系统肿瘤的发生频率

儿童（0～14岁）		成人（≥15岁）	
类型	百分比（%）	类型	百分比（%）
胶质母细胞瘤	20	胶质母细胞瘤	50
星形细胞瘤	21	星形细胞瘤	10
室管膜瘤	7	室管膜瘤	2
少突胶质细胞瘤	1	少突胶质细胞瘤	3
髓母细胞瘤	24	髓母细胞瘤	2
神经母细胞瘤	3	神经鞘瘤	2
神经鞘瘤	1	垂体腺瘤	4
颅咽管瘤	5	颅咽管瘤	1
脑膜瘤	5	脑膜瘤	17
畸胎瘤	2	松果体瘤	1
松果体瘤	2	血管瘤	2
血管瘤	3	肉瘤	1
肉瘤	1	其他	5
其他	5	总	100
总	100		

From Goetz CG, Pappert EJ: Textbook of clinical neurology, Philadelphia, 1999, WB Saunders.

半，因为脑膜瘤在女性中的发病率较高。

　　遗传学：大部分原发性 CNS 肿瘤是散发的，只有 5% 的肿瘤与遗传性易感肿瘤相关综合征有关。常见的包括：

- 利-弗劳梅尼综合征：染色体 17q13 上 *p53* 突变，胶质瘤
- Von Hippel-Lindau：VHL，染色体 3p25，血管母细胞瘤
- 结节性硬化：*TSC1/TSC2*（染色体 9q34/16p13），室管膜下巨细胞星形细胞瘤
- 1 型神经纤维瘤病：NF1，染色体 17q11，神经纤维瘤，视神经胶质瘤，低级别胶质瘤
- 2 型神经纤维瘤病：NF2，染色体 22q12，神经鞘瘤，脑膜瘤，室管膜瘤
- 视网膜母细胞瘤：pRB，染色体 13q，视网膜母细胞瘤

- 戈林综合征：PTCH，染色体 9q31，促纤维增生性髓母细胞瘤
- 遗传性非息肉病性结直肠癌（HNPCC）：错配修复缺陷、高级别胶质瘤

危险因素：暴露于电离辐射与脑膜瘤、胶质瘤和神经鞘膜瘤有关。没有令人信服的证据表明和创伤、职业、手机使用、饮食或电磁场有关。

体格检查和临床表现

- 总体而言，部位、大小、生长速度决定了脑肿瘤的症状及体征。
- 头痛是常见的，是近一半患者最严重的症状。头痛通常表现为持续性钝痛并在夜间加重。颅内压增高的症状通常也会表现出来，包括恶心和呕吐，体位改变（咳嗽、打喷嚏、瓦尔萨尔瓦动作）使胸部压力增加时头痛加重。视乳头水肿提示梗阻性脑积水。
- 33% 的患者出现癫痫发作，癫痫是最常见的症状之一，尤其是脑转移瘤和低级别胶质瘤。癫痫发作的类型和临床表现取决于脑肿瘤的位置。肿瘤相关发作通常具有重复性，并且具有相似的表现模式。通常认为，与有其他症状的患者相比，癫痫发作患者在诊断时的肿瘤通常较小，因为癫痫发作促使进行影像学检查，从而得到更早的诊断。
- 局灶性神经系统体征和症状，包括肌无力、感觉变化或视觉障碍也相当常见。此外，伴记忆的改变或人格的改变认知功能障碍，可被叙述，常为回顾性。

病因学

大多数病例是特发性的，尽管特定的染色体异常与某些肿瘤类型有关。

Dx 诊断

- 诊断通常基于临床表现和影像学特征。具体而言，神经影像学检查对于术前计划和肿瘤病因学至关重要。
- 在有和无造影剂的脑部 MRI 上观察肿瘤效果最好；有时存在钙化。
- 良性和低级别肿瘤，通常在胶质瘤家族中，具有异质性，一般被视为浸润性半球病变。

实验室检查

- 只有组织学检查才能提供确切的诊断。其他特性，如增殖指数、免疫组织化学染色和电子显微镜检查也可用于辅助诊断。
- 目前胶质瘤的分类模式基于分子遗传学和组织学标准。肿瘤组织学 / 组织学诊断（WHO 分级系统）包括有丝分裂数、毛细血管内皮增生和坏死。
- 肿瘤分子遗传学的分析是肿瘤分类、治疗的分层以及预后的关键。低级别胶质瘤根据异柠檬酸脱水酶（IDH）突变或 1p/19q 共缺失的分子遗传学结果分为三类。1p/19q 共缺失和 IDH 突变的存在提示少突胶质细胞瘤。具有 IDH 突变但是没有 1p/19q 缺失的胶质瘤通常具有 *T53* 和 *ATRX* 突变，通常提示星型细胞瘤。另一类型胶质瘤缺乏 IDH 突变以及 1p/19q 缺失。
- 1p/19q 共缺失可获得良好的预后。缺乏 IDH 突变的低级别胶质瘤与胶质母细胞瘤相比预后较差。
- 然而，即使是组织学为良性的肿瘤，因为部位以及对周围组织结构的影响，也会导致显著发病率。

鉴别诊断

- 卒中 / 脑出血
- 脓肿 / 寄生虫囊肿
- 脱髓鞘疾病：多发性硬化，感染后脑脊髓炎
- 转移性肿瘤
- 原发性 CNS 淋巴瘤

评估

　　神经影像学检查和病理采样是评估脑肿瘤最重要的诊断方式，可能对术前计划至关重要。

影像学检查

- 钆增强 MRI 具有高度敏感性，允许肿瘤相对于周围组织的可视化。具体来说，增强肿瘤可以与周围水肿区分开。低级别肿瘤常表现为浸润病灶，无占位效应。MRI 在评价脑膜、蛛网膜下腔和后颅窝以及确定与颅内大血管的关系方面优于 CT，尽管在怀疑钙化或出血时 CT 是有帮助的（图 5-1）。图 5-2 显示了星形细胞瘤在影像学上的表现。

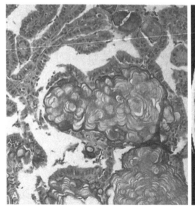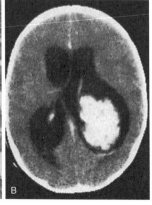

图 5-1 （扫二维码看彩图）脉络丛乳头状瘤。**A**. 钙化在正常老化的脉络丛和脉络丛乳头状瘤中都很常见，与 **B**. 计算机断层成像的高密度有关（From Skarin AT：Atlas of diagnostic oncology，ed 4，Philadelphia，2010，Mosby.）

扫二维码看彩图

- 磁共振波谱越来越多地被用作一种诊断工具，以帮助使用不同的化学标志物区分颅内肿瘤与其他颅内病变。例如，N- 乙酰天冬氨酸在脑肿瘤中经降低，而胆碱作为细胞膜的组成成分，在脑肿瘤中常升高，因为细胞更新较快。
- PET 扫描有助于鉴别肿瘤性病变（高代谢率）和其他病变比如脱髓鞘或者放射性坏死（低代谢率）。与周围的组织或者代谢率低的肿瘤相比，这些病灶摄取大量的葡萄糖。可能有助于在手术或放疗前绘制大脑的功能区。
- 功能性 MRI 目前被用作辅助手段为病变位于重要区域，如负责言语、语言和运动控制区域的患者制订围手术期计划。

Rx 治疗

非药物治疗

- 最大限度的手术切除或者减积手术是首选治疗，并且为诊断以及分子特征鉴定提供组织。最大限度的安全性切除因其提高生存的趋势而受到青睐。
- 如果病变位于脑内语言功能区或者不可触及则仅进行病理活

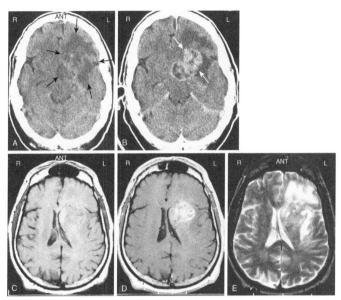

图 5-2 星形细胞瘤。这些对比和非对比计算机断层成像（CT）和磁共振（MR）图像来自同一患者，显示左侧星形细胞瘤伴大量周围水肿。非对比的CT扫描（**A**）只显示代表肿瘤以及水肿的大片状低密度灶（箭头）。CT对比扫描（**B**）显示被暗色和低密度的水肿带包围的增强的肿瘤。非对比 T1 MRI（**C**）显示左侧脑室的肿瘤的压迫以及中线移位导致的占位效应。钆增强 T1 MRI（**D**）清楚地勾勒出肿瘤轮廓，但水肿很难看到。T2 MRI（**E**）显示肿瘤不明显，但周围水肿很容易被视为信号增加区域（白色）（From Mettler FA Jr: Essentials of radiology, ed 3, Philadelphia, 2014, Elsevier.）

  检，这对于组织病理学诊断很重要。病理活检可以在 CT 或者 MRI 引导下运用立体定向定位执行。

- 如果肿瘤是良性的（如脑膜瘤、听神经瘤），通常不需要进一步治疗。

急性期治疗

  抗癫痫的药物被用于围手术期以控制局灶性病变导致的癫痫发作。既往没有明确癫痫发作史的患者通常不需要预防性使用抗惊厥药物。

慢性期治疗

- 化疗（联合或者单药）可以在手术或者放疗前、中、后进行。在儿童中，化疗通常用于延迟放疗。最近在年龄小于 40 岁并接受次全肿瘤切除术或年龄大于 40 岁的 2 级胶质瘤患者中进行的一项试验，除放疗外额外接受联合化疗的患者其无进展生存期和总生存期比只进行了放疗的患者要长[①]。

- 放疗对某些类型的肿瘤是有用的，通常用于手术后有肿瘤残留的情况；常规的放疗通常在几周内通过外部光速，而立体定向放疗外科则将单一、高剂量的辐射输送至明确区域（通常 < 1 cm）。放射治疗的长期效应包括放射性坏死（特别是白质）、血管玻璃样变和继发性肿瘤（通常为脑膜瘤、肉瘤和恶性星形细胞瘤）。放射增敏剂可能有助于提高放射治疗的疗效。
- 实验性治疗正在不断开发中，肿瘤的靶分子特征和参与肿瘤生长的信号转导级联的小分子阻断剂。其中一些治疗涉及反义分子、生物制剂、免疫治疗或血管生成抑制剂。目前正在研究肿瘤内药物输注和新型药物的对流强化输送。

处置

一般而言，年龄较小、体能状态较高、病理分级较低、存在 IDH 突变和 1p/19q 共缺失的预后更有利。对于脑肿瘤的所有组织学亚型，儿童和年轻成人患者的生存率更好。

转诊

- 所有病例均需要由肿瘤学家和神经外科医生进行评估。转诊至神经科医生，用于治疗与肿瘤相关的癫痫发作和头痛。
- 应对患者进行物理和职业治疗评估。
- 儿童应接受神经心理学评估和学习障碍筛查。

 重点和注意事项

专家点评

分子遗传学特征对诊断、治疗方法和预后很重要，其中 IDH 突变和 1p/19q 共缺失的存在代表了一些关键的遗传决定。一般而言，年龄较小、体能状态较高和病理分级较低的预后更有利。对于脑肿瘤的所有组织学亚型，儿童和年轻成人患者的生存率更好。

---

① Buckner JC et al：Radiation plus procarbazine，CCNU，and vincristine in low-grade glioma，N Engl J Med 374：1344-1355，2016.

患者和家庭教育

美国脑肿瘤协会（www.abta.org）

美国国家脑肿瘤协会（www.braintumor.org）

儿童低级别星型细胞瘤（PLGA）（https://akidsbraintumorcure.org）

相关内容

脑癌（患者信息）

星形细胞瘤（相关重点专题）

脑膜瘤（相关重点专题）

推荐阅读

Buckner JC et al: Radiation plus procarbazine, ccnu, and vincristine in low-grade glioma, *N Engl J Med* 374:1344-1355, 2016.

Jakola AS et al: Comparison of a strategy favoring early surgical resection vs a strategy favoring watchful waiting in low-grade gliomas, *JAMA* 308(18):1881-1888, 2012.

Ostrom QT et al: CBTRUS statistical report: primary brain and central nervous system tumors diagnosed in the United States in 2008-2012, *Neuro Oncol* 17(Suppl 4):iv1-iv62, 2015.

Perkins A, Liu G: Primary brain tumors in adults: diagnosis and treatment, *Am Fam Physician* 93(3):211-217, 2016.

Schiff D: Low-grade gliomas, *Continuum (Minneap Minn)* 23(6):1564-1579, 2017.

Wen PY, Huse JT: 2016 World Health Organization classification of central nervous system tumors, *Continuum (Minneap Minn)* 23(6):1531-1547, 2017.

第6章 脑肿瘤，胶质母细胞瘤
Brain Neoplasm, Glioblastoma

Jigisha P. Thakkar

汪梓垚 译 徐安 审校

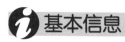 基本信息

定义

胶质母细胞瘤（glioblastoma，GBM）是星形细胞谱系中侵袭性最强的弥漫性胶质瘤，对应世界卫生组织（WHO）分类系统中Ⅳ级。GBM 是最常见的脑和中枢神经系统（CNS）恶性肿瘤，占恶性原发性脑和 CNS 肿瘤的 45.2%，所有胶质瘤的 54% 以及所有原发性脑和 CNS 肿瘤的 16%。

GBM 代表了一种分子异质性疾病，具有许多亚分类。GBM 包括通过不同遗传途径进化的原发性和继发性亚型，影响不同年龄的患者，结局存在差异。原发性（新发）GBM 占 GBM 的 80%，好发于老年患者（平均年龄 62 岁）。继发性 GBM 由低级别星形细胞瘤或少突胶质细胞瘤发展而来，好发于年轻患者（平均年龄 45 岁）。

ICD-10CM 编码
C71.9 脑恶性肿瘤，未指明

流行病学和人口统计学

发病率：依据 2014 的 CBTRUS 报告，经年龄校正后的平均年发病率（IR）为 3.19/10 万。

好发性别和年龄：患者确诊 GBM 时年龄多较大，诊断的中位年龄为 64 岁。儿童中不常见，约占婴儿至 19 岁年轻人脑及 CNS 肿瘤的 3%。既往报道男性比女性有更高的发病率，男性发病率比女性高 1.6 倍（3.97 vs. 2.53）。在美国白种人有着比其他种族更高的 GBM 发病率。

危险因素：在 GBM 中研究了许多遗传和环境因素，但尚未发现主要危险因素。像许多癌症一样，其病因是零星的。与 GBM 有关的危险因素包括既往治疗性放疗史、过敏易感性降低、免疫因素和免

疫基因，以及通过全基因组关联研究（GWAS）检测到的一些单核苷酸多态性（SNP）。没有实质性的证据表明 GBM 与生活方式如吸烟、酒精依赖、药物或 N- 亚硝基化合物（腌制或烟熏的肉或鱼）相关饮食有关。关于使用手机发生胶质瘤的风险，已经发表了不一致和不确定的结果。

体格检查和临床表现

患者表现出多种多样的症状，包括头痛、癫痫发作、颅内压增高以及认知功能障碍。

Dx 诊断

影像学检查

初步检查包括影像学检查。有或无造影剂的颅脑 MRI 是研究的最佳选择，并显示对比增强的肿瘤。功能性 MRI 被用作病灶位于重要部位（功能区，如负责说话、语言和运动控制的区域）的围手术期患者的辅助方式。病理上，GBM 是一种高级别的星形细胞瘤，其特征包括细胞增多、有丝分裂活动、核异型性、假栅栏样坏死和微血管增生。许多分子标志物已经确定可用作区分 GBM 和其他低级别星形细胞瘤，以及 GBM 的不同原发性和继发性亚型。

Rx 治疗

- GBM 是一种侵袭性的肿瘤，若不治疗其中位生存期为 3 个月。
- 手术、放疗、化疗的结合的多模式治疗能显著改善患者的生存期。治疗是复杂的，最初是最大安全手术切除，随后予放疗及替莫唑胺（TMZ）化疗，并随后在肿瘤治疗区域联合 6 个周期的 TMZ 维持化疗。
- 手术干预有减压及肿瘤细胞减灭的作用。越来越多的证据表明完全切除具有明显的生存优势。
- 越来越多新出现的治疗模式似乎很有前景，包括免疫治疗。据报道，嵌合抗原受体 T 细胞治疗后胶质母细胞瘤消退（见推荐阅读 Brown CE et al）。瘤内输注重组非致病性脊髓灰质炎 - 鼻病毒嵌合体（PVSRIPO）可改善晚期胶质母细胞瘤的生存率（见推荐阅读 Desjardins et al）。

- 对症治疗包括皮质类固醇减轻脑水肿，抗癫痫药治疗癫痫发作，镇痛药减轻头痛。

转诊

治疗涉及多个专业团队包括肿瘤学、神经外科学、神经学以及放射肿瘤学。

预后

生存率：GBM 患者预后较差，相对生存率估计值较低；只有少数患者达到 2.5 年的长期生存状态，不到 5% 的患者在诊断后存活超过 5 年。诊断后第一年的相对生存率为 35%，诊断后第二年的相对生存率降至 13.7%，此后的生存率继续降低。在诊断 GBM 后接受标准治疗的患者中位生存期为 15 个月。多种不同的变量影响着 GBM 的预后，包括年龄、术前体能状态、肿瘤部位、肿瘤术前影像特征及切除范围。

GBM 的预后分子标志物：所有 GBM 均为 WHO Ⅳ级，但表现出显著的遗传异质性。基于基因改变的肿瘤亚型存在于这种较大的同质组织学类别中，并具有预后意义。这些标志物包括 O^6- 甲基鸟嘌呤 -DNA 甲基转移酶（MGMT）基因启动子甲基化状态、异柠檬酸脱氢酶 1/2（*IDH1/2*）突变、表皮生长因子受体（EGFR）过表达和扩增、肿瘤蛋白（*TP53*）突变、*ATRX* 突变和染色体遗传丢失。

- 原发性 GBM 显示 EGFR 过表达、磷酸酶和张力蛋白同源基因（*PTEN*）突变、杂合子丢失（LOH）10q、p16 缺失；较少见的是小鼠双微体 2（MDM2）扩增、高频率的端粒酶逆转录酶（hTERT）启动子突变和无 IDH1 突变。

- 继发性 GBM 的标志是 *TP53*、α 地中海贫血 / 精神发育迟滞综合征 X 连锁（*ATRX*）和 IDH1 突变；此外，其显示 LOH 10q。

- 约 50% 的新诊断的 GBM 患者表现为 MGMT 启动子甲基化。MGMT 启动子甲基化在继发性 GBM 患者中较原发性更常见（分别为 75% 和 36%），无论治疗选择如何，均可让 GBM 患者的总生存期具有更好的预后和预测意义。

- *IDH1/2* 突变在Ⅱ类及Ⅲ类星形细胞瘤及少突胶质细胞瘤中较 GBM 更常见，超过 90% 的突变涉及 *IDH1*。*IDH1/2* 是继发性 GBM 患者的选择性分子标志物，可帮助区别于原发性 GBM，是高级别胶质瘤更好预后的标志。

- GBM 中，EGFR 信号促进细胞分裂、肿瘤侵袭、抵抗放疗及化疗。超过 40% 的 GBM 患者存在 EGFR 扩增，并且原发性 GBM 较继发性更常见。

- *TP53* 的突变存在于 60% ～ 70% 继发性 GBM 中以及 25% ～ 30% 原发性 GBM 中，其发生在年轻患者中更频繁。*TP53* 突变作为预后性标志物的研究没有被肯定。

- *ATRX* 突变更多见于 II 类及 III 类星形细胞瘤（71%）、少突胶质细胞瘤（68%）和继发性 GBM（57%），但是原发性（4%）和儿童性 GBM（20%）以及单纯性少突胶质细胞瘤（14%）不常见。在星形细胞瘤患者的前瞻性队列研究中，*ATRX* 缺失患者比 *ATRX* 过表达及 IDH 突变患者具有更好的预后。

- *TERT* 突变是原发性成人 GBM 患者中常见基因改变之一，与继发性成人或儿童 GBM 相比，原发性成人 GBM 基因改变显著升高。具有 *TERT* 突变的 GBM 患者比没有 *TERT* 突变的患者具有更短的生存期。然而，当校正为 GBM 亚型（原发性和继发性）时，其对生存率便没有显著影响。

推荐阅读

Brown CE et al: Regression of glioblastoma after chimeric antigen receptor T-cell therapy, *N Engl J Med* 375:2561-2569, 2016.

Desjardins A et al: Recurrent glioblastoma treated with recombinant poliovirus, *N Engl J Med* 379(2):150-161, 2018.

Stupp R et al: Maintenance therapy with tumor-treating fields plus temozolomide vs temozolomide alone for glioblastoma, a randomized clinical trial, *JAMA* 314(23):2535-2543, 2015.

Thakkar JP et al: Epidemiologic and molecular prognostic review of glioblastoma, Cancer Epidemiol Biomarkers Prev 23(10):1985-1996, 2014. PMID: 25053711.

第7章 脑转移
Brain Metastases

A. Basit Khan, Joseph S. Kass, Nicole J. Ullrich

汪梓垚 译 徐安 审校

 基本信息

定义

脑转移是由其他器官起源的癌扩散至脑部所致，是癌症的破坏性并发症。脑转移瘤是成人最常见的颅内肿瘤，占脑肿瘤的一半以上。

ICD-10CM 编码
C79.89 其他指定部位的继发性恶性肿瘤
C80.0 播散性恶性肿瘤，未指明
C80.9 恶性肿瘤，未指明

流行病学和人口统计学

发病率：

- 脑转移的发病率尚无准确可用的数据。基于流行病学审查的人群研究数据显示，脑转移总年发病率为（8.3～14.3）/10万人。但是，这些研究低估了脑转移的真实发病率，因为数据基于诊断性成像较差时的历史数据。基于尸检的研究数据显示了更高的脑转移发生率，因为尸检鉴别出了无症状性的脑转移。然而，基于尸检的数据现在已有超过20年的历史。如今，转移性脑恶性肿瘤的发病率正在上升，这可能归结于脑外疾病诊疗水平的提高。

- 在美国，估计每年有98 000～170 000例新发病例，占所有癌症患者的24%～45%。尸检系列中的发病率较高，其中20%有全身性疾病的患者存在脑转移。

好发性别和年龄：

- 在系统性恶性肿瘤患者中，脑转移发生在10%～30%的成人以及6%～10%的儿童中。在这些患者中，60%的患者年龄为50～70岁。

- 脑转移没有确定的性别倾向。一些数据表明男性具有更高的转移性脑恶性肿瘤的发生率，因为男性具有更高的原发性肺癌发生率。

危险因素：

- 成人中，脑转移的累计发病率（CI）取决于原发肿瘤的类别，具体如下：肺癌（16% ～ 20%）、肾细胞癌（7% ～ 10%）、黑色素瘤（7%）、乳腺癌（5%）和结直肠癌（1% ～ 2%）。淋巴瘤也会转移至脑。这些转移灶可能出现也可能不出现在患者初次就诊时。大多数患者的脑部转移灶超过一处。与颅内出血风险紧密相关的癌症包括肾细胞癌、黑色素瘤以及较少见的甲状腺癌和绒毛膜癌。

- 最常见的与转移性扩散相关的原发性儿科实体瘤包括肉瘤、神经母细胞瘤和生殖细胞瘤。已知白血病可在中枢神经系统（CNS）转移。当儿童初次呈现出恶性肿瘤时几乎观察不到转移性疾病，白血病偶尔除外。对于实体瘤，在疾病复发时可见转移性疾病。神经母细胞瘤 CNS 病灶出血倾向高。

体格检查和临床表现

- 临床表现因病变部位而异。任何癌症患者表现出急性神经系统的症状或体征均应怀疑脑转移。然而神经系统症状常见于全身性肿瘤患者中，在对 800 例有神经系统症状的患者进行研究显示，脑转移率只有 16%。

- 症状：

  1. 40% ～ 50% 的脑转移患者发生头痛。转移灶位于颅后窝的频率较高，可能导致阻塞性脑积水。头痛可能伴随着恶心、呕吐、局灶性神经系统体征以及体位变化。

  2. 20% 的患者呈现出局灶性神经系统的症状及体征。轻偏瘫是最常见的主诉，具体的神经系统功能障碍取决于脑转移的部位。

  3. 认知功能障碍。包括记忆问题、情绪及性格改变，是 30% ～ 45% 患者的表现。

  4. 10% ～ 20% 的脑转移患者表现出癫痫发作，提示幕上转移。

  5. 5% ～ 10% 的患者发生继发于转移灶出血、高凝状态或局部血管侵犯的急性脑卒中。

病因学

最常见的脑转移机制是通过血行播散。最常见的脑转移部位位于大脑半球的脑灰质与白质连接处（将近 80%）。这些区域的血管直径减小，被认为是肿瘤细胞团块的"陷阱"。不同的肿瘤类型转移至大脑的区域倾向性不同。例如，小细胞肺癌的转移在所有区域均匀分布，而盆腔（前列腺和子宫）和胃肠道肿瘤更常见转移至颅后窝。

DX 诊断

鉴别诊断

- 原发性脑肿瘤
- 感染：细菌性脓肿或真菌病
- 进行性多灶性白质脑病
- 脱髓鞘疾病：多发性硬化，感染后脑脊髓炎
- 脑梗死或脑出血
- 治疗反应：如放射坏死

实验室检查

- 常规的实验室检查通常没有帮助。
- 腰椎穿刺通常是禁忌的，因为会增加颅内压并导致脑疝形成。
- 在某些情况下，为了明确诊断，脑活检是必要的，尤其是在原发肿瘤不明的情况下。举例说明这种情况的是一项对具有孤立性脑病变的癌症患者的研究，推测这些脑病变是转移性疾病；在约 10% 的研究参与者中，这些病变被证明是不同的病理学类型。

影像学检查

- 有或无造影剂的 MRI（图 7-1）是首选的影像学检查。提示脑转移的 MRI 重要特征包括：存在多个病灶、位于灰白质交界处、边界局限或大量血管源性水肿。MRI 禁忌时可用头颅增强 CT 代替（图 7-2）。
- MR 波谱分析和 PET 可用于区分肿瘤与其他占位性病变或放射性坏死。
- 最新的实验性成像研究，例如受体靶向和基于分子的配体成像即将开展。

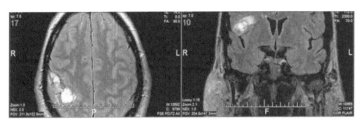

图 7-1　头颅磁共振（轴位和冠状位液体衰减反转恢复，序列）显示一名 40 岁女性转移性绒毛膜癌患者的右下额顶叶（分叶状高信号灶）出血性转移性沉积至脑（From Fielding JR et al：Gynecologic imaging，Philadelphia，2011，WB Saunders.）

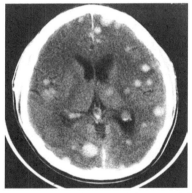

图 7-2　颅内转移性疾病。头部 CT 轴向增强扫描显示整个灰白质结构多发增强结节，符合转移性疾病［From Vincent JL et al（eds）：Textbook of critical care，ed 6，Philadelphia，2011，WB Saunders.］

- 80% 的患者在诊断全身性癌症后出现脑转移，剩余患者中，有的脑转移是同时发现，有的是在原发肿瘤发现前发现。原发灶不明的患者中，肺应为主要评估部位。其他常见的原发性癌症类型包括黑色素瘤、结肠癌和乳腺癌。PET 扫描有助于帮助某些患者去确定是原发性肿瘤或是其他转移性肿瘤，这比活检更容易接受。

Rx 治疗

- 脑转移患者的管理受总体预后的影响，可能包括转移灶的治疗、管理和防治并发症（癫痫发作、水肿），以及全身恶性肿瘤的治疗。

- 预后良好的患者（1～3个转移灶、卡氏功能评分良好、全身肿瘤控制良好或不存在），治疗重点是手术切除和立体定向放疗，以根除或控制脑转移灶。全脑放疗（WBRT）运用广泛，但是具有显著副作用。一项欧洲癌症研究与治疗组织（EORTC）的研究以及既往随机研究显示，附加的 WBRT 并没有提高患者的总体生存率，但可以降低肿瘤复发率。一项包含了 5 项随机对照研究的荟萃分析显示，WBRT 使一年内颅内疾病进展的相关风险降低了 53%，但没有提高生存率。另外，部分在接受立体定向放疗或者手术治疗后没有行 WBRT 治疗的患者拥有更高的生活质量评分。不幸的是，很少有转移性疾病患者能够满足这些研究的入选标准。
- 某些预后较差的患者，治疗主要集中在症状的控制以及 WBRT。

急性期治疗

- 类固醇用于减轻瘤周水肿以及颅内压。
- 出现癫痫发作的患者开始使用抗癫痫药，既往没有癫痫发作的患者不适合预防性抗癫痫治疗。
- 抗凝剂有时用于预防静脉血栓栓塞性疾病，但在出血风险增加的脑转移患者中应慎用。

慢性期治疗

- 放射治疗已成为脑转移瘤治疗的主要手段，包括 WBRT 和立体定向放射外科手术（SRS）。
- 对于化疗高度敏感性肿瘤，化疗已被纳入播散性疾病患者的主要管理。
- 对于其他肿瘤（如小细胞和非小细胞肺癌、乳腺癌、黑色素瘤），全身化疗或分子靶向药物可能在手术、全脑放疗和 SRS 失败或不适用时具有姑息治疗价值。大多数情况下，2～3 种药物结合并联合 WBRT 治疗。一项 II 期临床实验显示表皮生长因子受体阻滞剂（EGFR 阻滞剂）拉帕替尼和可以转化为 5- 氟尿嘧啶的抗代谢药物卡培他滨联合治疗 *HER-2* 阳性晚期乳腺癌脑转移的一线治疗。另一项 II 期临床实验显示沙戈匹隆（低分子量埃博霉素 B 类似物）在转移性乳腺癌患者中表现出适度的活性。此外，达拉非尼，一种 *BRAF* 酪氨酸激酶抑制剂，对于携带 BRAF^{V600E} 突变的转移性黑色素瘤具有一定的活性和可接受的安全性特征。伊匹单抗，一种抗细胞毒性 T 淋巴细胞抗原 4 的单克隆抗体，用于转移性黑色素瘤患者，结果显示临床无症状病灶的中位总生存期改善 7 个月，神经病学症状患者改善 3.7 个月。也有其他关于其疗效的报道。

处置

- 接受积极治疗以及皮质类固醇治疗的患者中位生存期为 1 ～ 2 个月。
- 关键的预后因素是体能转态、全身疾病的程度和年龄。某些卡氏功能评分 ≥ 70 分、年龄小于 70 岁、没有全身性疾病或者原发肿瘤局部控制良好没有脑外转移和女性患者的预后最好，这些患者的中位生存期预估为 7.1 个月。

转诊

治疗涉及多个专业团队，需要请肿瘤内科、神经外科、神经内科、放射肿瘤科、精神科和理疗科医生进行会诊。

 重点和注意事项

总结

- 脑转移瘤是成人最常见的颅内肿瘤，占脑肿瘤的一半以上。
- 肺癌、黑色素瘤、肾细胞癌和乳腺癌是最常见的容易出现脑转移的原发性肿瘤。
- 有和无造影剂的脑部 MRI 是最可靠的影像学检查。
- 治疗取决于患者的总体预后。

患者和家庭教育

- 美国脑肿瘤协会（http://www.abta.org）
- 全国脑肿瘤学会（http://www.braintumor.org）

相关内容

脑癌（患者信息）

Ritesh Rathore

张文娜 译 张骅 审校

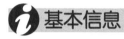 基本信息

定义

鼻咽癌是一种起源于鼻咽部且在临床上有别于其他头颈部肿瘤的上皮癌。

ICD-10CM 编码

C11.9 未指明的鼻咽恶性肿瘤

流行病学和人口统计学

- 鼻咽癌较少见，70% 的病例见于东亚和东南亚地区。
- 中国发病率为 3/100 000，高加索人群为 0.4/100 000。
- 男性高发（是女性的 2.5 倍）。
- 发病率在亚洲流行地区稳步下降。

遗传学：

- 位于染色体 6p21 上的 MHC 区域的 HLA 基因已被广泛认为是鼻咽癌的主要风险位点。
- 参与鼻咽癌进展的基因组改变包括：多个 NF-κB 负性调节因子的功能缺失突变、复发性遗传学改变（如 *CDKN2A/CDKN2B* 位点缺失）、*CCND1* 扩增、*TP53* 突变、*PI3K/MAPK* 信号通路突变。

危险因素：

- EB 病毒感染
- 吸烟
- 饮酒
- 家族史
- 食用腌制的食物
- 口腔卫生不良

病因学

- 鼻咽鳞癌的病理亚型包括：角化型、非角化型和基底样型。角化型在全球范围内占不足 20%，常见于非流行区。非角化型是流行区病例的主要类型（＞95%），且与 EB 病毒感染显著相关。
- 遗传突变的上皮细胞持续性 EB 病毒感染和受累细胞增殖可导致致瘤性转化。鼻咽黏膜慢性暴露于环境中的致癌物质会增加 DNA 损伤，导致鼻咽上皮细胞的体细胞基因改变。EB 病毒感染反过来促进各种癌症相关基因的失活。在肿瘤发展的过程中，NF-κB 信号通路调节因子的获得性突变改变了其他癌症相关基因的活性。MHC I 组基因突变、PI3K/MAPK 通路以及 *TP53* 和 *RAS* 基因的体细胞突变可能在肿瘤复发和转移中起重要作用。

临床表现

- 慢性鼻塞或鼻闷胀感
- 反复鼻出血和血性鼻漏
- 听力障碍和耳鸣
- 头痛
- 耳痛
- 可扪及的颈部包块
- 脑神经麻痹

(Dx) 诊断

鉴别诊断

- 鼻息肉
- 鼻咽淋巴瘤
- 鼻咽肉瘤

评估

- 耳鼻喉科医生行直接鼻咽镜检查加活检（图 8-1）及影像学评估（图 8-2 和图 8-3）。

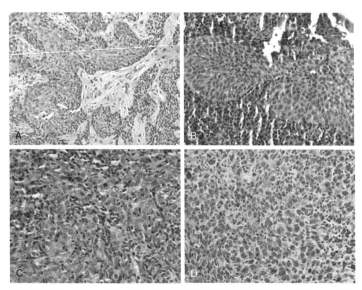

图 8-1 （扫本章二维码看彩图）鼻咽癌的光镜下表现。A. 角化型鳞状细胞癌，HE 染色，200×。B. 非角化型癌，分化型，HE 染色，400×。C. 非角化型癌，未分化型，HE 染色，400×。D. 原位杂交检测到 EB 病毒编码的小 RNA［From Chua MLK et al：Nasopharyngeal carcinoma, Lancet 387（10022）：1012-1024, 2016.］

扫本章二维码看彩图

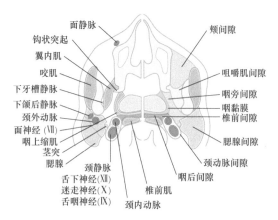

图 8-2 （扫本章二维码看彩图）腮腺和咽旁间隙解剖（From Grant LA：Grainger & Allison's diagnostic radiology essentials, ed 2, Philadelphia, 2019, Elsevier.）

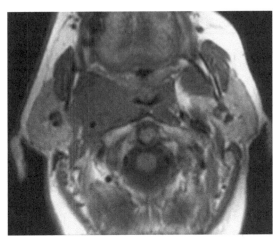

图 8-3　鼻咽癌。 轴位 T1 加权相可见咽旁间隙大肿块，向外与腮腺深叶关系密切，部分包绕颈动脉（From Grant, LA: Grainger & Allison's diagnostic radiology essentials, ed 2, Philadelphia, 2019, Elsevier.）

实验室检查

- 血常规。
- 血生化。
- 循环细胞游离 EB 病毒 DNA 是鼻咽癌的生物标志物。治疗前血浆 EB 病毒 DNA 水平可能是传统 TNM 分期系统预测预后的有力补充（表 8-1）。

表 8-1　当前用于鼻咽癌的 TNM 分期系统

比较鼻咽癌第 7 版和第 8 版 UICC/AJCC 分期系统	
第 7 版	**第 8 版**
原发肿瘤（T）	
T_x　原发肿瘤不能评价	原发肿瘤不能评价
T_0	无原发肿瘤存在的证据，但是存在 EB 病毒阳性的颈淋巴结受累
T_1　侵犯鼻咽、口咽或鼻腔，无咽旁间隙受侵	侵犯鼻咽、口咽或鼻腔，无咽旁间隙受侵
T_2　侵犯咽旁间隙	侵犯咽旁间隙和邻近软组织受侵（翼内肌、翼外肌、椎前肌）

比较鼻咽癌第 7 版和第 8 版 UICC/AJCC 分期系统

第 7 版		第 8 版
T_3	侵犯颅底的骨性结构和（或）鼻旁窦	侵犯骨性结构（颅底、颈椎）和（或）鼻旁窦
T_4	侵犯颅内、颅神经、下咽、眼眶、颞下窝或咬肌间隙	侵犯颅内、颅神经、下咽、眼眶、软组织（超过翼外肌外侧缘、腮腺）
区域淋巴结（N）		
N_x	区域淋巴结不能评价	区域淋巴结不能评价
N_0	无区域淋巴结转移	无区域淋巴结转移
N_1	单侧颈部淋巴结、单侧或双侧咽后淋巴结转移，位于锁骨上窝以上；$\leqslant 6\,cm$	单侧颈部淋巴结、单侧或双侧咽后淋巴结转移，位于环状软骨下缘以上；$\leqslant 6\,cm$
N_2	双侧颈部淋巴结转移，位于锁骨上窝以上，$\leqslant 6\,cm$	双侧颈部淋巴结转移，位于环状软骨下缘以上，$\leqslant 6\,cm$
N_{3a}	转移淋巴结最大直径 $> 6\,cm$	转移淋巴结最大直径 $> 6\,cm$ 和（或）超过环状软骨下缘（无论单侧还是双侧）
N_{3b}	锁骨上窝淋巴结转移	
远处转移（M）		
M_0	无远处转移	无远处转移
M_1	有远处转移	有远处转移
总分期		
Ⅰ	$T_1N_0M_0$	$T_1N_0M_0$
Ⅱ	$T_2N_{0\text{-}1}M_0$，$T_1N_1M_0$	$T_2N_{0\text{-}1}M_0$，$T_{0\text{-}1}N_1M_0$
Ⅲ	$T_3N_{0\text{-}1}M_0$，$T_{1\text{-}3}N_2M_0$	$T_3N_{0\text{-}2}M_0$，$T_{0\text{-}2}N_2M_0$
ⅣA	$T_4N_{0\text{-}2}M_0$	T_4 或 N_3M_0
ⅣB	任何 T，N_3M_0	任何 T，任何 N，M_1
ⅣC	任何 T，任何 N，M_1	

UICC/AJCC，国际抗癌联盟 / 美国癌症联合委员会。T 分期：新增 T_0，指尽管无原发肿瘤存在的证据，但是存在 EB 病毒阳性的颈淋巴结受累。翼内肌、翼外肌、椎前肌受累现在被分期为 T_2。在 T_4 中，原来的"颞下窝或咬肌间隙"被软组织受侵的特定描述所取代，以避免歧义。N 分期：原来 N_{3b} 的标准由"锁骨上窝"变更为"环状软骨下缘"。N_{3a} 和 N_{3b} 合并为 N_3。总分期：原来的ⅣA 和ⅣB 合并为ⅣA。原来的ⅣC 重新分为ⅣB。
From Chen YP et al：Nasopharyngeal carcinoma，Lancet 394（10192）：64-80，2019.

影像学检查

- 头颈部 CT 或 MRI：MRI 在对软组织扩散程度的评估和咽后淋巴结的检测上优于 CT。
- PET/CT 用于评价有无远处转移及检测治疗结束后有无残留肿瘤。

℞ 治疗

标准治疗是同期放化疗。辅助治疗和一定程度上的新辅助化疗可在临床实践中常规应用于放化疗前后。

非药物治疗

- 手术用于诊断性活检，以及用于根治性放化疗完成后颈部淋巴结残留的清扫。
- 治疗过程中，使用胃造口进行的营养支持治疗常用于维持营养和液体平衡。

常规治疗

- 标准治疗方法为调强放疗（intensity modulated radiotherapy，IMRT）联合每 3 周方案的顺铂＋ 5- 氟尿嘧啶同期化疗，总治疗时间为 6 ～ 7 周。常规给予顺铂联合吉西他滨的辅助化疗可降低远处转移和提高总生存率。近期研究表明根治性放化疗前的同方案新辅助化疗可提高生存率。
- 重要的支持治疗［包括营养、补液和黏膜炎的管理（尤其是疼痛控制）］是必需的。
- 治疗后的康复（包括吞咽训练、口腔护理、内分泌功能评估和淋巴水肿的治疗）通常是必需的。

预后

早期鼻咽癌患者通常预后较好（5 年生存率为 60% ～ 75%），然而Ⅳ期患者预后较差（5 年生存率＜ 40%）。

转诊

通常由耳鼻喉科医生行活检确诊。需肿瘤内科、放射肿瘤科、营养科以及消化科的多学科协作。

重点和注意事项

- 血浆标本的 EB 病毒 DNA 分析对早期无症状病例的筛查是有效的。与历史队列相比,通过筛查鉴定出的患者的鼻咽癌分期明显更早,同时预后更好。
- 治疗前、治疗中和治疗后 EB 病毒 DNA 水平较高与鼻咽癌患者较差的预后显著相关。

相关内容

头颈部鳞状细胞癌(相关重点专题)

推荐阅读

Chan KCA et al: Analysis of plasma Epstein-Barr virus DNA to screen for nasopharyngeal cancer, *N Engl J Med* 377(6):513-522, 2017.

Chen YP et al: Nasopharyngeal carcinoma, *Lancet* 394(10192):64-80, 2019.

Chua MLK et al: Nasopharyngeal carcinoma, *Lancet* 387(10022):1012-1024, 2016.

Xie X et al: Molecular prognostic value of circulating Epstein-Barr viral DNA in nasopharyngeal carcinoma: a meta-analysis of 27,235 cases in the endemic area of Southeast Asia, *Genet Test Mol Biomarkers* 23(7):448-459, 2019.

Zhang Y et al: Gemcitabine and cisplatin induction chemotherapy in nasopharyngeal carcinoma, *N Engl J Med* 381(12):1124-1135, 2019 Sep 19.

第9章 口腔癌
Oral Cancer

Ritesh Rathore

孟浩 译 徐安 审校

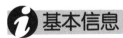 基本信息

定义

口腔癌是指口腔组织的恶性转化，通常在此之前有一系列异常增生的变化，导致鳞状细胞癌的发展。口腔鳞状细胞癌（oral squamous cell cancer, OSCC）包括口腔癌（唇、口底、颊黏膜、前舌、牙龈、硬腭、磨牙后三角）、口咽癌（舌根、扁桃体、软腭、咽壁）和下咽癌（梨状隐窝、环状后区、咽后壁）。

同义词

头颈部癌
口腔恶性肿瘤
OSCC

ICD-10CM 编码

C01　舌根恶性肿瘤
C03　牙龈恶性肿瘤
C04　口底恶性肿瘤
C05　腭部恶性肿瘤
C06　扁桃体恶性肿瘤
C10　口咽部恶性肿瘤
C11　鼻咽部恶性肿瘤
C12　梨状隐窝恶性肿瘤
C13　下咽部恶性肿瘤
C14　唇部、口腔、喉部恶性肿瘤
C14.0　咽部恶性肿瘤，未指明
C14.2　咽淋巴环恶性肿瘤
C14.8　唇、口腔和咽部重叠部位的恶性肿瘤

流行病学和人口统计学

发病率和患病率：OSCC 是世界上第六大常见癌症。全球每年约有 530 000 例确诊病例，且发病率一直在上升，尤其是在年轻人和少数族裔中。据估计，2019 年，美国将出现约 53 000 例新病例和 10 860 例死亡。在美国，与饮酒和吸烟有关的口腔癌的发病率一直在下降，而与人乳头瘤病毒（HPV），主要是 HPV 16 型有关的口腔癌的发病率在上升，尤其是位于扁桃体和舌根的癌症。在世界各地的发达国家中，HPV 与口腔癌发病率的增长越来越相关。在习惯咀嚼槟榔的亚洲国家，口腔癌占某些地区癌症的 40%。鳞状细胞癌是口腔中最常见的恶性肿瘤。

好发性别和年龄：在美国，口腔癌的男性和女性比例为 2.5∶1。黑人男性在 50～60 岁年龄组的早期发病率较高，但随着年龄的增长，白人男性占主导地位。

遗传学：在 OSCC 中严重改变的基因包括 *TP53*，视网膜母细胞瘤家族基因，*p16* 和细胞周期蛋白 *D1*。*TP53*，*CCND1* 和 *CDKN2A* 基因是 HPV 阴性癌症中公认的癌症基因。*TP53* 和编码 Rb 家族的基因是 HPV 阳性癌症中已建立的癌症基因。口腔癌发病机制中涉及的信号通路包括人类表皮受体（HER）家族，血管内皮生长因子（VEGF）受体以及信号转导和转录激活因子 3（STAT 3）。抑癌基因 *TP53* 在 HPV 阴性肿瘤中经常发生突变。

危险因素（图 9-1）：以下因素与口腔癌的发生有关：

- 吸烟
- HPV 感染（主要是 HPV 16 型和 HPV 18 型）
- 饮酒
- 免疫缺陷
- 辐射
- 嚼槟榔
- 太阳辐射

体格检查和临床表现

- 具体的患者主诉可能包括：口腔溃疡或肿块、窒息、呼吸困难、吞咽困难、吞咽疼痛、声音嘶哑、眼球感觉、耳痛、耳或鼻充血、咯血、痉挛、颈部肿块，以及头/颈部疼痛。
- 全身症状和体征可能包括体重减轻、疲劳、食欲不振、情绪改变和嗜睡。

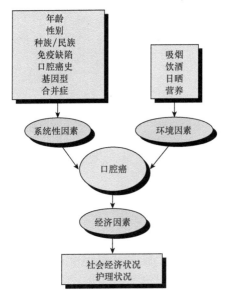

图 9-1 口腔癌风险模型。 口腔癌是一个多因素的疾病过程，包括系统性因素、环境因素和经济因素的影响。这些变量的相互作用最终导致了这种疾病的发生。口腔癌的多因素性质应该在评估患者的风险时加以考虑［From Jones DL，Rankin KV：Oral cancer and associated risk factors. In Cappelli D，Mobley C（eds）：Prevention in clinical oral health care，St Louis，2008，Elsevier，pp 68-77.］

- 临床上，口腔癌可表现为：
  1. 红斑（扁平红色斑块）；与炎症或创伤性损伤相似
  2. 白斑（白色斑块；图 9-2）
  3. 隆起病变
  4. 溃疡性病变
  5. 疣状病变或生长

Dx 诊断

鉴别诊断

- 口腔白斑
- 侵袭性真菌感染
- 早期梅毒下疳和三期梅毒树胶肿

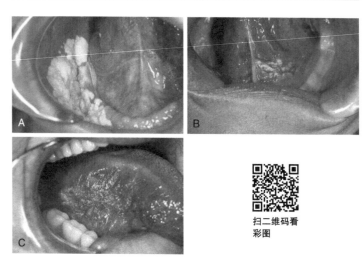

扫二维码看
彩图

图 9-2 （扫二维码看彩图）口腔黏膜鳞状细胞癌。**A**. 白斑。**B**. 口底浸润性癌。**C**. 舌浸润性癌［Courtesy G. Putnam. In White GM，Cox NH（eds）：Diseases of the skin：a color atlas and text，ed 2，St Louis，2006，Mosby.］

- 慢性溃疡
- 鼻窦或身体其他部位的转移癌或局部侵袭性癌

评估

- 初步评估包括对病变部位或疑似病变部位的颈部淋巴结进行活检或细针穿刺（FNA）以进行组织病理学分析。当确诊口咽原发性肿瘤时，通过 p16 免疫组织化学染色和原位杂交（ISH）测试进行 HPV 评估。
- 应当对口腔、咽、喉、颈部、耳、鼻和脑神经进行详细检查。
- 麻醉下喉镜检查是常见的检查方法。
- 治疗前评估肿瘤大小、浸润程度和有无区域淋巴结转移是计划治疗的关键。
- 实验室检查包括全血细胞计数、完整的化学检查和甲状腺功能检查。
- 分期检查包括头部和颈部 CT 或 MRI 和胸部 X 线检查。如果考虑局部或晚期疾病，通常需要完成 PET 扫描。
- TNM 系统用于口腔鳞状细胞癌的分期，并根据原发肿瘤部位进行细分：①唇部和口腔，②咽部。

Rx 治疗

- 手术、放疗和化疗是口腔鳞状细胞癌治疗计划中可选的治疗方式。

- 通常需要使用支持性治疗和特殊的治疗方式，例如营养疗法包括胃造口术、言语和吞咽疗法、重建手术和语言修复术。

- 根据治疗目的，口腔鳞状细胞癌可分为早期（T1 或 T2 期）、局晚期（T3 ~ 4 期或任何 N 期）或转移期（M1 期）。根据原发肿瘤部位（如口腔、口咽、下咽等）进行特定的 TNM 分期。

- 分期完成后，初始治疗考虑因素包括：

  1. 原发性肿瘤可切除性的判定（可切除 vs. 不可切除）。

  2. 颈部结节的管理。

  3. 放射治疗的目的（治愈性 vs. 姑息性）。

  4. 保留器官的必要性。

  5. 重建手术的必要性。

  6. 化疗的必要性。

  7. 肿瘤的 HPV 状况。

- 局部肿瘤（Ⅰ期或Ⅱ期）可以通过早期手术切除或精准放疗来处理。可切除的局晚期肿瘤（Ⅲ期和Ⅳ期）通常采用前期手术，然后辅以放疗和（或）化疗。不能切除的患者通常采用精准化疗和放疗。远处转移的患者接受全身化疗，而局部复发的肿瘤可以通过手术或化疗或手术联合化疗。

- 与放射治疗相比，外科手术通常具有较低的远期发病率。手术治疗传统上采用广泛暴露的入路（下颌骨切开、经咽入路）。较新的外科技术可以通过口腔切除肿瘤。最近，经口腔机器人手术（TORS）已经发展起来，以改善口咽鳞状细胞癌的治疗效果。

  1. 急性手术并发症可能包括感染、出血、误吸、伤口破裂、瘘管和皮瓣缺失。

  2. 外科手术可能会导致言语和吞咽功能障碍，但通过适当的重建和语言修复术，这些不良影响可以降至最低。

- 精准放疗适用于那些不能耐受手术或手术切除会导致严重功能损害的患者。

  1. 放疗可以包括外照射和近距离放射治疗。

2. 放疗的副作用包括黏膜炎、放射性皮炎、味觉丧失、吞咽困难、龋齿以及口干燥。

3. 晚期并发症可包括皮肤/软组织萎缩和纤维化、放射性骨坏死和牙关紧闭。

- 根据疾病的不同阶段，全身化疗可以单独使用，也可以与放疗联合使用。通常使用的药物包括顺铂、卡铂、5-氟尿嘧啶、紫杉醇和表皮生长因子受体（EGFR）抗体西妥昔单抗。
- 对于局部晚期口腔鳞状细胞癌，顺铂联合放疗是首选方案。在有较大原发肿瘤或较大淋巴结的患者中，可在放化疗前使用新辅助化疗。
- 有转移癌或不能切除的局部复发的患者通常要进行全身化疗。
- 标准的双重化疗方案（铂类加 5-氟尿嘧啶或紫杉醇）可以与表皮生长因子受体（EGFR）靶向抗体西妥昔单抗联合使用。最近的一项研究证明了铂类加 5-氟尿嘧啶化疗联合检查点抑制剂派姆单抗一线治疗的优越性。
- 在以前没有接受过免疫检查点抑制剂治疗的患者中，纳武单抗和派姆单抗已被证明可以改善一线化疗失败后的生存结果。
- 治疗后 PET 显像对接受放化疗的局部晚期癌症患者的阴性预测值为 98% ～ 99%。

预后

- 预后取决于原发肿瘤的分期和可切除性以及患者的状况。
- 人乳头瘤病毒（HPV）状态是影响舌根和口咽癌患者生存的重要独立预后因素。

转诊

转诊至由耳鼻喉科或头颈外科医生、肿瘤放射专家和肿瘤内科专家组成的多学科头颈癌小组。

 重点和注意事项

专家点评

- 口腔癌和喉咽癌是全球第六大常见癌症。
- 活检结合 HPV 状态评估是准确诊断的关键。
- 治疗后康复和监测很重要

预防

- 鼓励患者戒烟戒酒。
- 在年度体检时检查口腔，并检查可疑病变。

推荐阅读

Ang KK et al: Human papillomavirus and survival of patients with oropharyngeal cancer, *N Engl J Med* 363:24-35, 2010.

Ayaz B et al: A clinico-pathological study of oral cancer, *Biomedica* 27:29-32, 2011.

Bar-Ad V et al: Current management of locally advanced head and neck cancer: the combination of chemotherapy with locoregional treatments, *Semin Oncol* 41(6):798-806, 2015.

Burtness B et al: Pembrolizumab alone or with chemotherapy versus cetuximab with chemotherapy for recurrent or metastatic squamous cell carcinoma of the head and neck (KEYNOTE-048): a randomised, open-label, phase 3 study, *Lancet* 394(10212):P1915-P1928, 2019.

Gillison ML et al: Prevalence of oral HPV infection in the United States, 2009-2010, *JAMA* 307(7):693-703, 2012.

Leemans CR C et al: The molecular biology of head and neck cancer, *Nat Rev Cancer* 11(9-22), 2010.

Marur S, Forastiere AA: Head and neck squamous cell carcinoma: update on epidemiology, diagnosis, and treatment, *Mayo Clin Proc* 91(3):386-396, 2016.

Moore EJ et al: Long-term functional and oncologic results of transoral robotic surgery for oropharyngeal squamous cell carcinoma, *Mayo Clin Proc* 87(3):219-225, 2012.

Siegel RL et al: Cancer statistics, *CA Cancer J Clin* 69(1):7-34, 2019.

第 10 章　涎腺肿瘤
Salivary Gland Neoplasms

Ritesh Rathore

孟浩　译　徐安　审校

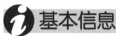 基本信息

定义

涎腺肿瘤是唾液腺（腮腺、下颌下腺或舌下腺）的良性或恶性肿瘤。

同义词

这些肿瘤通常根据其组织学类型来命名（见"诊断"）。

ICD-10CM 编码
C08.9 涎腺恶性肿瘤，未指明

C07 腮腺恶性肿瘤

C08.0 下颌下腺恶性肿瘤

C08.1 舌下腺恶性肿瘤

流行病学和人口统计学

发病率： 每年（1～2）/10 万（占所有头颈部肿瘤的 1%）。

危险因素：

- 原因尚不完全清楚。
- 既往放疗、癌症病史和遗传易感性可能起到一定作用。
- 从事橡胶制造业和美容店的工作人员以及暴露于镍化合物的工人可能会增加患涎腺癌的风险。
- 唾液腺的慢性炎症没有明确定义为危险因素。

分布：

- 腮腺，85%（80% 为良性）
- 下颌下腺，10%（55% 为良性）
- 舌下腺和小腺体，5%（35% 为良性腺体）

体格检查和临床表现

- 腮腺：
  1. 咬肌上无痛肿胀（颞下颌关节下方）
  2. 疼痛
  3. 面神经麻痹
  4. 颈部淋巴结
  5. 口腔内肿块
- 下颌下腺：下颌前部下方肿胀。
- 舌下腺：舌下、下颌骨内侧的口腔内出现肿胀。
- 最初的传播是通过局部入侵。腮腺肿瘤约有 20% 会侵犯周围结构，10% 侵犯皮肤，25% 累及面神经。
- 下颌下腺肿瘤出现颈部淋巴结转移比腮腺肿瘤更常见，发生率分别为 40% 和 25%。
- 远处转移很少见。发病第 10 年，远处转移率为 30% ~ 40%，主要取决于原发癌组织学类型（腺样囊性癌，鳞状细胞癌，未分化癌和涎腺导管癌）。肺和骨是最常见转移的部位，具体取决于组织学类型。
- 肺和骨是最常见的转移部位。
- 术后复发的危险因素包括局部晚期肿瘤、病理 T3 ~ T4 分期、侵犯邻近组织结构、淋巴结受累、组织学高级别、神经浸润、血管淋巴侵犯、手术切缘阳性、复发性疾病。

病因和发病机制：

- 几种涎腺肿瘤的特征是肿瘤类型特异性基因融合。易位的主要靶点是转录共激活因子、酪氨酸激酶受体以及参与生长因子信号转导和细胞周期调控的转录因子。
- 腺样囊性癌（adenoid cystic carcinoma，ACC）80% 以上的病例表现为 t（6；9）（q22-23；p23-24）易位，导致 *MYB* 癌基因与转录因子基因 *NFIB* 融合。*MYB* 是一种参与控制细胞增殖、凋亡和分化的转录因子，在未成熟、增殖的细胞中高表达，随着细胞分化而下调。
- 黏液表皮样癌（mucoepidermoid carcinoma，MEC）是最常见的亚型，以 t（11；19）（q21-22；p13）易位为特征，导致 *CRTC1-MAML2* 基因融合。融合癌蛋白具有转化活性并激活多个靶基因的转录。

Dx 诊断

病理

病史

良性肿瘤：

- 混合性肿瘤（通常位于腮腺）
- 腺淋巴瘤（涎腺沃辛瘤）
- 多形性腺瘤
- 毛细血管瘤、淋巴管瘤（儿童）
- 导管内乳头状瘤
- 其他（如肌上皮瘤、管状腺瘤、基底细胞腺瘤）

恶性肿瘤：

- 黏液表皮样癌（腮腺最常见的恶性肿瘤）
- 腺样囊性癌
- 腺癌
- 恶性混合瘤
- 鳞状细胞癌
- 其他

分期（TNM）：

T_0	未见原发肿瘤
T_1	肿瘤 < 2 cm
T_2	肿瘤 2 ~ 4 cm
T_3	肿瘤 4 ~ 6 cm
T_4	肿瘤 > 6 cm

全部细分为：

- 没有局部转移
- 有局部转移

N_0	无淋巴结转移
N_1	单个同侧淋巴结 < 3 cm
N_2	同侧、对侧或双侧淋巴结 < 6 cm
N_3	任一结节 > 6 cm

续表

M_0	无远处转移
M_1	远处转移
I 期	T_{1a} 或 $_{2a}N_0M_0$
II 期	$T_{1b, 2b, 3a}N_0M_0$
III 期	$T_{3b, 4a}N_0M_0$ 或除 $T_{4b}N_{13}M_0$ 外的任何 T 阶段
IV 期	T_{4b} 的任何 N、M 阶段或 $N_{2, 3}M_0$ 的任何 T 阶段或 N_1M_1 的任何 T 阶段

评估

- 细针活检：腮腺活检的敏感性、特异性和准确性分别约为 92%、100% 和 98%
- CT 扫描或 MRI（图 10-1）
- 开放性活检（指征较少）

Rx 治疗

恶性肿瘤：

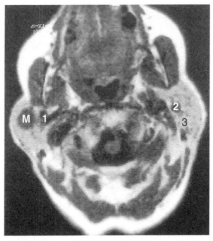

图 10-1　腮腺多形性腺瘤。右侧腮腺多形性腺瘤（M）是 MRI 轴位 T1 加权像上边界清晰的低信号肿块。请注意，与正常左下颌后静脉（2）相比，下颌后静脉（1）因肿块轻微移位。左面神经（3）分支穿过正常左腮腺（From Skarin AT: Atlas of diagnostic oncology，ed 4，St Louis，2010，Mosby.）

- 手术是治疗的主要手段；如果淋巴结受累，腺体切除和颈部清扫是标准方法。
- 对于局限于腮腺浅叶的肿瘤，应考虑保留面神经的单侧叶切除术。巨大的肿瘤不应留在原位，但如果能够通过将肿瘤从神经上"剥离"来保留面神经，应该积极尝试，随后对微小病灶进行放疗。
- 手术后放疗适用于高危恶性肿瘤，并已证明可提高总体生存率。
- 对于高危或不能手术切除的肿瘤，可以考虑顺铂化疗与放疗相结合的方法。
- 如果转移扩散率低，可以使用单药化疗（顺铂、阿霉素、氨甲蝶呤、紫杉醇类）或多药联合治疗方案。
- 免疫抑制剂帕博利珠单抗在晚期涎腺癌患者中显示出抗肿瘤活性和可控的安全性。

靶向 EGFR（西妥昔单抗）和 c-kit（伊马替尼）的靶向治疗在转移性患者中疗效有限。

恶性肿瘤预后

5 年生存率：

- 黏液表皮样癌：75% ～ 95%
- 腺样囊性癌：40% ～ 80%
- 腺癌：20% ～ 75%
- 恶性混合瘤：35% ～ 75%
- 鳞状细胞癌：25% ～ 60%

推荐阅读

Carlson J et al: Salivary gland cancer: an update on present and emerging therapies, *Am Soc Clin Oncol Educ Book* 257-263, 2013.

Cohen RB et al: Pembrolizumab for the treatment of advanced salivary gland carcinoma: findings of the Phase 1b KEYNOTE-028 Study, *Am J Clin Oncol* 41(11):1083-1088, 2018.

Goyal G et al: Salivary gland cancers: biology and systemic therapy, *Oncology* 29(10):773-780, 2015.

Ho AL, Pfister DG: Challenges and opportunities for developing new therapeutics for salivary gland cancers, *J Oncol Pract* 14(2):109-110, 2018.

Wang X et al: Management of salivary gland carcinomas—a review, *Oncotarget* 8(3):3946-3956, 2017.

第 11 章 甲状腺癌
Thyroid Carcinoma

Bharti Rathore

王淑兰 译 徐安 审校

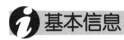 基本信息

定义

甲状腺癌是甲状腺的一种原发肿瘤,由乳头状癌、滤泡癌、未分化癌和髓样癌四种主要亚型组成。

同义词

甲状腺乳头状癌

甲状腺滤泡癌

甲状腺未分化癌

甲状腺髓样癌

ICD-10CM 编码

C73 甲状腺恶性肿瘤

D09.3 甲状腺及其他内分泌腺原位癌

D34 甲状腺良性肿瘤

D44.0 甲状腺不确定行为肿瘤

流行病学和人口统计学

- 甲状腺癌是最常见的内分泌癌症,据估计,2019 年美国新增病例 52 070 例,死亡 2170 例。
- 在美国,发病率为 13.9/10 万,而且这一数据在过去 40 年里还在上升。
- 女性与男性的比例为 3 : 1。
- 确诊时的中位年龄:45 ~ 50 岁。
- 在 20% 的尸检样本中发现了隐匿性甲状腺癌。

体格检查和临床表现

- 甲状腺癌通常是偶然发现的。体格检查可发现:

1. 甲状腺结节
2. 声音嘶哑和颈部淋巴结肿大
3. 甲状腺区域无痛肿大

病因学

- 危险因素：既往颈部照射。
- 多发性内分泌肿瘤 II（髓样癌）。
- 与甲状腺癌相关的遗传综合征见表 11-1。

表 11-1　与甲状腺癌相关的遗传综合征

多发性内分泌肿瘤（multiple endocrine neoplasia，MEN）2A 和 2B
孤立性家族性甲状腺髓样癌
加德纳综合征
家族性腺瘤性息肉病
卡尼综合征
多发性错构瘤综合征
家族性甲状腺非髓样癌

From Cameron JL，Cameron AM：Current surgical therapy，ed 10，Philadelphia，2011，Saunders.

- 用于治疗 2 型糖尿病的 GLP-1 受体激动剂（如艾塞那肽、阿尔比芦肽）可增加甲状腺髓样癌（medullary thyroid carcinoma，MTC）的风险。
- 尽管以前认为乳头状甲状腺癌是一个单一实体，但它包含了几种具有互斥突变的肿瘤类型。BRAF V600E 占这些突变的 60%。
- 甲状腺癌的发展途径如图 11-1 所示。

(Dx) 诊断

鉴别诊断

- 多结节性甲状腺肿
- 淋巴细胞性甲状腺炎
- 异位甲状腺

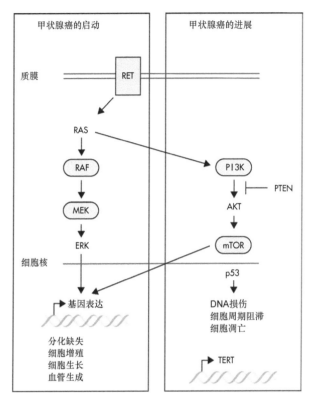

图 11-1 甲状腺癌发展途径。本图显示了与甲状腺癌相关的关键分子信号通路。左侧方框显示了丝裂原激酶的蛋白激酶通路，该通路在大多数甲状腺癌中被突变激活。这些事件是甲状腺癌的启动因素，并导致了基因表达的改变，从而促进了细胞增殖、细胞生长、血管生成和分化缺失。右侧方框显示了晚期甲状腺癌进展的相关通路，进而促进肿瘤的发展。其中包括 PI3K-mTOR 通路、p53 肿瘤抑制因子和 TERT 启动子的改变。蓝色方框代表已获得美国食品药物监督管理局（FDA）批准的靶向治疗药物。mTOR，哺乳动物雷帕霉素靶点；PI3K，磷脂酰肌醇 -3- 激酶；TERT，端粒酶逆转录酶〔From Cabanillas ME et al：Thyroid cancer，Lancet 388（10061）：2783-2795，2016.〕

评估

甲状腺癌的检查包括实验室评估和影像学检查。表 11-2 总结了甲状腺恶性肿瘤的主要特征。诊断是通过细针穿刺或手术活检来确认的。诊断时，绝大多数甲状腺癌分化良好，预后良好。甲状腺癌

表 11-2　甲状腺恶性肿瘤主要特征

	描述	传播模式
乳头状癌 （70% ～ 80%）	预后良好的低级别肿瘤（组织学多中心）→肿瘤集中放射性碘	早期淋巴结扩散（转移的淋巴结大小可能正常、囊状、钙化、出血或含有胶体）→远处转移是罕见的（通常转移到肺部）
滤泡癌 （10% ～ 20%）	生长缓慢→肿瘤浓集放射性碘	很少转移到区域淋巴结→倾向于通过血液传播并扩散到肺、骨或肝
未分化癌 （1% ～ 2%）	不集中放射性碘的未分化恶性肿瘤→预后较差→多发于老年患者→经常出现点状钙化和坏死	多数患者发生淋巴转移
髓样癌 （5% ～ 10%）	起源于滤泡旁 C 细胞→不集中放射性碘→可能是散发性或家族性的（与 MEN Ⅱ 型综合征或其他内分泌肿瘤有关）→通常是单侧的单发性病变→10% 可见钙化→ ^{123}I-MIBG 和生长抑素类似物（如奥曲肽）可用于评估→循环降钙素水平通常升高	可能侵犯局部，扩散到区域结节，或血行播散到肺、骨或肝
淋巴瘤（10%）	通常为非霍奇金淋巴瘤→发生于 1/3 的桥本甲状腺炎（MALT 型淋巴瘤）→表现为迅速增大的孤立性结节（80%）或多发结节（影像无法区分淋巴瘤和甲状腺炎）→坏死和钙化并不常见	可累及扩散到胃肠道的结节
转移（＜1%）	最常见的原发疾病是肾细胞癌	

From Grant LA: Grainger & Allison's diagnostic radiology essentials, ed 2, Philadelphia, 2019, Elsevier.

的特征随类型的不同而不同：

- 乳头状癌（85%）：
  1. 最常发生于 20 ～ 40 岁的女性
  2. 组织学上，砂粒瘤体（乳头状突起中的钙化小体）是特殊表征；在 35% ～ 45% 的甲状腺乳头状癌中发现

3. 大多数不是乳头状病变，而是混合性乳头状滤泡癌

4. 扩散通过淋巴管和局部侵袭

- 滤泡癌（10%）：
  1. 比乳头状癌更具侵袭性
  2. 发病率随年龄增长而增加
  3. 倾向于血源性转移至骨，产生病理性骨折
  4. 倾向于浓集碘（用于放射治疗）
- 未分化癌（1%）：
  1. 侵袭性极强的肿瘤
  2. 两种主要的组织学类型：小细胞型（恶性程度较低，5 年生存率约为 20%）和巨细胞型（通常在确诊后 6 个月内死亡）
- MTC（4%）：
  1. 单侧病变：散发于老年患者
  2. 双侧病变：与嗜铬细胞瘤和甲状旁腺功能亢进相关；这种组合被称为 MAN-Ⅱ，为常染色体显性遗传性疾病

实验室检查

- 甲状腺功能检查总体正常。确诊的甲状腺癌患者在甲状腺切除术前应测定促甲状腺激素（TSH）、甲状腺素（T4）和血清甲状腺球蛋白（Tg）水平。血清甲状腺球蛋白水平可用于监测甲状腺癌术后复发（图 11-2）。
- 髓样癌患者血浆降钙素水平升高（肿瘤产生甲状腺降钙素）。建议对所有甲状腺髓样癌患者进行 RET 原癌基因测序，并测定血浆中游离去甲肾上腺素和去甲肾上腺素水平以排除嗜铬细胞瘤。
- 针吸活检是评估甲状腺结节的最佳方法。表 11-3 描述了甲状腺细胞病理学的 Bethesda 系统。

影像学检查（图 11-3）

- 甲状腺超声可以检测出具有高恶性风险的孤立性实体结节。然而，超声检查阴性结果并不排除甲状腺癌的诊断。
- 用 I-123 或 Sr-99m 进行甲状腺扫描可以发现功能低下的（冷）结节，这些结节更有可能是恶性的。然而，温结节也可能是恶性的。

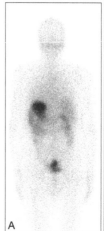
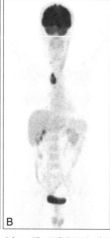
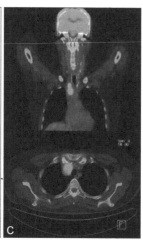

扫二维码看彩图

图 11-2 （扫二维码看彩图）该患者正在接受甲状腺全切除术和术后放射性碘治疗的乳头状甲状腺癌的监测。左旋甲状腺素抑制治疗期间血清甲状腺球蛋白水平为 45 ng/ml。**A.** 在服用 100 mCi（3.7GBq）3 天后进行全身扫描。颈部或胸部没有明显的摄取。注意放射性碘在胃、结肠和膀胱中的积聚。**B.** 正电子发射断层扫描，使用［¹⁸F］- 氟代脱氧葡萄糖（¹⁸FDG），最大强度投影显示上纵隔明显摄取。**C.** 在 18FDG-PET 和 CT 扫描的融合图像中，轴位和冠状位切片定位于右侧气管旁纵隔的 FDG 摄取，对应于随后切除的淋巴结转移。在甲状腺激素治疗期间，血清甲状腺球蛋白检测不到［From Melmed S et al（eds）：Williams textbook of endocrinology，ed 12，Philadelphia，2011，Saunders.］

表 11-3　甲状腺细胞病理学的 Bethesda 系统

分类	恶性肿瘤风险（%）	推荐的管理
未确诊或不令人满意	1～4	超声引导下重复 FNA
良性	0～3	临床随访
意义不明的非典型性（AUS）或意义不明的滤泡性病变（FLUS）	5～15	重复 FNA*
滤泡性肿瘤或可疑滤泡性肿瘤	15～30	叶切除术
疑似恶性	60～75	有或无冰冻切片的叶切除术或全甲状腺切除术
恶性	97～99	全甲状腺切除术

* 根据临床或超声特征，也可考虑行叶切除术。

FNA，细针抽吸。

From Niederhuber JE：Abeloff's clinical oncology，ed 6，Philadelphia，2020，Elsevier.

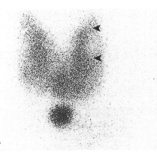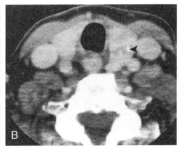

图 11-3　乳头状腺癌。一位 74 岁的女性的甲状腺结节。**A.** ^{123}I 甲状腺扫描（前面观）显示左甲状腺上部有一个"冷"结节（箭头）。甲状腺下方的"热点"是胸骨上的标志物。**B.** 轴位计算机断层成像显示左甲状腺叶内密度不规则，与放射性核素扫描所见病变相同。病变包含单个钙化区域（箭头），与正常甲状腺组织的界限不明显。术中证实有包膜外延伸（From Skarin AT：Atlas of diagnostic oncology，ed 3，St Louis 2003，Mosby.）

分期

- Ⅰ期：< 45 岁的患者中，任何大小且无远端扩散的肿瘤。> 45 岁的患者中，肿瘤≤ 2 cm，无局部浸润或颈淋巴结阳性。

- Ⅱ期：< 45 岁的患者中，向远端扩散的肿瘤。> 45 岁的患者中，2 cm <肿瘤≤ 4 cm，无局部侵犯或颈淋巴结阳性。

- Ⅲ期：> 45 岁的患者中，肿瘤> 4 cm。

- Ⅳ期：> 45 岁的患者中，肿瘤远端扩散。

℞ 治疗

急性期治疗

- 乳头状癌：

  1. 如果患者有下列情况，应行全甲状腺切除术：

     a. 癌向锥体外延伸。

     b. 乳头状癌仅局限于甲状腺，但颈部有阳性放射病史。

     c. 病变> 2 cm。

  2. 对于甲状腺内乳头状癌< 2 cm 且无颈部或头部放疗病的患者，可考虑行甲状腺叶、峡部切除；手术后应给予甲状腺激素抑制治疗，因为这类肿瘤对 TSH 有反应。公认的做法是将持续性疾病患者的血清 TSH 浓度降至< 0.1 μU/ml，无疾病但有高复发风险的患者的血清 TSH 浓度降至 0.1 ～

0.5 μU/ml，无疾病且低复发风险的患者的目标 TSH 水平降
至 0.3 ～ 2.0 μU/ml。

3. 放射性碘消融可降低死亡率和复发率（表 11-4）。放射性碘
用于 III 期和 IV 期疾病。

4. 在放射性碘治疗后进展的病例中，口服靶向抑制剂（乐伐
替尼、索拉非尼）对生存有显著的益处。

- 滤泡性癌：

1. 如前所述，甲状腺全切除术后使用 TSH。

2. 转移性甲状腺癌患者先用 I-131 放射治疗，然后再用三碘甲
状腺原氨酸抑制甲状腺功能（表 11-4）。

3. 在放射性碘治疗后进展的病例中，口服靶向抑制剂（乐伐
替尼、索拉非尼）有显著的生存获益。

- 未分化癌：

1. 确诊时，这种肿瘤很少能手术；对于压迫气管的巨大肿瘤，
姑息性手术是必要的。

**表 11-4　甲状腺乳头状癌、滤泡癌或 Hürthle 细胞癌患者行近全甲状腺
切除术后 I-131 治疗的适应证**

无指征

成年患者的病因特异性死亡或复发风险非常低：完全手术切除、良好的组织
学和有限的疾病范围（如 MACIS 评分＜ 6 分的 PTC 患者；肿瘤大小＜ 1 cm、
N_0 和 M_0 的患者）

明确的指征

确诊时远处转移

肿瘤不完全切除

完全切除肿瘤，但死亡或复发的风险很高（例如，MACIS 评分≥ 6 分的
PTC 患者，pTNM 分期为 II / III 的 FTC 或 HCC 患者）

可能的指征

不完全手术（少于近全甲状腺切除术，无淋巴结清扫术）

16 岁以下的 PTC 或 FTC 患者

高细胞或柱状细胞变异型和弥漫性硬化型变异型的 PTC 患者

广泛侵袭或低分化的 FTC 患者

巨大的淋巴结转移瘤

FTC，滤泡性甲状腺癌；HCC，Hürthle 细胞癌；MACIS，基于转移、年龄、切除的完成
性、侵袭性和大小的评分系统；PTC，乳头状甲状腺癌；pTNM，肺性肿瘤-淋巴结-转
移分类。

From Melmed S et al（eds）：Williams textbook of endocrinology, ed 12, Philadelphia,
2011, Saunders.

2. 治疗通常仅限于放射治疗或化疗（阿霉素、顺铂和其他抗肿瘤药物的组合）（表 11-4）；这些措施很少能起到明显的缓解作用。

- 髓样癌：

1. 甲状腺切除，TSH 抑制。

2. 凡德他尼和卡博替尼是口服酪氨酸激酶抑制剂，已获 FDA 批准用于治疗症状或进展性、不可切除、局部进展性或转移性甲状腺髓样癌。

3. 应对患者及其家属进行嗜铬细胞瘤和甲状旁腺机能亢进症的筛查。

预后

总体 5 年生存率为 98.17%，但预后因甲状腺癌类型而不同：滤泡性癌的 5 年生存率超过 80%，未分化癌的 5 年生存率约为 5%（表 11-5）。

 重点和注意事项

专家点评

- 随访监测包括初次治疗后 6 ～ 12 个月进行颈部超声检查，并定期进行促甲状腺激素（TSH）、血清甲状腺球蛋白（T8）、甲状腺球蛋白抗体（T8Ab）实验室检测。

- 应该对髓样癌患者的家庭成员进行筛查；检测 RET 基因结构

表 11-5　甲状腺癌的特点

类型	占比（%）	发病年龄（岁）	治疗	预后
乳头状	88	40 ～ 80	甲状腺切除术后行放射性碘消融和 TSH 抑制	良好
滤泡状	10	45 ～ 80	甲状腺切除术后行放射性碘消融和 TSH 抑制	一般或良好
髓样	3 ～ 4	20 ～ 50	甲状腺切除术和中隔室淋巴结清扫及 TSH 抑制	一般
未分化	1	50 ～ 80	峡部切除术后进行姑息性 X 线治疗	差
淋巴型	＜ 1	25 ～ 70	X 线治疗和（或）化疗	一般

From Andreoli TE et al: Andreoli and Carpenter's Cecil essentials of medicine, ed 8, Philadelphia, 2010, Saunders.

突变的 DNA 分析可以识别 *MEN II A* 基因携带者。

- 虽然关于放射性碘在碘缺乏症晚期高分化甲状腺癌中的益处几乎没有争议，极低风险疾病患者行甲状腺切除术后使用放射性碘的适应证是有争议的。支持者的论点是，使用放射性碘可能会破坏微小的转移，而反对者的论点是，在预后通常很好的患者中，放射性碘会导致继发性癌症风险的增加。
- 对放射性碘（I-131）无反应的转移性甲状腺癌预后较差。
- 小分子酪氨酸激酶抑制剂，包括凡德他尼、卡博替尼、索拉非尼和乐伐替尼，现已获得 FDA 批准，并已显示出临床疗效，可改善晚期分化和髓样甲状腺癌的生存率。
- 联合应用 BRAF 抑制剂和 MEK 抑制剂（达拉非尼加曲美替尼）治疗转移性 BRAFV600E 突变的未分化甲状腺癌是有效且被认可的。
- 在一部分未分化甲状腺癌患者中，免疫检查点抑制剂派姆单抗（pembrolizumab）联合激酶抑制剂共同使用可能是一种有效的挽救疗法。在晚期、分化型甲状腺癌患者中，派姆单抗的安全性可控，并被证明在少数接受治疗的患者中有抗肿瘤活性。

相关内容

甲状腺结节（相关重点专题）

推荐阅读

Cabanillas ME et al: Thyroid cancer, *Lancet* 388(10061):2783-2795, 2016.

Fagin JA, Wells SA: Biologic and clinical perspectives on thyroid cancer, *N Engl J Med* 375:1054-1067, 2016.

Dal Maso L et al: Survival of 86,690 patients with thyroid cancer: a population-based study in 29 European countries from EUROCARE-5, *Eur J Cancer* 77:140-152, 2017.

Haymart MR et al: Use of radioactive iodine for thyroid cancer, *J Am Med Assoc* 306(7):721-728, 2011.

Liu JW et al: Tyrosine kinase inhibitors for advanced or metastatic thyroid cancer: a meta-analysis of randomized controlled trials, *Curr Med Res Opin* 34(5):795-803, 2018.

Mallick U et al: Ablation with low-dose radioiodine and thyrotropin alfa in thyroid cancer, *N Engl J Med* 366:1674-1685, 2012.

Rao SN, Cabanillas ME: Navigating systemic therapy in advanced thyroid carcinoma: from standard of care to personalized therapy and beyond, *J Endocr Soc* 2(10):1109-1130, 2018.

Siegel RL et al: Cancer statistics, *CA Cancer J Clin* 69(1):7-34, 2019.

第 12 章　原发性肺部肿瘤
Lung Neoplasms, Primary

Ritesh Rathore

战云飞　仇美华　译　柳威　张骅　审校

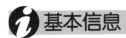 基本信息

定义

原发性肺部肿瘤是一种起源于肺组织的恶性肿瘤。包括非小细胞肺癌 [(non-small cell lung cancer, NSCLC), 占所有肺癌的85%; 鳞状细胞癌、腺癌和大细胞癌] 和小细胞肺癌 (small cell lung cancer, SCLC, 占所有肺癌的 15%)。

腺癌: 占肺癌的 35% ~ 40%; 常发生于肺中、外侧, 首先转移到淋巴管; 常伴有外周瘢痕; 腺癌分为浸润前、微浸润或浸润性。

鳞状细胞癌: 占肺癌的 20% ~ 30%; 位于中央; 通过局部侵袭转移; 常形成空洞和阻塞性肺炎。

小细胞癌: 占肺癌的 15%; 位于中央; 通过淋巴管转移; 与 3 号染色体短臂功能障碍有关; 空洞发生率高。

大细胞癌: 占肺癌的 10% ~ 15%; 常发生于外周; 易转移到中枢神经系统和纵隔; 生长快, 早期转移。

以贴壁生长模式为主 (支气管肺泡) 的肺癌: 占肺癌的 5%; 常位于外周; 可以是双侧; 首先通过淋巴管、血液转移和局部浸润; 与吸烟无关, 很少有空洞形成。

同义词

肺癌

ICD-10CM 编码

CD34.10　上叶恶性肿瘤, 未指明支气管或肺

CD34.11　上叶恶性肿瘤, 右侧支气管或肺

CD34.12　上叶恶性肿瘤, 左侧支气管或肺

CD34.2　中叶恶性肿瘤, 支气管或肺

CD34.30　下叶恶性肿瘤, 未指明支气管或肺

CD34.31 下叶恶性肿瘤，右侧支气管或肺

CD34.32 下叶恶性肿瘤，左侧支气管或肺

CD34.80 重叠部位恶性肿瘤，未指明支气管或肺

CD34.81 右侧支气管和肺重叠部位恶性肿瘤

CD34.82 左侧支气管和肺重叠部位恶性肿瘤

CD34.90 未指明部位的恶性肿瘤，未指明支气管或肺

CD34.91 未指明部位的恶性肿瘤，右侧支气管或肺

CD34.92 未指明部位的恶性肿瘤，左侧支气管或肺

流行病学和人口统计学

- 肺癌占男性癌症死亡的 30% 以上，女性癌症死亡的 25% 以上。自 1985 年以来，肺癌已成为全球最常见的癌症，是男女性癌症相关死亡最主要的原因。

- 90% 的病例与吸烟有关；其中，二手烟约占 20%。

- 在美国，估计 2019 年新发肺癌 228 150 例，死亡人数为 142 670 例。全球每年有 160 万人因肺癌死亡。

- 1990—2013 年，不吸烟的 NSCLC 患者比例从 8% 增长到 16%，这些增长可能与环境致癌物相关。

- 随着吸烟比例的下降，美国肺癌发病率和病死率也逐年下降。然而非洲裔美国人的肺癌病死率却逐年升高。

体格检查和临床表现

- 体重减轻、疲劳、发热、厌食、吞咽困难。

- 咳嗽、咯血、呼吸困难、哮鸣。

- 胸部、肩部和骨骼疼痛。

- 副癌综合征（表 12-1）：

  1. 兰伯特-伊顿肌无力综合征：累及近端肌群的肌病。

  2. 内分泌表现：高钙血症、异位促肾上腺皮质激素分泌、抗利尿激素分泌失调综合征。

  3. 神经系统表现：亚急性小脑变性、周围神经病变、皮质变性。

  4. 肌肉骨骼表现：多发性肌炎、杵状指、肥大性肺性骨关节病。

  5. 血液或血管表现：游走性血栓性静脉炎、衰弱性血栓形成、贫血、血小板增多症或血小板减少症。

  6. 皮肤表现：黑棘皮病、皮肌炎。

表 12-1　与支气管肺癌相关的副癌综合征

综合征	细胞类型	机制
肥大性肺性骨关节病和杵状指	所有类型	未知
低钠血症	SCLC 最常见，也可见于其他类型	SIADH，肿瘤分泌的异位抗利尿激素
高钙血症	鳞状细胞癌常见	骨转移、破骨细胞活化因子、类甲状旁腺激素、前列腺素类
库欣综合征	SCLC 常见	异位 ACTH 生成
兰伯特-伊顿肌无力综合征	SCLC 常见	> 75% 的患者存在电压敏感钙通道抗体；影响突触前神经元钙通道活性
其他神经肌病	SCLC 最常见，也可见于其他类型	抗神经元核抗体，又称 Hu 抗体；其他未知
血栓性静脉炎	所有类型	未知

ACTH，促肾上腺皮质激素；SCLC，小细胞肺癌；SIADH，抗利尿激素分泌失调综合征。
Adapted from Andreoli TE et al：Andreoli and Carpenter's Cecil essentials of medicine, ed 8, Philadelphia，2010，Saunders.

- 胸腔积液（10% 的患者）、反复发作性肺炎（由于阻塞）、局限性哮鸣音。
- 上腔静脉综合征：
  1. 上腔静脉回流受阻最常见的原因是支气管肺癌或气管旁淋巴结转移。
  2. 患者通常诉头痛、恶心、头晕、视觉变化、晕厥和呼吸窘迫。
  3. 体格检查可见胸部和颈静脉扩张、颜面部和上肢水肿、面部充血和发绀。
- Horner 综合征：由上沟瘤（肺尖部支气管肺癌）引起 C8 ～ T1 的脊髓损伤，导致瞳孔缩小、眼睑下垂、面部无汗。
- 肺上沟瘤：上沟瘤（图 12-1）伴同侧霍纳综合征和肩痛。

病因学

- 烟草滥用：吸烟相关肺癌的分子病理学见图 12-2。连续吸烟 40 包 / 年者发生肺癌的风险是从不吸烟者的 20 倍。
- 环境因素（如氡）和工业因素（如电离辐射、石棉、镍、铀、

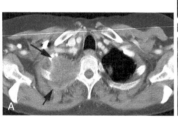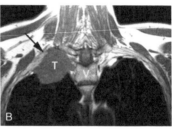

图 12-1 伴有胸壁浸润的肺上沟瘤。A. CT 见有肺尖肿块致胸壁浸润和肋骨破坏（箭头）。尽管肿瘤似乎紧贴椎体，但椎体完整。**B**. 冠状位 MRI 显示肿瘤（T）与椎体（V）和臂丛（箭头）的关系（From Webb WR et al：Fundamentals of body CT，ed 4，Philadelphia，2015，Elsevier.）

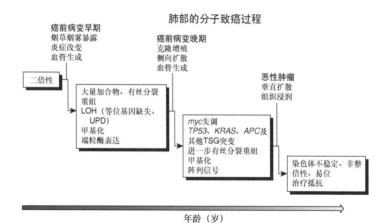

图 12-2 吸烟相关肺癌的分子病理学始于香烟烟雾中致癌的多环芳烃代谢物与宿主 DNA 的直接相互作用。这将产生大量加合物从而影响 DNA 修复和发生转录错误。其结果是广泛的基因组损失、增益、易位和点突变，导致肺部肿瘤分子异质性高且生理效应多样。LOH，杂合性丢失；UPD，单亲二倍体；TSG，抑癌基因（From Niederhuber JE：Abeloff's clinical oncology，ed 6，Philadelphia，2020，Elsevier.）

　　氯乙烯、铬、砷、煤尘）。

* p53、视网膜母细胞瘤和表皮生长因子受体（epidermal growth factor receptor，EGFR）基因的种系突变导致的遗传性癌症综合征增加了肺癌的易感性和风险。

* 图 12-3 阐述了肺癌的细胞致癌过程。

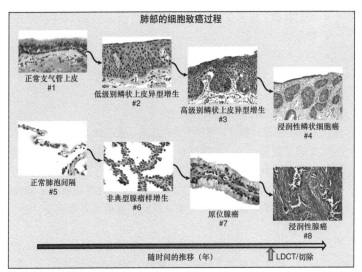

图 12-3 （扫本章二维码看彩图）肺癌的多阶段癌变过程因呼吸道位置不同而肿瘤类型的异质性而变得复杂。鳞状细胞肿瘤通常在中央气道中形成，一般起源于 1，即呼吸道黏膜。2 是最早的癌前病变，即低级别鳞状上皮异型增生，呈极性，沿表面可见深色基底样细胞成熟为大细胞，如宫颈中所见。3 是高级别鳞状上皮异型增生，表现为较低的细胞成熟度和较高水平的细胞

扫本章二维码看彩图

多样性。肿瘤细胞在下层基质中扩散，可表现为浸润性鳞状细胞癌（即 4），有时通过低剂量计算机体层摄影（LDCT）可见肿块。腺癌通常发生在外周（如 5）、肺泡和终末细支气管中。非典型腺瘤样增生［（AHH），如 6］是确定的腺癌前期病变。这些病变较小（＜5 mm），且肺泡结构完整。7，原位腺癌（AIS）是周围气道上皮细胞向恶性肿瘤的进一步发展。这种分类方法是对低级别腺癌的重新定义，以前称细支气管肺泡癌。这些病变一般是孤立的小病变（≤3 cm），由单个细胞层组成，沿着被称为胚层的肺泡间隔扩散而不破坏其结构，LDCT 表现为磨玻璃结节。8，浸润性腺癌扩散到肺泡表面以外，形成肿块，在 LDCT 表现为实性。LDCT 可见肿块多提示肿瘤。然而，此时的肿瘤通常为浸润性，必须积极治疗（From Niederhuber JE: Abeloff's clinical oncology, ed 6, Philadelphia, 2020, Elsevier.）

Dx 诊断

鉴别诊断

- 肺炎
- 肺结核

- 肺转移瘤
- 肺脓肿
- 肉芽肿病
- 类癌
- 结节病
- 类似胸部恶性病变的良性病变

  1. 肺叶不张：肺炎、慢性炎症性疾病、变应性支气管肺曲霉病。

  2. 多发性肺结节：脓毒性栓子、韦氏肉芽肿病、结节病、类风湿结节、真菌病、多发性肺动静脉瘘。

  3. 纵隔淋巴结病：结节病、淋巴瘤、原发性肺结核、真菌病、硅沉着病、肺尘埃沉着病、药物引起的（如苯妥英、三甲双酮）。

  4. 胸腔积液：充血性心力衰竭、肺炎伴肺炎旁胸腔积液、结核、病毒性肺炎、腹水、胰腺炎、胶原血管疾病。

评估

- 评估通常包括胸部 CT、正电子发射断层显像（positron-emission tomographic，PET）和组织活检。应对可治疗的癌性病变进行分子检测，以进一步分类 NSCLC。分子检测包括检测编码 eGFR 和 BRAF v600e 的基因的突变，寻找编码间变性淋巴瘤激酶（ALK）和大鼠骨肉瘤（ROS1）的基因中的易位，以及评估程序性死亡配体 1（programmed death-ligand-1，PD-L1）的表达[①]。常见的肺癌免疫组织化学标志物见表 12-2。表 12-3 描述了肺癌常见的分子学改变。

表 12-2　常用于诊断肺部肿瘤的免疫组织化学标志物

诊断	阳性免疫组织化学标志物
鳞状细胞癌	细胞角蛋白（cytokeratin，CK）抗体鸡尾酒法（如 AE1/AE3）
	p63
	p40
	CK5/6
	CK7 高达 30%

① Silvestri GA et al：A bronchial genomic classifier for the diagnostic evaluation of lung cancer，N Engl J Med 373：243-251，2015.

续表

诊断	阳性免疫组织化学标志物
腺癌包括原位腺癌或非黏液性微浸润腺癌	CK 抗体鸡尾酒法 CK7 TTF-1 Napsin A
原位腺癌和浸润性黏液腺癌	CK 抗体鸡尾酒法 CK7 CK20 cdx-2 TTF-1 少见
大细胞神经内分泌癌	CK 抗体鸡尾酒法 TTF-1 CD56 嗜铬粒蛋白 A 突触生长蛋白
类癌	CK 抗体鸡尾酒法 TTF-1（弱于高级别神经内分泌肿瘤） CD56 嗜铬粒蛋白 A 突触生长蛋白
非典型类癌	CK 抗体鸡尾酒法（常呈散在阳性） TTF-1（弱于高级别神经内分泌肿瘤） CD56 嗜铬粒蛋白 A 突触生长蛋白
常见的鉴别诊断	
● 结肠腺癌	CK20 ＋ /CK7 －
● 肺、乳腺、胰胆管、上消化道腺癌	CK7 ＋ /CK20 －
● 尿路上皮癌	CK7 ＋ /CK20 ＋
● 前列腺腺癌	CK7 － /CK20 －
● 间皮瘤	钙网膜蛋白、WT1、CK5/6
● 恶性黑色素瘤	S-100、HMB-45、Melan-A

From Niederhuber JE：Abeloff's clinical oncology, ed 6, Philadelphia, 2020, Elsevier.

- 其他实验室检查包括血常规、血生化检查。
- 肺癌的诊断和分期应同时进行，以尽量减少有创性检查。

表 12-3 肺部肿瘤常见的分子学改变

诊断	常见的分子学改变
鳞状细胞癌癌前病变	LOH—3p、9p21、8p21 ～ 23、非整倍性、甲基化
非典型腺瘤样增生	LOH—3p、9p、非整倍性、K-ras 密码子 12 突变
腺癌	p53 突变 p16 突变 / 失活 K-ras（42%），吸烟者常见 EGFR 过表达（40%） EGFR 突变 Her2/neu、COX-2 过表达
鳞状细胞癌	p53 突变 p16 失活 3p 等位基因缺失 EGFR 过表达（80%）
大细胞癌	K-ras、p53、p16 缺失
大细胞神经内分泌癌	p53 bcl-2 过表达 Rb 突变 3p21、FHIT、3p22 ～ 24、5q21、9p21
小细胞癌	Rb 突变（80 + %） p53 突变 50% ～ 80% BCL-2 表达 3p21、FHIT、3p22 ～ 24、5q21、9p21

COX-2，环氧合酶 2；EGFR，表皮生长因子受体；LOH，杂合性丢失。
From Niederhuber JE：Abeloff's clinical oncology，ed 6，Philadelphia，2020，Elsevier.

实验室检查

多种方式可获得组织学诊断：

- 活检可疑淋巴结（如锁骨上或纵隔淋巴结）。
- 可弯曲纤维支气管镜检查：可从任何可见的支气管病变中获得刷检和活检标本。基因表达分类器对肺癌的不同病灶大小、位置、分期和细胞类型具有很高的敏感性。分类器与支气管镜相结合对肺癌诊断的敏感性＞85%。在非诊断性支气管镜检查提示中危患者中，分类器评分阴性支持选择更保守的诊断方法[①]。

---

① Silvestri GA et al：A bronchial genomic classifier for the diagnostic evaluation of lung cancer，N Engl J Med 373：243-251，2015.

- 经支气管针吸活检：用特殊的穿刺针经支气管镜完成；该技术有助于纵隔肿块或气管旁淋巴结取材。
- 透视或 CT 扫描引导下经胸壁细针抽吸活检可评估周围型肺结节。
- 支气管内超声（endobronchial ultrasound，EBUS）引导下的活检和分期现已常规用于评估可疑的纵隔和肺门结节。
- 怀疑肿瘤累及纵隔者可行纵隔镜和前内侧胸骨切开术进行活检
- 胸腔积液患者进行胸膜活检。
- 胸腔积液患者行胸腔穿刺术所获得液体行细胞学评估可确定诊断。

影像学检查

- 胸部 X 线检查（图 12-4）：影像学表现与肿瘤细胞类型有关。胸腔积液、肺叶不张和纵隔淋巴结肿大可见于各种细胞类型。
- 胸部 CT（图 12-5）可用于评估纵隔和胸膜病变。胸部 CT 检查应包括肝和肾上腺（常见的转移部位）。患者出现神经系统症状（如头痛、视力障碍）应考虑进行脑部 CT 或 MRI 检查。
- ［^{18}F］- 氟代脱氧葡萄糖 PET（图 12-6）在发现 NSCLC 的纵隔

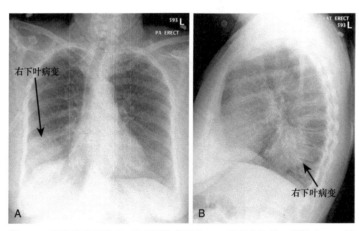

图 12-4　原发性肺部肿瘤。肺部肿块伴咯血。**A.** 后前位胸部 X 线检查。**B.** 侧位胸部 X 线检查。该 83 岁女性出现咯血，血块大小约占每口咳出物的 1/4。后前位胸部 X 线检查显示右下叶圆形病变。侧位片病变位于心后间隙。该病变直径为 7.6 cm。肺炎、肿瘤或脓肿可有这种表现。进行 CT 以进一步观察病变（图 12-5）（From Broder JS：Diagnostic imaging for the emergency physician，Philadelphia，2011，Saunders.）

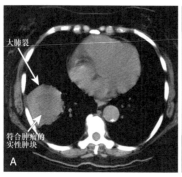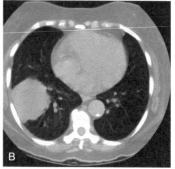

图 12-5　原发性肺部肿瘤。肺部肿块伴咯血。与图 12-4 为同一患者。完善了非增强 CT 扫描（由于患者的肾功能不全而未行增强扫描），毗邻斜裂（也称为主裂）和侧胸壁可见一 6 cm×6 cm 圆形病变。**A**. 软组织窗。**B**. 肺窗。软组织窗可见病变中心稍暗，提示密度较低，可能为中心坏死。如果经静脉行增强扫描，则坏死区域无强化。从技术上分析，该病变可能是感染或梗死，但最可能的原因是肺部肿瘤。活检显示为中分化鳞状细胞癌（From Broder JS：Diagnostic imaging for the emergency physician，Philadelphia，2011，Saunders.）

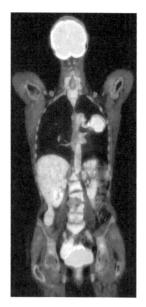

图 12-6　（扫本章二维码看彩图）全身冠状位 [18]**F-2- 脱氧 -d- 葡萄糖正电子发射计算机体层成像（**[18]**FDG-PET-CT）显示一支气管肺癌患者左上叶示踪剂大量聚集。**可见脑中正常的高示踪活性（From Mason RJ：Murray & Nadel's textbook of respiratory medicine，ed 5，Philadelphia，2010，Saunders.）

和远处转移方面优于 CT。PET 有助于 NSCLC 的术前分期。

- PET-CT（图 12-7）用于 NSCLC 的术前分期可减少开胸手术的总次数和无效开胸手术的次数。

分期

确诊后，应对患者进行分期：

- 使用 TNM 分期系统对 NSCLC 进行分期。表 12-4 总结了各组 TNM 分期。Ⅰ 期（无淋巴结受累）和 Ⅱ 期（同侧支气管 / 肺门淋巴结或 T_3 肿瘤）包括局部肿瘤，首选手术切除。Ⅲ 期分为 Ⅲ$_A$（有可能切除）和 Ⅲ$_B$/ Ⅲ$_C$（不可切除）。Ⅳ 期提示疾病转移，Ⅳ$_A$ 期是指胸腔内转移或胸膜受累或单个胸腔外转移。Ⅳ$_B$ 期是指肿瘤发生多处胸腔外转移。

- SCLC 使用由退伍军人管理局肺癌研究小组开发的分期系统。包含两期：

1. 局限期：局限于局部淋巴结和同侧半胸（不包括胸膜表面），可纳入单个放射野。

2. 广泛期：超出局限期范围。

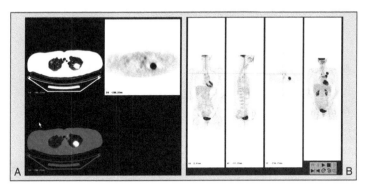

图 12-7 （扫本章二维码看彩图）A. PET 和 CT 图像。左上图是 CT，右上图是 PET，左下图是 PET 和 CT 数据的融合。CT 显示较小的右肺尖部结节和较大的左上肺结节。PET 显示左肺尖部结节中 [^{18}F] -FDG 摄取增加，与癌症相一致，而在右肺尖部病变中仅观察到少量摄取，与良性疾病或极低度恶性肿瘤相一致。PET 和 CT 融合图像确定了顶端 FDG 摄取增加的位置，如左肺结节。**B**. A 图患者的 PET 全身图像。图像包括冠状位、矢状位、轴位和从左到右的 "投影" 全身视图。图片显示左上肺癌、纵隔受累和右气管旁肿瘤灶。在心脏、脑和排泄系统（膀胱）中可以看到正常的摄取（From Niederhuber JE：Abeloff's clinical oncology, ed 6, Philadelphia, 2020, Elsevier.）

表 12-4 NSCLC 的 TNM 分期

分期	T	N	M
0 期	T_{is}	N_0	M_0
I$_{A1}$ 期	T_{mi} 或 T_{1a}	N_0	M_0
I$_{A2}$ 期	T_{1b}	N_0	M_0
I$_{A3}$ 期	T_{1c}	N_0	M_0
I$_B$ 期	T_{2a}	N_0	M_0
II$_A$ 期	T_{2b}	N_0	M_0
II$_B$ 期	T_{1a-c}	N_1	M_0
	T_{2a-b}	N_1	M_0
	T_3	N_0	M_0
III$_A$ 期	T_{1a-c}	N_2	M_0
	T_{2a-b}	N_2	M_0
	T_3	N_1	M_0
	T_4	N_{0-1}	M_0
III$_B$ 期	T_{1a-c}	N_3	M_0
	T_{2a-b}	N_3	M_0
	$T_{3\sim4}$	N_2	M_0
III$_C$ 期	$T_{3\sim4}$	N_3	M_0
IV$_A$ 期	任何 T	任何 N	M_{1a-1b}
IV$_B$ 期	任何 T	任何 N	M_{1c}

TNM，肿瘤、淋巴结、转移

- 除完整的病史和体格检查外，肺癌患者的治疗前分期流程通常还包括以下检查：

  1. 胸部 X 线检查（后前位和侧位）、心电图。

  2. 实验室评估：血常规、血生化；部分患者行动脉血气分析和脉搏血氧饱和度测定。

  3. 肺功能检测。

  4. 胸部 CT 和 PET 扫描：研究显示，除常规检查外，接受 PET 术前评估有助于减少疑诊 NSCLC 患者行不必要的胸腔镜手术。

  5. 考虑行根治性肺切除的患者可行纵隔镜或前纵隔切开术。

6. 对任何可及的可疑病变进行活检。

7. CT 扫描肝和脑。

8. 仅在 SCLC 患者中有选择地进行骨髓穿刺和活检。若无乳酸脱氢酶升高或白细胞减少，不建议常规进行骨髓检查。

9. 术前分期的新技术包括支气管内超声和食管超声内镜引导下活检；然而，经颈纵隔镜检查是术前淋巴结分期的金标准（敏感性＞93%，特异性＞95%）。

 治疗

非药物治疗

- 营养支持
- 避免烟草和其他对肺部有害的物质
- 吸氧

常规治疗

非小细胞肺癌

- 手术切除是可手术治疗的 NSCLC 患者（Ⅰ或Ⅱ期）的标准治疗方法。首选肺叶切除术。肺储备功能不足者可缩小切除范围。电视胸腔镜外科手术（video-assisted thoracic surgery，VATS）可降低病死率并缩短住院时间。

1. 病变局限的患者（不累及纵隔淋巴结、肋骨、胸膜或远处部位）应选择手术切除。此类患者占诊断病例的 15%～30%。立体定向消融放疗是无手术适应证的局部 NSCLC 患者的合理选择。表 12-5 总结了肺癌多种治疗指南。

2. 术前评估包括心脏功能状态和肺功能评估。如果患者术前 $FEV_1 = 2$ L 或最大自主通气量＞50% 预计值，则可行肺切除术。$FEV_1 > 1.5$ L 者可行肺叶切除术，除非有证据显示存在间质性肺疾病或劳累性呼吸困难，否则无需进一步评估。此时，应测量 DL_{CO}。如果 $DL_{CO} < 80%$ 预计值，则该患者可能无法手术。

3. 常规放射治疗无法持久控制近 70% 患者的原发性肺部肿瘤，2 年生存率不足 40%。立体定向放射使用多个高度聚焦的放射束来提供高放射治疗剂量（高剂量经 3～5 次分割），较常规放射治疗更有效，其局部控制率与能手术的早期肺癌的局部控制率相当。

4. 对于较晚期（ III~A~ 期）患者应考虑术前化疗，与单独手术相比，术前化疗可延长 NSCLC 患者的中位生存时间。

5. 完全切除的 II～III~A~ 期 NSCLC 患者术后采用双药方案进行辅助化疗可显著提高 5 年生存率（69% *vs.* 54%）。对于 I 期 NSCLC，部分患者可从辅助化疗中获益。图 12-8 为 I 期 NSCLC 患者行术后辅助化疗的流程图。

表 12-5　肺癌的治疗指南

分期	手术	辅助治疗	放疗	化疗	证据等级
I	是	否	否	否	1B —外科切除 1B —反对术后化疗 1A —反对术后放疗
II	是	是	否	是	1B —外科切除 1A —术后化疗 2A —反对术后放疗
III~A~					
隐匿性 N~2~	是	是	可以考虑	是	1A —辅助化疗 2C —辅助放疗
离散型 N~2~	是	否	是（建议根治性或诱导性放疗）	是	1A —根治性或诱导性治疗后手术 1C —反对术后辅助治疗
III~B~（N~2~, N~3~）	否	否	是（根治性同步放化疗）	是	1A —根治性同步放化疗 1A —反对诱导性治疗后手术

From Sellke FW, et al.: Sabiston & Spencer surgery of the chest, ed 9, 2016, Elsevier.

● 无法切除的 NSCLC 的治疗：

1. 单纯放疗主要用于中枢神经系统和骨转移，以及上腔静脉综合征。胸腔放疗联合化疗是无法切除的 III 期肺癌的标准治疗方法。

2. 化疗、靶向治疗和免疫检查点治疗是 IV 期或转移性 NSCLC 的主要治疗手段。根据病理学（鳞状细胞癌 *vs.* 非鳞状细胞癌）、驱动突变（如腺癌中的 *EGFR*、*ALK*、*ROS1* 和 *BRAF* 突变）以及程序性死亡受体配体 1 的表达进行初始分层治疗。表 12-6 总结了部分 NSCLC 癌基因和靶向治疗选择。

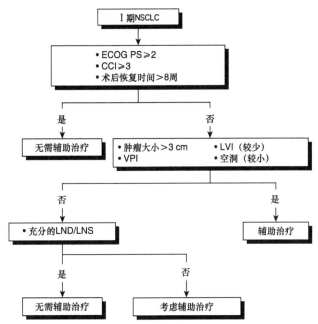

图 12-8 Ⅰ期 **NSCLC** 患者行术后辅助化疗的流程图。CCI，查尔森合并症指数；ECOG PS，美国东部肿瘤协作组体能状态；LND，纵隔淋巴结清扫；LNS，系统性纵隔淋巴结取样；LVI，淋巴管浸润；VPI，脏胸膜侵犯（From Niederhuber JE：Abeloff's clinical oncology, ed 6, Philadelphia, 2020, Elsevier.）

表 12-6 NSCLC 的癌基因和靶向治疗选择

癌基因改变	发生率（%）	临床相关	治疗
BRAF 突变	1 ～ 3	V600E 突变：最常见，吸烟者和非吸烟者突变的概率类似可能是获得性 EGFR TKI 耐药的机制	达拉非尼加曲美替尼
EGFR（*ErbB1*、*HER1*）突变	13 ～ 50	最常见 19 外显子缺失和 21 外显子点突变在非吸烟者和腺癌患者中常见；亚洲人突变频率高达 50%	TKI：吉非替尼、厄洛替尼、阿法替尼、奥西替尼
EML4-ALK 融合	3 ～ 7	腺癌、非吸烟者、男性和年轻患者常见	非特异性 TKI：克唑替尼、色瑞替尼、阿来替尼、布加替尼

续表

癌基因改变	发生率（%）	临床相关	治疗
Her2/neu（ErbB2）			无获批药物
突变	2～6	腺癌和非吸烟者多见	
扩增	23	EGFR TKI 的耐药机制	
KRAS 突变	5～30	腺癌和吸烟者多见可能与 ALK、BRAF 和 PI3K 抑制剂耐药有关	无获批药物
MET			无获批药物
突变	＜5		
扩增	21	EGFR TKI 的耐药机制	
PIK3CA			无获批药物
突变	＜10	常与其他突变同时发生；鳞状细胞癌更为常见	
扩增	5～43	EGFR TKI 的耐药机制	
PTEN			
突变	1.7～10	与 PI3K 活化、EGFR TKI 耐药和对 PI3K 抑制剂的敏感性有关 常见于鳞状细胞癌	
功能缺失	4～21	与 PI3K 活化、EGFR TKI 耐药和对 PI3K 抑制剂的敏感性有关 常见于鳞状细胞癌	
RET 融合基因	1～2	腺癌和非吸烟者常见	无获批药物
ROS1 融合基因	2	腺癌、非吸烟者和年轻患者常见	TKI：克唑替尼
VEGF			单克隆抗体：贝伐珠单抗、VEGF TKI

BRAF, v-raf 鼠类肉瘤病毒致癌基因同源物 B1；EGFR, 表皮生长因子受体；EML4-ALK, 棘皮动物微管相关蛋白样 4 间变性淋巴瘤激酶；ERBB, 禽成红细胞增多癌基因 B；Her2, 人类表皮生长因子受体 2；KRAS, Kirsten 鼠肉瘤病毒癌基因同源物；MET, 间质-表皮转化；PIK3CA, 磷酸肌醇 -3- 激酶催化亚基 α 多肽；PTEN, 磷酸酶和张力蛋白同源物；RET, 转染重排基因；ROS1, 活性氧 1；TKI, 酪氨酸激酶抑制剂；VEGF, 血管内皮生长因子；VEGFR, 血管内皮生长因子受体。
From Sellke FW et al：Sabiston & Spencer surgery of the chest, ed 9, 2016, Elsevier.

3. 对于适合的患者，建议使用以铂类为基础的双药化疗方案，老年患者和状态不佳的患者可使用单药化疗。有多种联合治疗方案可供选择，铂类联合培美曲塞可用于非鳞状细胞癌，而鳞状细胞癌可选用其他双药治疗，如紫杉醇联合卡铂、顺铂联合长春瑞滨、吉西他滨联合顺铂和顺铂联合多西他赛，但没有哪一组明显优于其他组合。贝伐珠单抗联合紫杉醇和卡铂可显著提高非鳞状细胞癌患者的生存率。

4. PD-L1 表达 > 50% 的患者前期治疗应用帕博利珠单抗（一种 PD-1 免疫检查点抑制剂抗体，可破坏 PD-1 介导的信号传导并重建抗肿瘤免疫力）优于化疗。当 PD-L1 表达在 1% ~ 50% 的患者应用帕博利珠单抗联合化疗时，总生存时间可得到改善。此外，在既往接受过化疗的晚期 NSCLC 患者中，阿替利珠单抗和纳武利尤单抗（其他检查点抑制剂）显示生存获益优于多西他赛。

5. 针对基因活化突变的酪氨酸激酶抑制剂可用于具有 EGFR 突变的腺癌患者，这种突变在从未吸烟或少量吸烟的患者以及亚洲患者中较为常见。吉非替尼、厄洛替尼、阿法替尼、奥西替尼和达克替尼是口服 EGFR 抑制剂，疗效显著，可将患者中位总生存时间提高至 30 个月。目前，由于最新研究数据表明患者使用奥西替尼的中位总生存时间为 36 个月，故一线口服抑制剂治疗首选奥西替尼。

6. 由 EML4 和间变性淋巴瘤激酶（anaplastic lymphoma kinase，ALK）组成的癌融合基因存在于 4% ~ 5% 的腺癌患者中，可用抑制剂克唑替尼、色瑞替尼、阿来替尼、布加替尼或劳拉替尼治疗。约 2% 的腺癌具有涉及 ROS1 促癌基因受体酪氨酸激酶的基因重排，这些患者可口服抑制剂克唑替尼和色瑞替尼治疗。另外，约 2% 的腺癌患者具有 BRAF V600E 突变，这些患者可使用 BRAF 抑制剂和 MEK 抑制剂联合治疗。

7. 同步放化疗（concurrent chemoradiotherapy，CRT）可改善局部晚期不可切除的 III 期 NSCLC 患者的生存率。研究显示，在 CRT 后序贯给予检查点抑制剂度伐利尤单抗可改善该人群的总生存时间。

8. 尽早开始姑息治疗，重点是转移性 NSCLC 患者的症状管理、心理社会支持和决策协助，可改善生活质量、延长生存时间、减少过于激进的临终关怀。

小细胞肺癌

- 局限期：标准治疗包括胸部放疗和化疗（顺铂联合依托泊苷）。
- 广泛期：标准治疗包括联合化疗（铂类联合依托泊苷或铂类加伊立替康）。现已证明，PD-1 抗体阿替利珠单抗联合标准一线治疗可改善总体生存时间，并被视为标准的治疗方法。
- 对完全缓解的患者进行预防性颅脑照射可减少中枢神经系统转移的风险。
- 尽管最初缓解率很高，但大多数患者最终仍会复发。拓扑替康或伊利替康可能是复发患者的治疗选择。抗 PD-1 抗体纳武利尤单抗对于标准治疗失败的 SCLC 患者具有生存获益。

预后

- 可切除的 NSCLC 患者的 5 年生存率约为 30%。目前，Ⅳ 期患者的 5 年生存率不断提高，使用免疫治疗后可有长期生存者，目前的试验报道生存率 > 20%。
- 局限期 SCLC 患者的中位生存时间为 15 个月；广泛期 SCLC 患者的中位生存时间为 9 个月。
- 转移性 NSCLC 患者的早期姑息治疗可以延长患者的生存时间，并显著改善患者的生活质量和情绪。

 重点和注意事项

在有重度吸烟史的人群中使用低剂量计算机体层摄影（low-dose computed tomography，LDCT）进行肺癌 CT 筛查，有助于增加肺癌患者中 Ⅰ 期患者的比例，并降低肺癌病死率。美国国家肺癌筛查试验（NLST 试验）显示，使用 LDCT 进行肺癌筛查可降低 20% 的肺癌病死率。最新指南建议每年对 55～74 岁的吸烟者或既往吸烟者进行 LDCT 筛查。戒烟超过 15 年或出现严重影响预期寿命的健康问题或有进行根治性肺部手术的能力或意愿时，可停止筛查。

相关内容

霍纳综合征（相关重点专题）

兰伯特-伊顿肌无力综合征（相关重点专题）

副癌综合征（相关重点专题）

上腔静脉综合征（相关重点专题）

推荐阅读

American Cancer Society: *Global cancer: Facts & figures*, ed 3. www.cancer.org/acs/groups/content/@research/documents/document/acspc-044738.pdf, 2015.

de Koning HJ et al: Reduced lung-cancer mortality with volume CT scattering in a randomized trial, *N Engl J Med* 382(6):505-513, 2020.

Gandhi L et al: Pembrolizumab plus chemotherapy in metastatic non-small-cell lung cancer, *N Engl J Med* 378(22):2078-2092, 2018.

Goldstraw P et al: Non–small-cell lung cancer, *Lancet* 378:1727-1740, 2011.

Gould MK: Clinical practice. Lung-cancer screening with low-dose computed tomography, *N Engl J Med* 371:1813-1820, 2014.

Horn L et al: First line azetolizumab plus chemotherapy in extensive-stage small-cell lung cancer, *N Engl J Med* 379(23):2220-2229, 2018.

Iannettoni MD: Staging strategies for lung cancer. *JAMA* 304(2296), 2010.

Jamal-Hanjani M et al: Tracking the evolution of non-small-cell lung cancer, *N Engl J Med* 376(22):2109-2121, 2017.

Latimer KM, Mott TF: Lung cancer: diagnosis, treatment principles, and screening, *Am Fam Phys* 81(4):250-256, 2015.

Mostertz W et al: Age- and sex-specific genomic profiles in non-small cell lung cancer, *JAMA* 303(6):535-543, 2010.

Moyer VA: On behalf of U.S. Preventive Services Task Force: screening for lung cancer: U.S. Preventive Services Task Force recommendation statement, *Ann Intern Med* 160:330-338, 2014.

Reck M, Rabe KF: Precision diagnosis and treatment for advanced non-small-cell lung cancer, *N Engl J Med* 377(9):849-861, 2017.

Siegel RL et al: Cancer statistics, *CA Cancer J Clin* 69(1):7-34, 2019.

Soria JC et al: Osimertinib in untreated EGFR-mutated advanced non-small-cell lung cancer, *N Engl J Med* 378(2):113-125, 2018.

Swanton C, Govindan R: Clinical implications of genomic discoveries in lung cancer, *N Engl J Med* 374:1864-1873, 2016.

Tammemagi MC et al: Selection criteria for lung cancer screening, *N Engl J Med* 368:728-736, 2013.

Temel JS et al: Early palliative care for patients with metastatic non-small cell lung cancer, *N Engl J Med* 363:733-742, 2010.

The National Lung Screening Trial research team: reduced lung-cancer mortality with low-dose computed tomographic screening, *N Engl J Med* 365:395-409, 2011.

Timmerman R et al: Stereotactic body radiation therapy for inoperable early stage lung cancer, *N Engl J Med* 303(11):1070-1076, 2010.

Xu Y et al: The association of PD-L1 expression with the efficacy of anti-PD-1/PD-L1 immunotherapy and survival of non-small cell lung cancer patients: a meta-analysis of randomized controlled trials, *Transl Lung Cancer Res* 8(4):413-428, 2019.

第 13 章　原发性胸壁肿瘤
Primary Chest Wall Tumors

Soontharee Congrete，Patan Gultawatvichai

高艳锋　译　杨礼腾　审校

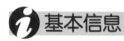 基本信息

定义

原发性胸壁肿瘤是一组罕见的来源于胸壁软组织、骨或软骨的异质性肿瘤。50% ～ 80% 的胸壁肿瘤为恶性；约 55% 来自骨软骨，45% 来自软组织。软骨肉瘤是最常见的原发性胸壁肉瘤。最常见的软组织原发性恶性肿瘤是纤维肉瘤和恶性纤维组织细胞瘤。最常见的良性胸壁肿瘤是骨软骨瘤、软骨瘤和纤维性结构不良。

ICD-10CM 编码
R22　皮肤和皮下组织局部肿胀、肿物和肿块

R22.2　躯干局部肿胀、肿物和肿块

C41　其他未指明位置的骨和关节软骨恶性肿瘤

C49.9　未指明的结缔组织和软组织恶性肿瘤

流行病学和人口统计学

发病率：
- 占所有新诊断癌症的 1% ～ 2%，占所有胸部肿瘤的 5%。
- 多见于老年人。
- 儿童最常见的肿瘤为尤因肉瘤和横纹肌肉瘤。
- 软骨肉瘤、淋巴瘤或孤立性浆细胞瘤多见于成人。

体格检查和临床表现
- 胸壁肿块或疼痛。
- 软组织肿块通常无疼痛，但侵犯骨膜的病变可导致疼痛。
- 臂丛神经被肿瘤压迫可导致上肢无力和肌肉萎缩。
- 患恶性肿瘤的患者年龄大于患良性肿瘤的患者（60 岁 *vs.* 42 岁），且肿瘤直径也较大（9 cm *vs.* 7 cm）。

病因学

- 原发性胸壁肿瘤多数为偶发。
- 危险因素：放射治疗、慢性淋巴水肿、化学物质暴露。
- 遗传易感性：神经纤维瘤病 1 型或家族性视网膜母细胞瘤。

Dx 诊断

鉴别诊断

- 骨肿瘤：
  1. 良性：纤维性结构不良、骨软骨瘤、软骨瘤、朗格汉斯细胞 / 组织细胞增多症 / 嗜酸细胞性芽肿、动脉瘤性骨囊肿、骨样骨瘤、成骨细胞瘤和巨细胞瘤。
  2. 恶性：软骨肉瘤、尤因肉瘤、骨肉瘤、孤立性浆细胞瘤。
- 软组织肿瘤：
  1. 良性：脂肪瘤、脂肪母细胞瘤、纤维瘤、纤维瘤病、血管瘤、良性周围神经鞘瘤、间质错构瘤。
  2. 恶性：恶性纤维组织细胞瘤、滑膜肉瘤、横纹肌肉瘤、纤维肉瘤、转移瘤。

影像学检查

- 胸部 X 线检查：可显示硬化性或溶解性骨病变。
- 胸部 CT：评估病变大小、位置和结构受累的程度，如软组织、骨、胸膜、血管、纵隔区或肺转移，有助于估计术后缺损以及规划重建。
- MRI：是目前评估原发性胸壁肿瘤的首选成像方式。它提供了关于软组织、血管和神经受累以及延伸到脊柱或胸腔入口的更详细的信息。恶性肿瘤通常在 T1 加权像上较暗，而在 T2 加权像上较亮。

活组织检查

- 对于小于 2 cm 的病变，首选切除活检，若为良性，有可能一期闭合。
- 对于大于 2 cm 的病变，应考虑切口活检。建议标本至少 1 cm^3。
- 细针抽吸活检结合免疫组织化学染色或细胞遗传学分析等辅助技术可提供更高的诊断准确率。
- 在影像学引导下针穿活检可用于深部病变的检查。

实验室检查

细胞遗传学分析被广泛应用于提高诊断准确率，有助于治疗决策。

Rx 治疗

- 主要治疗原则是手术切除和胸壁重建。
- 术前应常规检查肺功能决定是否手术切除，胸壁切除范围过大会损害肺功能。
- 全身治疗和放疗通常与手术结合作为恶性肿瘤的辅助或新辅助治疗。
- 孤立性浆细胞瘤可给予化疗或放疗。
- 转移性或局部晚期软组织肉瘤：全身应用细胞毒性药物或酪氨酸激酶抑制剂（培唑帕尼）。

随访

- 康复评估。持续评估直至恢复到最大功能。
- 每 3 ~ 6 个月进行 1 次随访，持续 2 ~ 3 年；之后每隔 6 个月随访 1 次，持续 2 年；后每年 1 次。
- 胸部和转移部位影像学检查。
- 根据局部复发情况的估计风险，应考虑行术后原发部位的基线及定期影像学检查。

相关内容

肉瘤（相关重点专题）

推荐阅读

Cipriano A, Burfeind Jr W: Management of primary soft tissue tumors of the chest wall, *Thorac Surg Clin* 27(2):139-147, 2017.

Shah AA, D'Amico TA: Primary chest wall tumors, *J Am Coll Surg* 210(3):360-366, 2010.

Smith SE, Keshavjee S: Primary chest wall tumors, *Thorac Surg Clin* 20(4):495-507, 2010.

Thomas M, Shen KR: Primary tumors of the osseous chest wall and their management, *Thorac Surg Clin* 27(2):181-193, 2017.

第 14 章 恶性间皮瘤
Mesothelioma, Malignant

Bharti Rathore

孟浩 译 徐安 审校

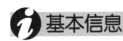 基本信息

定义

恶性间皮瘤是一种源自胸膜（80%）或腹膜腔（20%）的间皮表面的肿瘤。三种主要的组织学亚型是上皮样间皮瘤（最常见），肉瘤和混合性间皮瘤（上皮样 / 肉瘤）。

同义词

间皮瘤，恶性

ICD-10CM 编码
C45.0 胸膜间皮瘤
C45.1 腹膜间皮瘤
C45.2 心包间皮瘤
C45.7 其他部位间皮瘤
C45.9 间皮瘤，未指明

流行病学和人口统计学

- 与石棉接触（所有纤维类型）相关，潜伏期为 20 ~ 40 年。
- 在美国，每年大约诊断出 3000 例新发病例。
- 由于工作场所接触石棉，男性更常见（男女比为 5 : 1）；然而，由于需要清洁受污染的衣服，石棉工人的家庭成员也有较高的风险。
- 由于石棉的使用和开采减少，美国的发病率趋于平稳。
- 间皮瘤的发病率随着年龄的增加而升高；发病时的中位年龄 > 70 岁。
- 目前，美国有超过 800 万人因接触过石棉而有患间皮瘤的风险。

体格检查和临床表现

- 呼吸困难
- 非胸膜炎性胸痛
- 体重减轻、出汗、疲劳、食欲不振
- 晚期时呼吸困难、上腔静脉综合征、霍纳综合征
- 听诊可能显示单侧呼吸音丧失
- 叩诊时可能出现浊音

病因学

- 石棉暴露（＞70% 的患者）。
- 其他已报道的潜在致病因素包括既往放疗以及钍造影剂、沸石和毛沸石纤维。
- BRCA1 相关蛋白 1（BAP1）、细胞周期蛋白依赖激酶抑制剂 2A 基因（*CDKN2A*）的突变与间皮瘤的发展有因果关系。

 诊断

鉴别诊断

转移性腺癌（来自肺、乳腺、卵巢、肾、胃、前列腺）

评估

- 分期评估（框 14-1）包括完整的病史（包括职业史）、体格检查和确定潜在可操作性的测试［CT、骨扫描、肺功能测试（PFT）］。
- 胸腔镜、胸膜镜和开胸肺活检有助于获得足够的组织样本用于诊断。
- 肺功能检查。
- PET-CT 扫描（图 14-1、图 14-2）仅在被认为适合手术患者中进行。
- 分期：TNM 系统将间皮瘤分类为 Ⅰ～Ⅳ期，与非小细胞肺癌的分类相似。

实验室检查

- 诊断性胸腔穿刺术通常不足以进行诊断，因为胸腔积液可能仅显示非典型的间皮细胞。

框 14-1　国际间皮瘤学会（IMIG）分期系统

T：原发肿瘤及范围

T_1：

　a. 肿瘤局限于同侧壁胸膜，包括纵隔和膈胸膜；未累及脏胸膜

　b. 肿瘤累及同侧壁胸膜，包括纵隔和膈胸膜；散在的病灶或肿瘤也累及脏胸膜

T_2　肿瘤累及同侧胸膜表面（壁胸膜、纵隔、膈胸膜）；也涉及脏胸膜的散在病灶或肿瘤：

　a. 膈肌受累

　b. 脏胸膜融合（包括裂隙）或肿瘤从脏胸膜延伸至潜在肺实质

T_3　局部晚期但可切除的肿瘤；涉及所有同侧胸膜表面（壁胸膜、纵隔、膈胸膜和脏胸膜）的肿瘤，至少具有以下特征之一：

　a. 累及胸内筋膜

　b. 延伸至纵隔脂肪

　c. 孤立的、完全可切除的病灶或肿瘤延伸至胸壁软组织

　d. 非透壁性心包受累

T_4　局部晚期的不可切除的肿瘤；肿瘤累及所有同侧胸膜表面（壁胸膜、纵隔、膈胸膜和脏胸膜），至少具有以下特征之一：

　a. 胸壁肿瘤弥漫性扩展或多灶性肿块，伴或不伴肋骨破坏

　b. 肿瘤直接经膈肌延伸至腹膜

　c. 肿瘤直接延伸至对侧胸膜

　d. 肿瘤直接延伸到一个或多个纵隔器官

　e. 肿瘤直接延伸到脊柱

　f. 伴有或不伴有心包积液的贯穿心包内表面的肿瘤或累及心肌的肿瘤

N：淋巴结

N_X　局部淋巴结无法评估

N_0　无局部淋巴结转移

N_1　同侧支气管肺或肺门淋巴结转移

N_2　腋下或同侧纵隔淋巴结转移，包括同侧内部乳腺淋巴结

N_3　对侧纵隔、对侧内部乳腺、同侧或对侧锁骨上斜角肌淋巴结转移

M：转移

M_X　远处转移无法评估

M_0　无（已知）转移

M_1　远处转移

分期

Ⅰ.

　a. $T_{1a}N_0M_0$

　b. $T_{1b}N_0M_0$

Ⅱ. $T_2N_0M_0$

Ⅲ. 任意 T_3M_0、任意 N_1M_0、任意 N_2M_0

Ⅳ. 任意 T_4、任意 N_3、任意 M_1

From Sellke FW et al: Sabiston & Spencer surgery of the chest, ed 9, Philadelphia, 2016, Elsevier.

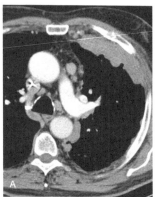
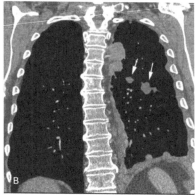

图 14-1　恶性间皮瘤。**A**、**B**. 轴位和冠状面 CT。弥漫性分叶状和结节状胸膜增厚，肿瘤延伸至肺裂（箭头）。注意转移性肺门和纵隔腺病（From Grant LA：Grainger & Allison's diagnostic radiology essentials，ed 2，Philadelphia，2019，Elsevier.）

扫本章二维码看彩图

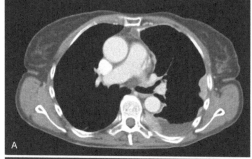
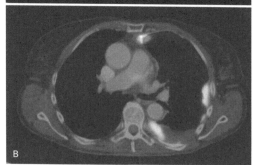

图 14-2　（扫本章二维码看彩图）恶性间皮瘤。CT 和 PET-CT 融合图像显示肿瘤范围（From Grant LA：Grainger & Allison's diagnostic radiology essentials，ed 2，Philadelphia，2019，Elsevier.）

- 免疫组织化学有助于区分腺癌和上皮样恶性间皮瘤（间皮瘤一般为癌胚抗原阴性，细胞角蛋白阳性）。
- 初步实验室评估可发现血小板增多和贫血。
- 血清骨桥蛋白水平（当可用时）也可用于区分未患癌症的石棉暴露者和患有胸膜间皮瘤的石棉暴露者。

影像学检查

- 胸部 X 线片可能显示胸膜斑块（图 14-3）或膈肌钙化。
- 胸部和腹部的 CT 扫描、骨扫描和 PET 扫描用于评估疾病的分期。

 治疗

常规治疗

- 框 14-2 总结了恶性胸膜间皮瘤的治疗方案。
- 可手术患者（上皮型、无阳性结节、局限于胸膜、充分的 PFT）：干预治疗的两种外科术式是去皮质术（胸膜切除术）

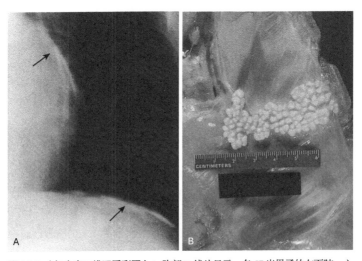

图 14-3 （扫本章二维码看彩图）A. 胸部 X 线片显示一名 57 岁男子的左下肺，心包和胸膜斑块（箭头）代表纤维增厚。这些特征是石棉肺的常见表现。**B.** 钙化胸膜斑块的尸检特征相当明显。取自间皮瘤患者的标本显示胸膜外侧有局灶性钙化（Courtesy Pathology Department，Brigham and Women's Hospital，Boston，MA. From Skarin AT：Atlas of diagnostic oncology，ed 4，St Louis，2010，Mosby.）

框 14-2　恶性胸膜间皮瘤的治疗方案

单一疗法

- 减积手术（胸膜切除术 / 剥脱术或胸膜外全肺切除术）
- 放疗（外射束治疗、近距离放射治疗）
- 化疗（单剂或双剂方法：阿霉素、环磷酰胺、顺铂；吉西他滨、培美曲塞和顺铂）

综合治疗

- 手术和辅助放疗
- 手术和辅助化疗
- 手术和辅助放化疗

正在研究的创新疗法

- 腔内灌洗联合热化疗
- 光动力疗法
- 基因治疗
- 血管生成
- 免疫治疗

From Sellke FW et al: Sabiston & Spencer surgery of the chest, ed 9, Philadelphia, 2016, Elsevier.

　　和胸膜外全肺切除术。术后使用顺铂和培美曲塞化疗以及随后的体外放疗效果有限。

- 不能手术的患者（老年患者、广泛性病变、肉瘤或混合性、PFT 结果差）：化疗是为了提高生存率；支持性治疗是标准选择。综合治疗（放疗、化疗和生物制剂）也被用来减少局部和远处的复发。一线化疗方案包括联合使用顺铂和培美曲塞，加或不加贝伐珠单抗（抗血管生成剂）。
- 初次化疗后癌症进展的患者通常可以用吉西他滨或长春瑞滨等单药化疗。
- 新近研究表明，通过使用针对程序性死亡 -1（PD-1）途径的免疫抑制剂，如帕博利珠单抗和纳武利尤单抗，联用或不联用伊匹木单抗，均可以改善生存率。
- 顺铂或生物制剂（如干扰素、白细胞介素 -2）的胸膜内滴注通常限于疾病早期，因为其穿透肿瘤的深度非常有限，并且随着疾病的发展，胸膜间隙有逐渐消失的倾向。
- 放疗常用于缓解局部胸痛。
- 在复发性症状性胸腔积液的治疗中，采用滑石粉或四环素注入胸膜腔封闭胸膜间隙（胸膜粘连）。

- 一些生物标志物已经在间皮瘤治疗中得到了广泛的评估。血清间皮素对诊断并不敏感或特异，但化疗期间的连续测定可作为监测工具。最近的数据显示，血浆纤维蛋白 -3 水平可以区分接触石棉的健康人和间皮瘤患者。结合渗出液纤维蛋白 -3 水平，血浆纤维蛋白 -3 水平可以进一步区分间皮瘤渗出液与其他恶性和良性渗出液。

预后

恶性间皮瘤总体预后较差，中位生存期为 6 ～ 8 个月。尽管上皮型患者的生存率较好，但是其总体中位生存期仍约为 1 年。

 重点和注意事项

- 早期患者应在尝试用胸膜固定术清除胸膜间隙之前，转诊至专门从事多学科治疗的治疗中心。
- 晚期或手术的患者应该按照前面列出的方法进行适当的联合化疗。

相关内容

间皮瘤（患者信息）

石棉肺（相关重点专题）

推荐阅读

Arnold DT et al: Prognostication and monitoring of mesothelioma using biomarkers: a systematic review, *Br J Cancer* 116(6):731-741, 2017.

Bibby AC et al: Malignant pleural mesothelioma: an update on investigation, diagnosis, and treatment, *Eur Respir Rev* 25(142):472-486, 2016.

Carbone M et al: Mesothelioma: Scientific clues for prevention, diagnosis, and therapy, *CA Cancer J Clin* 69(5):402-429, 2019.

Zalcman G et al: Bevacizumab for newly diagnosed pleural mesothelioma in the Mesothelioma Avastin Cisplatin Pemetrexed Study (MAPS): a randomised, controlled, open-label, phase 3 trial, *Lancet* 387(10026):1405-1414, 2016.

第15章　食管肿瘤
Esophageal Tumors

Anthony G. Thomas

魏志　译　王格　审校

 基本信息

定义

食管肿瘤包括食管黏膜和管壁的良恶性肿瘤。最常见的食管肿瘤为食管上皮癌，分为鳞状细胞癌（简称鳞癌）和腺癌（包括腺棘皮瘤、黏液表皮样癌和腺样囊性癌）。罕见的食管肿瘤包括恶性肿瘤（如梭形细胞瘤、小细胞瘤、肉瘤、淋巴瘤、黑色素瘤和绒毛膜癌）和良性肿瘤（如平滑肌瘤、乳头状瘤和纤维血管息肉）。转移性食管癌发生率较低，常见于乳腺癌、肺癌和黑色素瘤。食管肿瘤累及食管中段最多（50%），下段次之（35%），上段最少（15%）。累及食管-胃结合部的肿瘤若距近端胃小于2 cm，则通常归类为食管癌。食管上2/3通常为鳞癌，下1/3通常为腺癌。浅表食管癌的发病率呈上升趋势，其浸润深度不超过黏膜下层。

ICD-10CM 编码
C15.X　食管恶性肿瘤（X线确定位置）
C15.3　食管上1/3恶性肿瘤
C15.4　食管中1/3恶性肿瘤
C15.5　食管下1/3恶性肿瘤
D00.2　食管原位癌

流行病学和人口统计学

发病率：食管肿瘤发病率居世界第8位，死亡率居第7位。食管肿瘤的发病率每10年都在上升，其中从里海到中国北方的亚洲食管癌带的发病率最高，芬兰、爱尔兰、非洲东南部和法国西北部也有一些高发地区。自1975年以来，食管肿瘤发病率增加了6倍。腌肉和辛辣食物在某些地区起到一定作用。鳞癌发病率正在下降，而腺癌的发病率却在急剧上升。鳞癌最常见的原因包括吸烟和酗酒，通常先出现上皮不典型增生，然后进展为原位癌。腺癌常由胃食管反流病（GERD）和肥胖引起。食管黏膜出现肠上皮化生。基因突变则使细胞在增殖期发生不可逆转的改变。

患病率： 在美国，每年约有 1.6 万例新发病例和 1.5 万人死亡，是男性癌症死亡的第七大原因。大多数病例在诊断时已为晚期（不可切除或转移性疾病）。

好发种族、年龄和性别： 在美国，鳞癌在非洲裔人种中更常见，而腺癌在白人中更常见。整体男女比例为（3 ～ 4）：1，男女比例最高的是西班牙裔人口。它通常发生在 40 ～ 70 岁，并与其社会经济地位较低有关。

遗传学： 越来越多的证据表明，遗传可能会增加食管癌的易感性。与食管癌相关的一种已明确诊断的疾病是胼胝症（局灶性非表皮松解性掌跖角化病），与 17q 染色体杂合性丢失有关。Barrett 食管患者的家族聚集性及其患病兄弟姐妹的种系突变，支持了食管腺癌的遗传性。同时，高达 35% 的食管腺癌 HER2 过表达，这可驱使治疗计划中加用靶向治疗（曲妥珠单抗）。

临床表现

症状和体征：

- 吞咽困难（74%）：最初为食用固体食物时，逐渐发展为食用半固体和液体食物时；后者常提示疾病不可治愈，肿瘤累及食管全周的 60% 以上。患者可能会感到胸痛
- 不明原因的体重下降：通常持续时间很短。体重减轻 > 10% 预示预后不良
- 声音嘶哑：提示喉返神经受累
- 吞咽痛和口臭：不常见
- 颈淋巴结病：常累及锁骨上淋巴结
- 干咳：提示累及气管
- 吸入性肺炎：由食管-气管瘘引起
- 缺铁性贫血：与慢性消化道失血有关
- 侵犯血管结构引起大咯血或呕血
- 肿瘤晚期扩散至淋巴结、肝、肺、腹膜和胸膜
- 高钙血症：与鳞癌导致甲状旁腺样肿瘤肽分泌有关

临床发现：

- 50% ～ 60% 的患者处于疾病的非手术期（局部进展、区域性或转移）

病因学

食管癌的发病机制可归因于下列任何一种病因引起的慢性复发性氧化损伤，引起炎症、食管炎、细胞更新加快，并最终启动癌变过程。

鳞癌

- 在美国，过度饮酒与食管鳞癌密切相关；与饮用葡萄酒或啤酒相比，过度饮用烈性酒者的发病率更高
- 烟草和酒精协同增加患鳞癌的风险
- 其他摄取的致癌物质：
  1. 亚硝酸盐（转化为亚硝酸盐）：南亚、中国
  2. 吸食鸦片：伊朗北部
  3. 腌制蔬菜中的真菌毒素
  4. 咀嚼槟榔
- 黏膜损伤：
  1. 长期饮用热茶［＞70℃（158°F）］
  2. 摄入碱液
- 放射引起的狭窄
- 贲门失弛缓症：在这类疾病人群中，食管癌发病率高出 7 倍
- 癌前病变引起的宿主易感性：
  1. Plummer-Vinson 综合征（Paterson-Kelly）：缺铁性舌炎
  2. 先天性角化过度和手掌、脚掌凹陷（胼胝症）
- 在食管鳞癌中已检测出人乳头瘤病毒感染（特别是 16 型和 18 型），有时与 *p53* 抑癌基因突变有关
- 可能与长期使用双膦酸盐有关（≥10 个处方，或使用＞3 年）
- 可能与乳糜泻或饮食中钼、硒、锌、维生素 A 缺乏有关

腺癌：腺癌发病率持续上升，而鳞癌的发病率没有变化

- 吸烟会增加患腺癌的风险，尤其是 Barrett 食管患者
- 肥胖、食管裂孔疝、缺乏新鲜水果蔬菜和高脂肪的饮食（特别是红肉和加工食品）
- 慢性 GERD 通过免疫细胞浸润和炎症介质及活性氧的产生导致 Barrett 上皮化生和腺癌。Barrett 食管向腺癌的年转化率＜0.5%
- 幽门螺杆菌感染可以降低患腺癌的风险

Dx 诊断

鉴别诊断

- 贲门失弛缓症
- 食管硬皮病
- 弥漫性食管痉挛
- 食管环和食管蹼

实验室检查

全血细胞计数、血生化和肝酶。目前没有推荐用于诊断、监测或预测结果的生物标志物。虽然 CEA 和 CA19-9 在食管癌患者中均可升高（高达 70%），但敏感性较低（18% ～ 35%），且预测价值尚未证实。

影像学检查

影像学检查对诊断和准确分期很重要：

- 首选食管胃十二指肠镜检查（EGD）（图 15-1），可显示在食管造影中可能被遗漏的较小肿瘤，并行组织病理学检查确认。

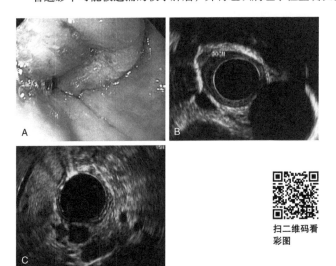

扫二维码看
彩图

图 15-1　（扫二维码看彩图）食管癌。A. 恶性食管狭窄的内镜图；**B.** 超声内镜（EUS）图像显示 T_3 期病变；**C.** 恶性腹腔淋巴结病（From Cameron JL，Cameron AM：Current surgical therapy，ed 10，Philadelphia，2011，WB Saunders.）

- 对喉部、气管和支气管的内镜检查可以识别头、颈和肺的伴随癌症（"三重内镜"）。
- 超声内镜（endoscopic ultrasound，EUS）（图 15-1）似乎是局部分期的最准确的方法：可确定肿瘤浸润的深度，并对可疑淋巴结行细针穿刺活检。
- 与 EUS 一样，PET-CT 结果成为最准确的分期标准。这些方法可以判断肿瘤有无扩散，进行术前分期。胸部（图 15-2）和腹部的 CT 扫描对初次治疗后患者的再分期更有帮助。
- 腹腔镜检查可更准确地对局部淋巴结进行分期，并发现隐蔽性腹膜转移瘤，使其可能改变 20% ～ 30% 患者的治疗计划。
- 双重对比食管造影能有效识别较大的食管病变。良性食管平滑肌瘤虽可导致食管狭窄，但保留正常的黏膜形态；而食管癌可导致溃疡性黏膜病变，并伴有较深的浸润。

分期

表 15-1 描述了美国癌症标准联合委员会关于食管癌标准的 TNM 分期系统。图 15-3 描述了胸腔食管癌分期的流程。

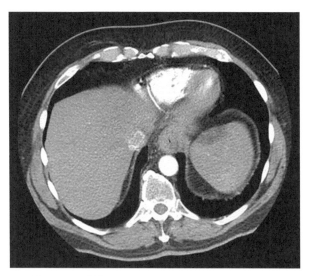

图 15-2　胸部 CT 显示食管异常增厚，提示为恶性病变（From Cameron JL，Cameron AM：Current surgical therapy，ed 12，Philadelphia，2017，Elsevier.）

表 15-1　食管癌的 TNM 分期系统（美国癌症标准联合委员会）

原发肿瘤（T）*	
T_X	原发肿瘤不能评估
T_0	无原发肿瘤的证据
T_{is}	重度不典型增生 [†]
T_1	肿瘤浸润黏膜固有层、黏膜肌层或黏膜下层
T_{1a}	肿瘤侵犯黏膜固有层或黏膜肌层
T_{1b}	肿瘤侵犯黏膜下层
T_2	肿瘤浸润食管固有肌层
T_3	肿瘤浸润食管外膜
T_4	肿瘤侵犯食管邻近结构
T_{4a}	肿瘤侵犯胸膜、心包或膈肌，可手术切除
T_{4b}	肿瘤侵犯其他邻近结构，如主动脉、椎体、气管等，不能手术切除

淋巴结（N）[‡]	
N_X	区域淋巴结不能评估
N_0	区域淋巴结无转移
N_1	1～2 枚区域淋巴结转移
N_2	3～6 枚区域淋巴结转移
N_3	≥7 枚区域淋巴结转移

远处转移（M）	
M_X	转移不能评估
M_0	无远处转移
M_1	有远处转移

TNM：肿瘤、淋巴结、转移。
* ①至少肿瘤的最大直径必须记录；②多个肿瘤需要后缀 T（m）。
[†] 重度不典型增生包括所有以前被称为原位癌的非侵袭性肿瘤上皮。
[‡] 必须记录采样的区域淋巴结总数和发现有转移的淋巴结总数。
（From Edge S et al（eds）：AJCC cancer staging manual，ed 7，New York，2010，Springer.）

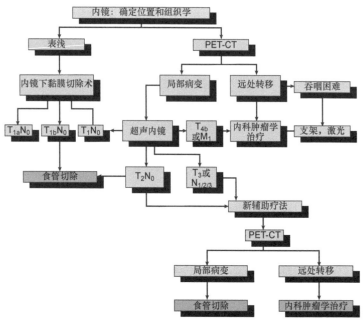

图 15-3 胸腔食管癌患者分期的流程。转移性疾病必须始终通过对相关组织的病理评估来确诊。PET-CT，正电子发射断层成像-计算机断层成像（From Sellke FW et al: Sabiston & Spencer surgery of the chest, ed 9, Philadelphia, 2016, Elsevier.）

 治疗

食管癌各阶段的治疗

虽然食管癌有组织学的差异，但大多数研究都结合组织类型来探索治疗方案。组织学可因不同的发病机制和致病因子而不同。肿瘤生物学可通过不同的突变影响组织类型。反应和预后也可能各异。然而，由于缺乏组织学应该如何决定治疗方法的数据，而且大多数研究表明，组织学指导治疗的最佳获益是在新辅助放化疗后对Ⅲ期癌症进行手术治疗，因此，我们通常以统一的方法治疗癌症。

联合治疗——放化疗后手术切除：对于局部进展但仍有可能切除的疾病，在放化疗之前进行诱导化疗效果良好。然而，没有研究表明这种方法优于单独放化疗。但是，它可以缓解吞咽困难。标准分割 3D-RT 用于放化疗。

- 化疗通常与放疗同时进行。化疗作为一种放射增敏剂，使肿瘤细胞更容易受到电离辐射的影响，从而改善肿瘤的杀伤作用。对于可切除的病灶，新辅助放化疗后手术治疗是最常见的治疗方法，但主要用于ⅡA期或更高分期的肿瘤。新辅助手术的 5 年生存率（39%）高于单纯手术（16%）。一些试验已经表明，术前治疗可以提高潜在可治愈的食管癌或食管胃交界癌患者的生存率。单纯新辅助化疗是治疗局部晚期疾病的另一种选择，但效果不如新辅助放化疗。

- 对于Ⅰ期晚期（$T_{1b}N_0$ 及以上）、Ⅱ期、Ⅲ期食管癌患者，目前应以放化疗后手术治疗为标准。在一些研究中，与单纯手术相比，在可切除的食管癌患者中，该方法显著改善了局部控制，减少了复发率，降低了死亡率。三联疗法是大多数食管癌患者的首选治疗方法。

- 对于非手术适应证的患者，单独放化疗可作为最终治疗，其中一些患者可能被治愈。

- 使用铂偶联剂（铂剂加另一种化疗药）的联合化疗可以显著缩小 30% ~ 60% 患者的肿瘤。顺铂、奥沙利铂或卡铂通常与 5- 氟尿嘧啶（5-FU）或紫杉醇一起服用，以获得预期的肿瘤杀灭效果。其他对食管癌有活性的化疗药物包括伊立替康、表柔比星和多西他赛。

- 卡培他滨联合顺铂或奥沙利铂在新辅助治疗或明确治疗中与 5-FU 一样有效。

- 放化疗的并发症主要包括黏膜炎、恶心、呕吐、腹泻、骨髓抑制、肾毒性、耳毒性、周围神经病变引起的神经毒性、食管狭窄、食管破裂、气管-食管瘘（6%）和放射性肺炎。这些可在不同程度上发生，在老年人和有明显合并症者中更明显。

- 对于首次单独手术的淋巴结阳性患者，应给予术后辅助放化疗。

手术切除：

- 如果 PET-CT 和经食管超声没有发现广泛的转移（T_1 和 T_2 肿瘤），手术切除食管中部和食管下 1/3 的鳞癌和腺癌对于局部和可切除疾病是一种可接受的初始治疗方式。胃代食管或结肠代食管通常用于保持管腔连续性。

- 对于发育不良和无淋巴结受累的一些早期小肿瘤（T_{is} 或 T_{1a}）患者，内镜黏膜切除术可能取代根治性手术切除，但最近

Cochrane 评价发现，没有研究比较内镜治疗和手术治疗。内镜下黏膜切除术可能对不适合手术的患者有益。它可以与消融疗法联合进行，包括射频消融、热消融技术、激光消融、氩等离子凝血或光动力疗法。电凝（电灼）也可能有助于缓解食管阻塞。

- 手术的并发症：

1. 解剖性瘘管（通常伴有结肠代食管、膈下脓肿）。

2. 呼吸系统并发症。

3. 最常见的是心血管并发症，包括心肌梗死、脑血管意外和肺栓塞。

4. 在大规模医院进行微创手术的死亡率较低，临床结果更好。

5. 据报道，混合式微创食管切除术在术中和术后的主要并发症，特别是肺部并发症的发生率比开放式食管切除术要低，而且在 3 年的时间内不会影响整体和无病生存率[①]。

尽管有足够的术前分期，25% 的初次接受手术切除的患者将有镜下切除边缘阳性，不利于手术。经 CROSS 试验证实，这导致大多数患者需要接受新辅助放化疗。与单纯手术组相比，手术联合新辅助放化疗组患者的中位无病生存期明显延长。复发性癌症的死亡率也降低了 9%。无论组织学亚型如何，新辅助治疗对生存的益处是一致的。

预处理患者准备

如果可能的话，患者需要戒烟、戒酒。在新辅助治疗或确定性放化疗前，患者应行中心静脉穿刺置管术和放置饲管（手术切除前首选 J 形管）。

放疗：

- 鳞癌对放射更敏感。放疗可达到良好的局部控制，但一般仅用于不能切除或晚期癌症患者，或治疗方法有限的多合并症患者的阻塞性症状的单一姑息治疗。它最适用于颈段食管肿瘤，但与化疗联合使用时应答最佳。

- 术前或新辅助治疗的放疗总剂量为 40 ～ 50 Gy。对于确定性放疗，剂量范围为 50 ～ 55 Gy。

- 姑息性放疗对骨转移也有效。

---

① Mariette C et al：Hybrid minimally invasive esophagectomy for esophageal cancer, N Engl J Med 380（2）：152-162, 2019.

- 放疗并发症：3D 适形治疗可避免。
  1. 食管狭窄、瘘管形成、放射引起的肺纤维化和横贯性脊髓炎是最常见的。
  2. 放疗引起的心肌病和皮肤变化是罕见的。

调强放疗（intensity modulated radiation therapy，IMRT）也可用于食管癌的治疗，它的杀伤毒性更强。到目前为止，调强放疗联合化疗的研究很少，因此新辅助治疗中还没有作为标准方法。

近距离放疗：这也是一种姑息疗法。它可在局部病灶区域产生高剂量辐射，可减少吞咽困难患者对支架的需求。但是由于存在食管瘘和穿孔等可能的并发症，在既往受照射组织中近距离放疗的使用受限。

不能切除的、局部进展的或转移性疾病的治疗

- 联合化疗方案通常比单药治疗有更高的应答率。应答率可高达 50%，但这并不代表能延长生存时间。
- 新辅助化疗方案也可用于局部晚期或转移情况。顺铂可能是最有效的药物，一些研究表明，与 5-FU 联合使用可产生 20%～50% 的应答率。如果在转移灶中加入紫杉烷，三联药物方案可导致疾病进展延缓 2 个月左右，并且可能延长生存时间。然而由于毒性增加，患者必须谨慎选择这种三联治疗方案。其他有效的双药联合方案有顺铂与伊立替康、依托泊苷或吉西他滨。在这些方案中卡培他滨可以代替 5-FU。

分子靶向治疗

这只适用于 HER-2 过表达的食管腺癌，在鳞癌的治疗中没有明显的作用。

- 雷莫芦单抗（ramucirumab）是一种重组单克隆 IgG1 抗体，是一种血管内皮生长因子受体 2（VEGFR-2）拮抗剂，可以抑制内皮细胞的配体增殖和迁移，最终抑制血管生成。建议二线联合紫杉醇治疗或三线单药治疗。
- 曲妥珠单抗联合顺铂和 5-FU 可作为 HER-2 过表达转移性食管腺癌的一线治疗。大约 22% 的腺癌会过表达 Ⅱ 型表皮生长因子受体 HER2，总体应答率为 47%。

食管癌的免疫治疗

- 这涉及针对 PD-1 的免疫检查点抑制剂。

- 研究表明，nivolumab 和 pembrolizumab 对于既往至少两种化疗方案的传统治疗失败的进展期癌症患者，治疗应答率为 10% ~ 30%。目前，在美国只有 pembrolizumab 被批准用于食管癌的治疗。

随访

大多数的复发发生在 12 个月内。在适当的情况下（特别是 Barrett 食管）进行临床监测、实验室检查、影像学和内镜评估，以进行术后监测，但对早期发现和降低死亡率没有明显益处。对于已接受确定性治疗的患者，建议在第一年每 3 个月进行一次内镜监测，其后每年进行一次。对于不能切除的患者，姑息治疗如反复内镜扩张、内镜消融、内镜黏膜切除术、光动力治疗、近距离放疗、通过营养饲管或在食管放置可膨胀的金属支架、聚乙烯假体来建立旁路已被应用。但是晚期疾病患者和（或）姑息性手术相关的发病率和死亡率不支持为大多数此类患者提供这种治疗方式。

生存

- 所有发病阶段的 5 年生存率为 15%（局部疾病为 39%，区域疾病为 21%，远处疾病为 4%）。
- 对 0 期或 I 期疾病且局限于黏膜下层的患者，内镜治疗 5 年生存率可达 70% ~ 90%。
- 手术切除而不进行新辅助治疗：5 年生存率为 5% ~ 30%，早期癌症生存率更高（高达 45% ~ 50%）。
- 不含化疗或手术的放疗：5 年生存率为 6% ~ 20%。
- 不需手术的放化疗：5 年生存率高达 30%。
- 三联治疗：5 年生存率高达 45% ~ 50%（所有阶段疾病）。
- 采用姑息性化疗的转移性疾病患者中位生存期小于 1 年。

转诊

- 存在吞咽困难、吞咽痛或不明原因的体重减轻患者，或为了姑息治疗的患者，至消化科相关领域专家处就诊，行内镜检查。
- 为转移癌患者评估术前化疗，请到肿瘤科就诊。
- 如果肿瘤正在出血、无法切除或存在梗阻，于肿瘤科进行姑息治疗。
- 临终关怀。

重点和注意事项

专家点评

超过 50% 的食管癌患者在确诊时已转移或无法切除。

预防

- 富含水果、蔬菜和抗氧化剂的饮食可以降低食管癌的风险。
- 避免吸烟和过度饮酒。
- 避免摄入已知会导致食管癌的毒素。
- 阿司匹林在 Barrett 食管中可能有化学预防作用，但目前仅推荐用于有其他适应证（如心脏病）的患者。
- 没有证据表明维生素、中药或绿茶可以预防食管癌。
- 不建议对一般人群进行筛查。如果发现 Barrett 食管，则必须定期进行内镜检查，如果发现异常增生则考虑射频或其他消融治疗。

患者及家庭教育

提供关于预后的教育和支持，因为大多数食管癌被诊断时已是晚期。

相关内容

Barrett 食管（相关重点专题）

推荐阅读

Kranzfelder M et al: Meta-analysis of neoadjuvant treatment modalities and definitive non-surgical therapy for oesophageal squamous cell cancer, *Br J Surg* 98:768-783, 2011.

Rustgi AK, El-Serag HB: Esophageal carcinoma, *N Engl J Med* 371:2499-2509, 2014.

Van Hagen P et al: Preoperative chemoradiotherapy for esophageal or junctional cancer, *N Engl J Med* 366:2074-2084, 2012.

Wiedmann WM et al: New and emerging combination therapies for esophageal cancer, *Cancer Manag Res* 27:133-146, 2013.

第 16 章　胃癌
Gastric Cancer

Ritesh Rathore

蒋嘉睿　译　刘娅妮　审校

 基本信息

定义

胃癌是一种发生于胃的腺癌。发生在胃食管交界处（gastroesophageal junction，GEJ）5 cm 以内的贲门癌通常被归为 GEJ 癌。胃癌在组织学上细分为肠型和弥漫型。弥漫型的胃癌比较常见于女性和年轻患者，而肠型主要与环境因素（吸烟，烟熏、盐渍及腌制食品，硝酸盐和亚硝酸盐）及种族（亚裔和太平洋裔）相关。图 16-1 所示为根据浸润深度对胃腺癌进行分类。

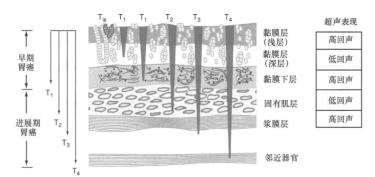

扫本章二维码看彩图

图 16-1　（扫本章二维码看彩图）胃腺癌按浸润深度分类（T 分类）。 在 TNM 分类中，T 表示侵袭深度。T_{is} 表示原位癌；T_1 肿瘤局限于黏膜（T_{1a}）和黏膜下层（T_{1b}）；T_2 肿瘤侵犯固有肌层，但不侵犯浆膜层；T_3 肿瘤穿透浆膜下结缔组织，不累及脏腹膜或邻近结构；而 T_4 肿瘤侵犯浆膜（脏腹膜），可累及邻近器官和组织。在早期胃癌中，无论淋巴结是否受累，病变都局限于黏膜和黏膜下层（T_1）〔From Feldman M et al（eds）: Sleisenger and Fordtran's gastrointestinal and liver disease, ed 10, Philadelphia, 2016, Saunders.〕

同义词

胃腺癌

胃癌（Stomach Cancer）

皮革样胃

ICD-10CM 编码

C16　胃恶性肿瘤

C16.0　胃贲门部恶性肿瘤

C16.1　胃底部恶性肿瘤

C16.2　胃体部恶性肿瘤

C16.3　幽门窦恶性肿瘤

C16.5　胃小弯恶性肿瘤，未特指

C16.6　胃大弯恶性肿瘤，未特指

C16.8　胃重叠部位的恶性肿瘤

流行病学和人口统计学

- 胃癌是世界上第四大常见癌症，每年发病人数约为 95 万例，其中 70% 发生在发展中国家。发病率最高的是亚洲，最低的是北美洲。据估计，全世界每年死于胃癌的人数为 72.3 万。
- 在美国，2019 年预计有 27 510 例新增病例和 11 140 例死亡病例。
- 在美国，胃癌的发病率为 6.7/10 万，死亡率为 3.4/10 万。过去 30 年中，虽然远端胃肿瘤的发病率大大下降，但近端贲门和胃底肿瘤的发病率却在上升。
- 胃癌在 65 岁以上的男性患者中更为常见（70% 的患者 > 50 岁）。
- 男女比例为 3 : 2。
- 遗传性弥漫性胃癌（hereditary diffuse gastric cancer，HDGC）呈常染色体显性遗传，癌症发病年龄较小（平均年龄 37 岁）。在这些家庭中，有高达 50% 的家庭发现了肿瘤抑制基因——上皮钙黏蛋白（E-cadherin）基因（*CDH1*）的种系截断突变。它与 80% 的胃癌终生危险有关。
- Lynch 综合征、家族性腺瘤性息肉病、Peutz-Jeghers 综合征、幼年性息肉病综合征和增生性胃息肉也会增加罹患胃癌的风险。

体格检查和临床表现

- 病史可能显示餐后饱胀感、体重明显减轻（70% ~ 80%）、恶心或呕吐（20% ～ 40%）、吞咽困难（20%）和消化不良，通常用抗酸剂不能缓解。上腹不适也较常见，通常因禁食而减轻，并由于进食而加剧。

- 上腹部或腹部肿块（30% ～ 50%），上腹部疼痛。
- 缺铁性贫血一般见于肿瘤出血，并检测到隐血试验阳性的大便。
- 硬的结节性肝：可能表明疾病已转移到肝。
- 腹水、淋巴结病或胸腔积液：可能预示着转移。

病因学

风险因素

- 慢性幽门螺杆菌胃炎。胃癌在感染幽门螺杆菌的人中发展，但在未感染的人中不发展。组织学发现有严重胃萎缩、以胃体为主的胃炎或肠化生者的患病风险增加。幽门螺杆菌感染者同时合并十二指肠溃疡没有罹患胃癌的风险，而在胃溃疡、非溃疡性消化不良和胃增生性息肉患者中则有罹患胃癌的风险。根除幽门螺杆菌可降低胃癌风险。
- 过度吸烟、酗酒。
- 食品添加剂（亚硝胺）、烟熏食品，职业性接触重金属、橡胶、石棉。
- 慢性萎缩性胃炎伴有肠化生、肥厚性胃炎和恶性贫血。
- 框 16-1 总结了胃腺癌的风险因素。

框 16-1 胃腺癌的风险因素

明确的

幽门螺杆菌感染

慢性萎缩性胃炎

肠化生

异型增生 *

腺瘤性胃息肉

吸烟

胃部手术史（尤其是 Billroth Ⅱ）

遗传因素：

　胃癌家族史（一级亲属）

　家族性腺瘤性息肉病（伴有胃底腺息肉）

　遗传性非息肉病性结直肠癌

　Peutz-Jeghers 综合征

　幼年性息肉病

很可能的

　　高盐摄入

　　肥胖症（仅贲门腺癌）

　　鼻烟的使用

　　胃溃疡病史

　　恶性贫血

　　定期使用阿司匹林或其他非甾体抗炎药物（保护性）

可能的

　　使用他汀类药物（保护性）

　　酗酒

　　社会经济地位低下

　　Ménétrier 病

　　大量新鲜水果和蔬菜的摄入（保护性）

　　大量抗坏血酸的摄入（保护性）

可疑的

　　增生性和胃底腺息肉

　　高硝酸盐饮食

　　大量饮用绿茶（保护性）

* 建议对有这种风险因素的患者进行癌症监测。

From Feldman M et al（eds）: Sleisenger and Fordtran's gastrointestinal and liver disease, ed 10, Philadelphia, 2016, Saunders.

 诊断

鉴别诊断

- 胃淋巴瘤（占胃恶性肿瘤的 5%）
- 肥厚性胃炎
- 消化性溃疡
- 反流性食管炎

评估

　　上消化道内镜检查（图 16-2）与活检可以明确诊断。内镜超声检查结合 PET/CT 扫描以及术中淋巴结清扫可用于肿瘤的分期。表 16-1 和图 16-1 介绍了胃癌的分期系统。

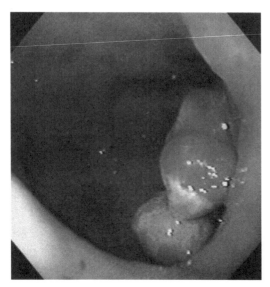

图 16-2　（扫本章二维码看彩图）息肉样胃癌。胃角处可见一三叶状息肉［From Feldman M et al（eds）：Sleisenger & Fordtran's gastrointestinal and liver disease：pathophysiology/diagnosis/management，ed 8，Philadelphia，2006，Saunders.］

表 16-1　基于 AJCC 第 8 版的胃癌 TNM 分期标准和分期

T 分类	T 标准
T_X	原发肿瘤无法评估
T_0	无原发肿瘤证据
T_{is}	原位癌：未浸润黏膜固有层的上皮内肿瘤，高级别异型增生
T_1	肿瘤侵犯黏膜固有层、黏膜肌层或黏膜下层
T_{1a}	肿瘤侵犯固有层或黏膜肌层
T_{1b}	肿瘤侵犯黏膜下层
T_2	肿瘤侵犯固有肌层
T_3	肿瘤穿透浆膜下结缔组织，但未侵犯脏腹膜或邻近结构
T_4	肿瘤侵犯浆膜（脏腹膜）或邻近结构
T_{4a}	肿瘤侵犯浆膜（脏腹膜）
N 分类	**N 标准**
N_X	局部淋巴结无法评估
N_0	无局部淋巴结转移
N_1	转移至 1～2 个局部淋巴结
N_2	转移至 3～6 个局部淋巴结

| N_3 | 转移至 7 个或更多局部淋巴结 |
| N_{3a} | 转移至 7 ～ 15 个局部淋巴结 |

M 分类	M 标准
M_0	无远处转移
M_1	有远处转移

分期	pT	pN	M
0 期	T_{is}	N_0	M_0
ⅠA 期	T_1	N_0	M_0
ⅠB 期	T_1	N_1	M_0
	T_2	N_0	M_0
ⅡA 期	T_1	N_2	M_0
	T_2	N_1	M_0
	T_3	N_0	M_0
ⅡB 期	T_1	N_{3a}	M_0
	T_2	N_2	M_0
	T_3	N_1	M_0
	T_{4a}	N_0	M_0
ⅢA 期	T_2	N_{3a}	M_0
	T_3	N_2	M_0
	T_{4a}	N_1 或 N_2	M_0
	T_{4b}	N_0	M_0
ⅢB 期	T_1	N_{3b}	M_0
	T_2	N_{3b}	M_0
	T_3	N_{3a}	M_0
	T_{4a}	N_{3a}	M_0
	T_{4b}	N_1 或 N_2	M_0
ⅢC 期	T_3	N_{3b}	M_0
	T_{4a}	N_{3b}	M_0
	T_{4b}	N_{3a} 或 N_{3b}	M_0
Ⅳ期	任何 T	任何 N	M_1

实验室检查

- 全血细胞计数显示小红细胞性贫血。
- 检测到大便隐血试验阳性。
- 化学检测可显示低白蛋白血症或肝转移患者的肝酶异常。
- 高达 25% 的胃癌过表达 HER2/neu 生长因子受体，目前评估胃食管肿瘤 HER2 过表达已成为标准做法。
- 聚合酶链反应扩增后再进行限制性的突变特异性预测基因检测：在家族性弥漫性癌症患者的家庭中，建议对 CDH1 的截断突变进行酶解和 DNA 测序，因为每 4 个 CDH1 基因突变携带者中就有 3 个会发展为胃癌。胃腺癌的遗传异常汇总于表 16-2。

表 16-2　胃腺癌的遗传异常

异常	大概基因频率（%）
微卫星灶不稳定	$15 \sim 50$
DNA 非整倍体	$60 \sim 75$
缺失 / 抑制	
p53（肿瘤蛋白 53）	$60 \sim 70$
FHIT（脆性组氨酸三联基因）	60
APC（腺瘤性结肠息肉病基因）杂合性缺失	50
DCC（结直肠癌基因删除）杂合性缺失	50
由于过度甲基化而导致的低表达	
p16	≈ 50
TFF1（人类三叶因子 1 基因）	≈ 50
p27	< 50
MLH1（人类 mutL 同源蛋白 1 基因）	$15 \sim 20$
E-cadherin	50
扩增 / 过度表达	
COX-2（环氧化酶 -2）	70
HGF（肝细胞生长因子）	60
VEGF（血管内皮生长因子）	50
c-met	50
AIB-1（乳腺癌扩增性抗原 1）	40
β-catenin	25
EGFR（表皮生长因子受体基因）	15

续表

异常	大概基因频率（%）
突变	
PI3K（磷脂酰肌醇 3- 激酶基因）	25
PTPRT（蛋白酪氨酸磷酸酶受体型基因）	17

From Feldman M et al（eds）：Sleisenger and Fordtran's gastrointestinal and liver disease, ed 10，Philadelphia，2016，Saunders.

影像学检查

胸部和腹部 PET/CT 扫描（图 16-3）评估是否有转移。

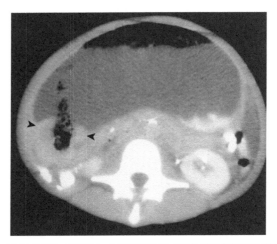

图 16-3　胃出口梗阻：胃窦癌。在计算机断层成像中可见胃部明显膨胀并有气液平面。在这个病例中，胃窦部远端可见明显的肿块（箭头示）[From Grainger RG et al（eds）：Grainger & Allison's diagnostic radiology：a textbook of medical imaging，ed 4，St Louis，2001，Churchill Livingstone.]

 治疗

急性期常规治疗

● 胃切除术：大多数可治愈的肿瘤可以通过胃次全切除术切除并保证安全切缘。当肿瘤位于近端胃或根据疾病程度需要，可采用全胃切除术。对于发生在胃体或胃窦的病变，首选的治疗方法是根治性远端次全切除术（图 16-4）。该术式切除约 80% 的胃以及十二指肠的第一部分、肝胃之间网膜组织、胃结肠之间网膜组织，并清扫腹腔干 3 个血管分支周围的淋巴结。弥漫性或近端胃癌需要进行全胃切除术，以获得适当的胃近端切缘（图 16-5）。如果需要进行全胃切除术，有时也要进行脾切除术，特别是胃近端 1/3 的胃癌和胃体大弯侧的肿瘤。这些癌症更容易转移到脾门淋巴结，如果不做脾切除术，这些淋巴结就不能被完全清扫干净。由于并发症增多，常规的脾切除术已不再实行。当出现令人担忧的、可触及的脾门结节时，应进行脾切除术。

- 在晚期病例中，当瘤体出血、梗阻时可进行姑息性胃切除术。可以通过进行胃空肠吻合来解决出口梗阻。

- 在可手术的胃癌患者中，围术期方案化疗可以缩小肿瘤体积和降低肿瘤分期，同时提高无进展生存和总生存时间。目前使用的标准新辅助治疗方案是 FLOT 方案［5- 氟尿嘧啶（5-FU）、甲酰四氢叶酸、奥沙利铂、多西他赛］。

- Ⅱ～Ⅲ期患者可以选择使用较早期的 5-FU 和甲酰四氢叶酸方案进行术后辅助放化疗。另外，现代的方法是采用 FOLFOX

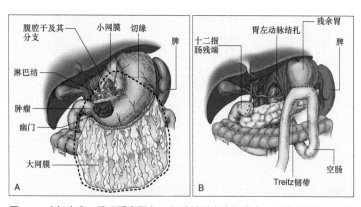

图 16-4 （扫本章二维码看彩图）A. 根治性胃次全切除术。这种胃窦部肿瘤的切除范围包括胃远端 80%、小网膜、大网膜以及胃周淋巴结（日本 N1 组），沿左胃、腹腔干和肝总动脉分布的淋巴结（日本 N2 组）。**B.** 根治性次全切除后重建。关闭十二指肠残端和胃小弯侧后，将残余胃和近端空肠于结肠前进行端-侧吻合。脾和远端胰腺保留于原位（From Niederhuber JE：Abeloff's clinical oncology，ed 6，Philadelphia，2020，Elsevier.）

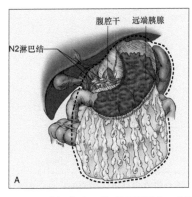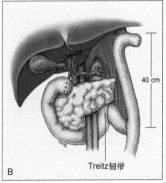

图 16-5　（扫本章二维码看彩图）A. 根治性全胃切除术。全胃切除术适用于这种广泛的胃部肿瘤。手术标本中要包括两块网膜、脾、远端胰腺和日本 N2 组淋巴结。**B.** 根治性全胃切除术后重建。虽然已经描述了各种吻合口和空肠潴袋的方法，但除了使胆汁和胰腺分泌物远离食管黏膜外，似乎任何方法都没有好处。Roux-en-Y 食管空肠端 - 侧吻合，保留 40 cm 无功能袢（From Niederhuber JE：Abeloff's clinical oncology，ed 6，Philadelphia，2020，Elsevier.）

（5-FU、甲酰四氢叶酸、奥沙利铂）或 CAPOX（卡培他滨、奥沙利铂）方案联合化疗，放疗仅用于高危患者。

- 在转移性胃癌中，使用三联或双联化疗方案可提高总生存时间。在表达 *HER2-2/neu* 癌基因的胃癌患者亚群中（20% ～ 25% 的患者），在铂类加 5-FU 或卡培他滨的基础上加用曲妥珠单抗可延长总生存时间。
- 一线化疗后进展的患者使用化疗联合抗血管内皮生长因子受体 -2 抗体雷莫芦单抗可以获得生存益处。用程序性死亡受体 -1 抗体（nivolumab，pembrolizumab）进行免疫治疗已被证明可以改善以前接受过治疗的高微卫星不稳定性（microsatellite instability，MSI）肿瘤患者的生存率。
- 新诊断的胃癌或胃食管交界处癌的治疗策略见图 16-6 和图 16-7。

预后

- 转移性或复发性胃癌的中位生存时间总体为 10 ～ 15 个月。
- 早期胃癌的 5 年生存率 > 35%。

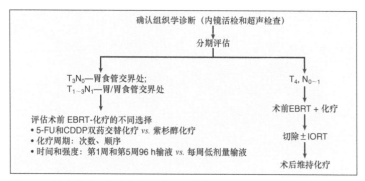

图 16-6　治疗策略：新诊断的胃癌或胃食管交界处癌。辅助治疗先于手术。CDDP，顺二氨二氯铂；EBRT，外照射放疗；IORT，术中放疗；5-FU，5- 氟尿嘧啶（From Niederhuber JE：Abeloff's clinical oncology，ed 6，Philadelphia，2020，Elsevier.）

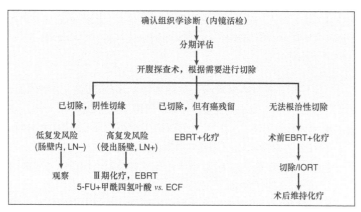

图 16-7　治疗策略：新诊断的胃癌或胃食管交界处癌。手术先于辅助治疗。EBRT，外照射放疗；ECF，表柔比星、顺铂；5-FU，5- 氟尿嘧啶；IORT，术中放疗；LN，淋巴结（From Niederhuber JE：Abeloff's clinical oncology，ed 6，Philadelphia，2020，Elsevier.）

 重点和注意事项

专家点评

- 胃切除术患者需要补充维生素 B_{12}。他们也有倾倒综合征的风险，应建议他们少食多餐。

- 对于年轻的、无症状的种系截断 *CDH1* 突变携带者，属于高渗透性的遗传性弥漫性胃癌家族成员，应考虑预防性胃切除术。

- 美国不推荐对一般风险患者进行胃癌筛查。

推荐阅读

Al-Batran S et al: Perioperative chemotherapy with fluorouracil plus leucovorin, oxaliplatin, and docetaxel versus fluorouracil or capecitabine plus cisplatin and epirubicin for locally advanced, resectable gastric or gastro-oesophageal junction adenocarcinoma (FLOT4): a randomised, phase 2/3 trial, *Lancet* 393(10):1948-1957, 2019.

Badgwell B: Multi modality therapy of localized gastric adenocarcinoma, *J Natl Compr Canc Netw* 14(10):1321-1327, 2016.

Choi IJ et al: Family history of gastric cancer and *Helicobacter pylori* treatment, *N Engl J Med* 382:427-437, 2020.

Shitara K, Ohtsu A: Advances in systemic therapy for metastatic or advanced gastric cancer, *J Natl Compr Canc Netw* 14(10):1313-1320, 2016.

Shum H, Rajdev L: Multimodality management of resectable gastric cancer: a review, *World J Gastrointest Oncol* 6(10):393-402, 2014.

Siegel RL et al: Cancer statistics, *CA Cancer J Clin* 69(1):7-34, 2019.

第 17 章　肝细胞癌
Hepatocellular Carcinoma

Bharti Rathore

王涵　译　王格　审校

 基本信息

定义

肝细胞癌（hepatocellular carcinoma，HCC）是肝细胞恶性肿瘤。

同义词

肝癌

HCC

流行病学和人口统计学

肝细胞癌（HCC）是世界第五大常见的癌症（每年新发病例约60万），也是癌症死亡第四大常见的原因。全球发病率各不相同：

- 85% 的肝细胞癌患者有肝硬化。
- 乙型肝炎和丙型肝炎高发地区（东亚、撒哈拉以南非洲）发病率最高。
- 男性发病率比女性高，比例在 2∶1 到 4∶1 之间。
- 高峰发病年龄：西方国家为 40 ～ 60 岁，在乙型肝炎高发地区发病时间更早。
- 在美国，由于慢性丙型肝炎使得非酒精性脂肪肝病（NAFLD）、代谢综合征、肥胖和糖尿病的发病率不断上升。
  1. 在过去 20 年里，美国 HCC 的发病率增长了一倍。2013 年，约有 2.56 万病例。比例增长最大的是西班牙裔和 45 ～ 60 岁的白种人。
  2. 平均确诊年龄约为 65 岁。
  3. 在美国，HCC 的癌症相关死亡率最高。
  4. 到 2020 年，美国的 HCC 发病人数预计将增加到 38 350 例，到 2030 年将增加到约 56 200 例。
- 高危因素：

1. 慢性乙型肝炎病毒（HBV）感染占所有 HCC 病例的 50%，大多数为儿童时期罹患。
2. 日本 80% ～ 90% 的 HCC 患者、美国 30% ～ 50% 的 HCC 患者慢性丙型肝炎病毒（HCV）标志物阳性。
3. 其他原因引起的肝硬化：酒精性肝病、非酒精性脂肪性肝炎、原发性胆汁性肝硬化、血色素沉着症、α_1- 抗胰蛋白酶缺乏症、自身免疫性肝炎。
4. 肝毒素：黄曲霉毒素 B_1。
5. 影响肝的系统性疾病：酪氨酸血症。
6. 肥胖和糖尿病。

体格检查和临床表现

- 1/3 的患者无症状。
- 早期症状为腹痛。
- 常出现肝硬化和门脉高压的体征。
- 既往代偿性肝硬化会出现腹水、肝性脑病、黄疸或出血等症状。
- 可能出现副肿瘤综合征（低血糖、红细胞增多症、高钙血症、严重腹泻、皮肌炎）。框 17-1 总结了与肝细胞癌相关的副肿瘤综合征。
- 表 17-1 总结了肝细胞癌的症状和体征。

框 17-1　与肝细胞癌相关的副肿瘤综合征

类癌综合征

高钙血症

高血压

肥大性骨关节病

低血糖症

神经病

骨质疏松症

红细胞增多症

多发性肌炎

卟啉症

性征改变——性早熟、男性乳腺发育、男性女性化

甲状腺毒症

游走性血栓性静脉炎

水样腹泻综合征

From Feldman M, Friedman LS, Brandt LJ: Sleisenger and Fordtran's gastrointestinal and liver disease, ed 10, Philadelphia, 2016, Elsevier.

表 17-1 肝细胞癌的症状和体征

症状	发生率（%）
腹痛	59～95
体重减轻	34～71
虚弱	22～53
腹胀	28～43
非特异性胃肠道（GI）症状	25～28
黄疸	5～26
体征	
肝大	54～98
腹水	35～61
发热	11～54
脾大	27～42
消瘦	25～41
黄疸	4～35
肝部杂音	6～25

From Feldman M，Friedman LS，Brandt LJ：Sleisenger and Fordtran's gastrointestinal and liver disease，ed 10，Philadelphia，2016，Elsevier.

 诊断

鉴别诊断

- 肝转移癌
- 肝内胆管癌
- 良性肝肿瘤（腺瘤、局灶性结节性增生和血管瘤）
- 局灶性脂肪浸润

评估

- 高危因素相关病史
- 体格检查，注意慢性肝病的体征
- 实验室检查及影像学检查
- 影像学检查：超声进行初步检查；三期 CT 扫描或动态对比增强 MRI

实验室检查

- 肝功能检查。
- 70% 的患者血清甲胎蛋白（AFP）水平升高。AFP ＞ 400 ng/ml 高度提示 HCC；然而，高达 40% 的小病灶（1 ～ 2 cm）患者可能不升高。
- 与 HCC 相关的副肿瘤综合征可引起高钙血症、低血糖症和红细胞增多症。
- 血清 HBV DNA 水平升高（拷贝数 ≥ 10 000/ml）是 HCC 的高风险预测因子，与 HBeAg、血清转氨酶水平和肝硬化无关。

影像学检查

　　超声（US）、CT 扫描（图 17-1）或 MRI。超声是最常用的方法，每 6 个月对高风险患者进行一次肝细胞癌筛查。图 17-2 为肝硬化患者伴结节性肝癌的腹腔镜视图。

　　根据 US 检查结果，建议采用以下影像学方法进一步检查：

- ＜ 1 cm 的病灶需每 3 个月复查一次超声，以确保病灶大小无显著变化。如果 24 个月后仍稳定，超声检查间隔时间可以增加到每 6 个月。
- ＞ 1 cm 的病灶需要 CT 或 MRI 扫描进一步检查。如影像学表现具有典型的 HCC 特征（动脉期增强，门静脉及延迟期廓

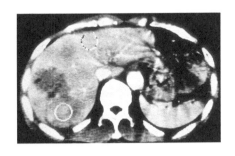

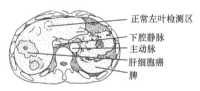

图 17-1　肝细胞癌。CT 显示肝右叶的弥漫性病变及周边正常肝（From Skarin AT：Atlas of diagnostic oncology，ed 3，St Louis，2003，Mosby.）

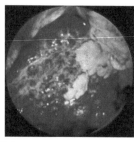 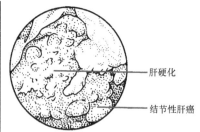

肝硬化

结节性肝癌

 图 17-2（扫二维码看彩图）肝细胞癌。腹腔镜下显示肝硬化伴结节性肝癌（From Skarin AT: Atlas of diagnostic oncology, ed 4, St Louis, 2010, Mosby.）

扫二维码看
彩图

清），则不需要其他检查或活检就可确诊 HCC。如果影像学表现不明确或非典型 HCC，则必须进行其他影像学检查。如果仍不明确，建议进行影像引导下穿刺活检。

活检：如果影像学检查不能诊断或是非典型 HCC，或没有肝硬化背景，则需要进行超声或 CT 引导下经皮穿刺活检。活检结果阴性患者应随访，每 3～6 个月评估肝结节，直到结节消失、增大或出现特征性表现。

筛查：目前建议每 6 个月对高危患者进行一次 US 筛查，以识别早期 HCC。除超声检查外，AFP 的使用仍具有争议；虽然 AFP 可以提高检出率，但也增加了假阳性结果。由于 AFP 的敏感性和特异性有限，不支持使用 AFP 独立诊断。等待移植的患者应定期进行 HCC 筛查，因为在美国，肝细胞癌进展的患者，可优先进行肝移植。建议对以下人群进行 HCC 筛查：

- HBV 携带者（HBsAg 阳性）：亚洲男性＞40 岁，亚洲女性＞50 岁，均为肝硬化性 HBV 携带者，有 HCC 家族史，＞20 岁的北美黑人或非洲人。

- 肝硬化（非乙型肝炎）：丙型肝炎、酒精性肝硬化、血色素沉着症、原发性胆汁性肝硬化，以及某些 α_1-抗胰蛋白酶缺乏症、自身免疫性肝炎和非酒精性脂肪性肝炎。

分期：常用巴塞罗那临床肝癌（Barcelona Clinic Liver Cancer，BCLC）分期系统，评估包括患者身体状态、肿瘤体征、结节数量和大小、肝功能。TNM 分期见表 17-2。

根据分期确定治疗方式（图 17-3）：

- 早期（A）：无症状的单发肿瘤＜5 cm，或 3 个结节，均≤3 cm。

表 17-2　肝细胞癌 TNM 分期及米兰肝移植标准

T 肿瘤分期

T_x	原发肿瘤无法评估
T_0	无肿瘤
T_1	无血管侵犯的单发肿瘤（任何大小）
	T_{1a}：孤立性肿瘤＜2 cm（最大直径），无血管侵犯
	T_{1b}：孤立性肿瘤＞2 cm（最大直径），无血管侵犯
T_2	单发肿瘤＞2 cm，有血管侵犯，或多发肿瘤（均不＞5 cm）
T_3	多发肿瘤，任一＞5 cm
T_4	肿瘤侵犯门脉或肝静脉的主要分支，并直接侵犯邻近器官，包括膈肌（胆囊除外）或内脏肝腹膜穿孔

N 肿瘤分期

N_x	淋巴结无法评估
N_0	区域淋巴结未受累
N_1	区域淋巴结受累

M 肿瘤分期

M_0	无肿瘤远处扩散
M_1	有远处肿瘤扩散

米兰肝移植标准

1 个肿瘤且直径≤5 cm，或
不超过 3 个肿瘤且直径≤3 cm
＋无血管侵犯
＋无肝外疾病

说明

TNM 分期没有考虑肝硬化患者的肝功能背景，而肝硬化患者的肝功能常受损，这将影响患者的治疗选择和预后。其他分期系统考虑了病变程度和肝功能，但没有进行准确的比较：

- 巴塞罗那临床肝癌（BCLC）系统
- 意大利肝癌项目（CLIP）系统
- 奥田（Okuda）系统

From Grant，LA：Grainger & Allison's diagnostic radiology essentials，ed 2，Philadelphia，2019，Elsevier.

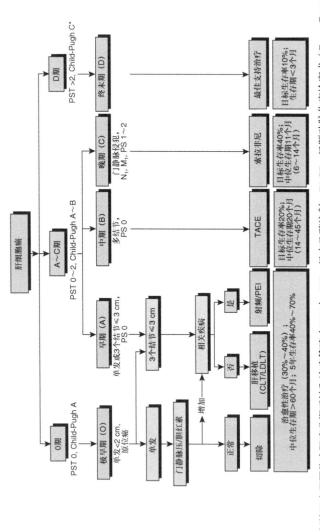

图17-3　更新的巴塞罗那临床肝癌分期系统和治疗策略（2011）。PEI，经皮乙醇注射；TACE，经肝动脉化疗栓塞术（From Grant, LA: Grainger & Allison's diagnostic radiology essentials, ed 2, Philadelphia, 2019, Elsevier.）

- 中期（B）：超出早期标准，但尚未表现出癌症相关症状、血管侵犯或转移。
- 晚期（C）：患者有轻度恶性肿瘤相关症状和（或）血管内侵犯或肝外扩散。
- 终末期（D）：晚期有进展性疾病症状的患者。

℞ 治疗

- 肝细胞癌的治疗方案见表 17-3。图 17-4 描述了 HCC 的治疗流程。

表 17-3　肝细胞癌的治疗选择

治疗方案	注释
外科切除	可治愈，但仅限于非肝硬化患者和肝硬化不伴门静脉高压患者
肝移植	适用于某些限定疾病的患者，需要终生免疫抑制治疗
射频消融或乙醇注射	有可能治愈小肝癌，包括多发性肿瘤
经肝动脉化疗栓塞术（TACE）	对于肝功能尚可但无法切除的患者可改善生存率，非治愈性治疗
免疫治疗	检查点抑制剂可改善已接受早期治疗的患者的生存率
分子靶向治疗	索拉非尼和 lenvatinib 可改善未早期治疗的患者的生存率；瑞戈非尼和 cabozantinib 可改善已接受早期治疗的患者的生存率

- 早期：治愈性疗法（手术切除或肝移植）。对于单发病变的患者，如果他们无肝硬化病史，或者有肝硬化但肝功能正常、胆红素正常、无明显门静脉高压症，可以进行手术切除。对于符合米兰标准的 HCC 患者（表 17-4），肝移植是一种有效的治疗方式。如果等待时间预期很长，HCC 患者可考虑活体供者移植。对于无法手术切除的患者，局部消融术是一种安全有效的治疗方法，也可作为移植的前期治疗。应用以上治疗方式，患者 5 年生存率为 50% ～ 70%。射频消融术（radiofrequency ablation，RFA）用于非手术适应证的早期 HCC 患者，2 年后可获得非常高的局部控制率（＞90%），但 5 年后最终复发率可接近 70%。

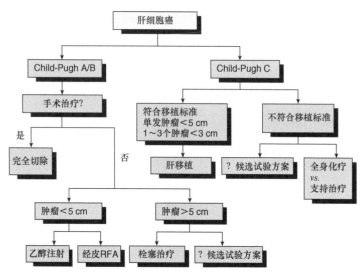

图 17-4 肝细胞癌的治疗流程。RFA，射频消融术［From Bruix J，Sherman M；AASLD：Management of hepatocellular carcinoma：an update，Hepatology 53（3）：1020-1022，2011.］

表 17-4 肝移植的米兰标准

单发肝细胞癌患者的肿瘤直径≤ 5 cm
或
多发肿瘤患者≤ 3 个肿瘤结节，每个直径≤ 3 cm

From Cameron JL，Cameron AM：Current surgical therapy，ed 10，Philadelphia，2011，Saunders.

- 中期：对于无法手术，但无血管侵犯或肝外扩散的大肝癌或多发肝癌患者，推荐经肝动脉化疗栓塞术（transarterial chemoembolization，TACE）作为一线非治愈性治疗。近期，经动脉应用钇 -90 放射性标记玻璃微球进行选择性内照射治疗（selective internal radiation therapy，SIRT）是传统 TACE 治疗的替代方法。中位生存期＞ 2 年。

- 晚期：姑息性靶向治疗、免疫治疗或临床试验在这一阶段被使用。口服多激酶抑制剂索拉非尼和兰伐替尼（lenvatinib）均被批准为标准一线治疗方案。

- 在先前接受一线靶向治疗的患者中，口服多激酶抑制剂——瑞戈非尼和卡博替尼（cabozantinib）可提高生存率。此外，免疫检查点抑制剂纳武单抗（nivolumab）和派姆单抗（pembrolizumab）

在二线治疗中已被证明可以提高生存率。

- 抗血管生成药物雷莫芦单抗，最近被批准作为以前接受索拉非尼治疗的 HCC 患者的二线治疗方案。

预后

- 对于可切除的 HCC，肝移植后 5 年生存率为 50% ~ 70%，手术切除后 5 年生存率为 30% ~ 50%。对于不能切除的 HCC，总体预后较差。
- 肿瘤大小是小肝癌（直径 ≤ 50 mm）切除的独立预后因素。肿瘤直径为 0 ~ 35 mm 的患者比直径较大（36 ~ 50 mm）的患者 5 年生存率更好[①]。
- 在美国，HCC 的 5 年总生存率约为 10%。

转诊

多学科胃肠道肿瘤团队进行治疗规划。

 重点和注意事项

- 在流行地区的儿童普遍接种乙型肝炎疫苗，已证实可以降低 HCC 的发病率。
- 拉米夫定治疗慢性乙型肝炎相关肝硬化患者可降低 HCC 的发病率。恩替卡韦治疗慢性乙型肝炎相关肝细胞癌可改善肝功能和 MELD 评分。
- 对非肝硬化丙型肝炎患者进行基于干扰素的治疗，可降低具有持续病毒应答反应的患者发生 HCC 的风险。
- 推荐高风险患者进行定期 HCC 筛查，因为治愈性治疗仅适用于小肝癌和早期肝癌。
- 不论肿瘤大小，AFP > 1000 ng/ml 的 HCC 患者在移植后复发的风险均会增加。
- 对于不耐受或对索拉非尼有耐药性的晚期 HCC，有许多正在进行的酪氨酸激酶抑制剂和单克隆抗体试验。未来晚期 HCC 的治疗可能会针对不同致癌途径进行多种药物的个性化组合，以优化治疗成功率。

---

① Zhang W et al：Effect of tumor size on cancer-specific survival in small hepatocellular carcinoma，Mayo Clin Proc 90（9）：1187-1195，2015.

推荐阅读

Abou-Alfa GK et al: Cabozantinib in patients with advanced and progressing hepatocellular carcinoma, *N Engl J Med* 379(1):54-63, 2018.

American Cancer Society: *Global cancer: facts & figures*, 3rd ed, www.cancer.org/acs/groups/content/@research/documents/document/acspc-044738.pdf, 2015.

Bouattour M et al: Systemic treatment for advanced hepatocellular carcinoma, *Liver Cancer* 8(5):341-358, 2019.

Bruix J, Sherman M: AASLD practice guideline. Management of hepatocellular carcinoma: an update, *Hepatology* 53(3):1020-1022, 2011.

El-Serag HB: Hepatocellular carcinoma, *N Engl J Med* 365:1118-1127, 2011.

Jin YJ et al: Suppressive effects of entecavir on hepatitis B virus and hepatocellular carcinoma, *J Gastroenterol Hepatol* 26(9):1380-1388, 2011.

Kudo M et al: Lenvatinib versus sorafenib in first-line treatment of patients with unresectable hepatocellular carcinoma: a randomised phase 3 non-inferiority trial, *Lancet* 391(10126):1163-1173, 2018.

Petrick J et al: Future of hepatocellular carcinoma incidence in the United States forecast through 2030, *J Clin Oncol* 34(15):1787-1794, 2016.

Saunders D: Systematic review: the association between obesity and hepatocellular carcinoma—epidemiological evidence, *Aliment Pharmacol Ther* 31(10):1051, 2010.

Siegel RL et al: Cancer statistics, *CA Cancer J Clin* 69(1):7-34, 2019.

Villanueva A, Llovet JM: Targeted therapies for hepatocellular carcinoma, *Gastroenterology* 140(5):1410-1426, 2011.

Villanueva A: Hepatocellular carcinoma, *N Engl J Med* 380:1450-1462, 2019.

第18章 胆管癌
Cholangiocarcinoma

Suqing Li, Talia Zenlea

王淑兰 译 徐安 审校

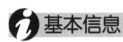 基本信息

定义

胆管癌是一种起源于胆管上皮细胞内的癌症。最常见的是腺癌。根据其在胆道系统中的位置,胆管癌可被分为肝内胆管癌、肝门周围胆管癌或肝外胆管癌。

同义词

胆管恶性肿瘤

ICD-10CM 编码
C22.1 肝内胆管癌
C24.0 肝外胆管恶性肿瘤

流行病学和人口统计学

发病率:
- 胆管癌发病率因地区而异。美国的发病率很低,为(1~2)/10万,泰国的发病率最高,为80/10万。
- 肝内胆管癌的发病率呈上升趋势。
- 西班牙裔和亚洲人口的发病率更高。

好发性别和年龄:
- 男性略多见。
- 发病最常见于50~70岁。
- 原发性硬化性胆管炎(PSC)患者最早可在30岁出现胆管癌。

危险因素:
- PSC导致胆管发炎、胆道纤维化和狭窄。PSC是胆管癌发生的最常见危险因素,其终身患病风险高达15%。
- 其他危险因素包括乙型肝炎和丙型肝炎感染、肝硬化、慢性

肝内胆管结石、胆总管囊肿和肝内寄生虫感染。

体格检查和临床表现

- 早期胆管癌患者可能完全没有症状，在影像学检查或肝功能酶学指标升高时偶然做出诊断。
- 晚期胆管癌可能表现为胆管阻塞。
- 临床表现也取决于肿瘤的位置。累及肝内胆管的胆管癌往往会引起非特异性症状，如右上腹疼痛和体重减轻。肝外胆管肿瘤最常引起胆管阻塞的症状，包括黄疸、粪便苍白和尿色深。
- 体检的症状可能包括黄疸、右上腹触诊疼痛、肝大和发热。

 诊断

鉴别诊断

鉴别诊断包括可能引起右上腹疼痛、发热、胆管阻塞症状或影像学上有肿块的其他情况。

- 原发性硬化性胆管炎
- 胆总管结石
- 急性胆管炎
- 肿瘤肝转移
- 胰头癌

评估

图 18-1 描述了诊断肝内胆管癌的流程。图 18-2 总结了肝门部胆管癌的诊断流程。图 18-3 显示了胆管癌基于位置的 Bismuth-Corlette 分类。表 18-1 显示了胆管癌分期。

实验室检查

- 肝酶
- INR
- 胆红素

血液检查可能显示以碱性磷酸酶和胆红素升高为主的"梗阻型"。

肿瘤标志物：

- CEA
- CA19-9

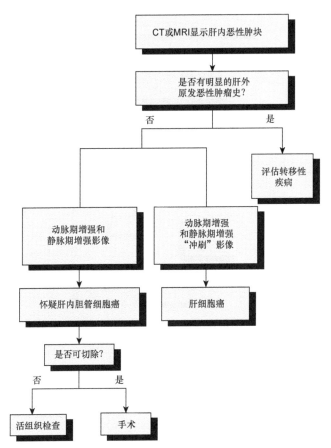

图 18-1 诊断肝内胆管癌的流程。 在肝内肿块病变的病例中，在没有已知的肝外原发恶性肿瘤的情况下，应该进行肝的 CT 或 MRI 动态成像。动脉期增强，门静脉期"消退"，提示肝细胞癌。动脉和门静脉期的对比剂增强应引起肝内胆管癌的怀疑；在这种情况下，应确定肿瘤的可切除性。如果病变被认为是可切除的，患者应该在没有活检的情况下接受手术切除。如果肝内胆管细胞癌被认为是不可切除的，应该进行活检以确认诊断并指导适当的治疗〔From Feldman M et al（eds）：Sleisenger and Fordtran's gastrointestinal and liver disease，ed 10，Philadelphia，2016，Saunders.〕

　　值得注意的是，这些肿瘤标志物在胆系良性炎症的情况下也可能升高，例如在急性胆管炎发作期间。这些标志物对胆管癌既不敏感也不特异，但如果在诊断时升高，可能有助于追踪治疗效果或监测疾病复发。

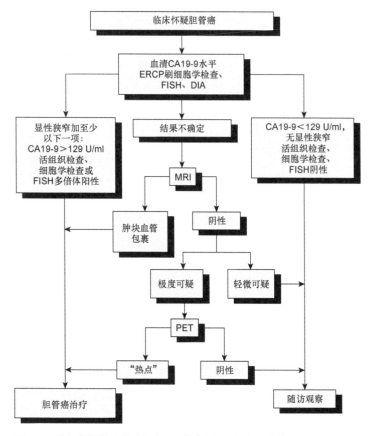

图 18-2 肝门部胆管癌的诊断流程。临床怀疑肝门部胆管癌者，应进行血清CA19-9水平、ERCP、常规及分子细胞学检查，对癌变区进行胆管刷。如果这些检查结果正常或阴性，建议对患者进行密切随访。诊断为显性狭窄，血清CA19-9水平高于 129 U/ml，或活检或细胞学检查结果为癌或多倍体阳性，应进行胆管癌的治疗。在不确定的情况下，建议进行肝的钆增强磁共振成像（MRI）。如果发现肿块或血管包裹，应开始治疗胆管癌。如果 MRI 检查结果为阴性，但临床上对胆管癌的怀疑依然存在，则可以进行 PET 检查。如果 PET 检查发现"热点"（阳性结果），则应开始治疗胆管癌。如果 PET 结果为阴性，建议密切随访患者。如果 MRI 是阴性，并且胆管癌疑似程度低，那么可以对患者进行随访。DIA，数字图像分析；ERCP，内镜逆行胰胆管造影；FISH，荧光原位杂交；PET，正电子发射断层成像〔From Feldman M et al（eds）：Sleisenger and Fordtran's gastrointestinal and liver disease, ed 10, Philadelphia，2016，Saunders.〕

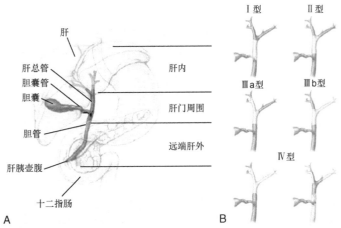

图 18-3 （扫本章二维码看彩图）胆管癌的分类。**A**.肝内、肝门周围和肝外胆管癌的解剖学分类。**B**.肝门部胆管癌的 Bismuth-Corlette 分类为 Ⅰ～Ⅳ 型。肿瘤为黄色，正常胆管为绿色［From Feldman M et al（eds）：Sleisenger and Fordtran's gastrointestinal and liver disease，ed 10，Philadelphia，2016，Saunders.］

表 18-1　TNM 和美国癌症联合委员会（AJCC）/
国际抗癌联盟（UICC）肝内胆管癌分期系统

TNM 分期	标准
T_X	原发肿瘤无法评估
T_0	没有发现原发肿瘤的证据
T_{is}	原位癌（导管内肿瘤）
T_1	无血管侵犯的孤立性肿瘤
T_{2a}	孤立性肿瘤侵犯血管
T_{2b}	多发性肿瘤，有无血管侵犯
T_3	直接侵犯脏腹膜或累及肝外局部结构的肿瘤
T_4	肿瘤伴胆管周围侵犯
N_X	局部淋巴结无法评估
N_0	无局部淋巴结转移
N_1	存在局部淋巴结转移
M_0	无远处转移
M_1	远处转移

续表

AJCC/UICC 分期	原发灶	淋巴结转移	远处转移
0	T_{is}	N_0	M_0
I	T_1	N_0	M_0
II	T_2	N_0	M_0
III	T_3	N_0	M_0
IVA	T_4	N_0	M_0
	任意 T	N_1	M_0
IVB	任意 T	任意 N	M_1

TNM，肿瘤、淋巴结、转移。

From Feldman M et al（eds）：Sleisenger and Fordtran's gastrointestinal and liver disease，ed 10，Philadelphia，2016，Saunders.

影像学检查

腹部超声检查（图 18-4）：

- 出现非特异性梗阻症状或肝酶升高的患者的首选。

CT/ 磁共振胰胆管成像（MRCP）：

- 改善胆道的可视化，以便识别肿瘤、梗阻程度和疾病程度。

内镜逆行胰胆管造影（ERCP）（图 18-5）：

- 可用于胆道的刷检或活检，但诊断率较低（35%～86%），且胆汁引流严重阻塞的患者有胆管炎的风险。

内镜超声（EUS）：

- 局部超声显示肿瘤范围和区域淋巴结病变，以及对远端胆管肿瘤和受累淋巴结的诊断性细针抽吸活检。

 治疗

急性期治疗

- 胆管癌的唯一治疗选择是手术切除。手术适应证取决于肿瘤的位置和疾病的阶段。框 18-1 总结了肝门周围胆管癌不能切除的标准。

- 手术方法包括部分肝切除、胰十二指肠切除术、胰空肠吻合术，或对特定患者进行肝移植。

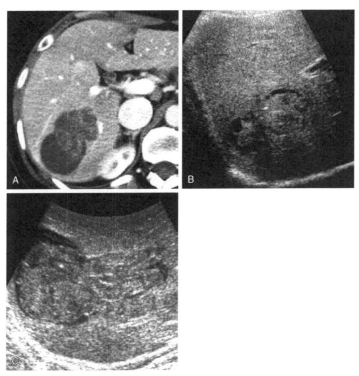

图 18-4 导管内肝内胆管癌。A. 计算机断层成像和 **B.** 超声图显示肝右叶有一个实性和囊性肿块；**C.** 术中超声显示肿块完全位于一个极度扩张的导管内。病理检查发现早期胆管癌（From Rumack CM et al：Diagnostic ultrasound，ed 4，Philadelphia，2011，Mosby.）

框 18-1　肝门部胆管癌不能切除的标准

一侧肝叶萎缩伴对侧门静脉分支包裹

一侧肝叶萎缩伴对侧继发性胆管根受累

双侧门静脉分支包裹

双侧肝动脉包裹

远处淋巴结转移

肝门部胆管癌，Bimuth-Corlette Ⅳ 型

肝内或远处转移

原发性硬化性胆管炎

严重合并症

From Feldman M et al（eds）：Sleisenger and Fordtran's gastrointestinal and liver disease，ed 10，Philadelphia，2016，Saunders.

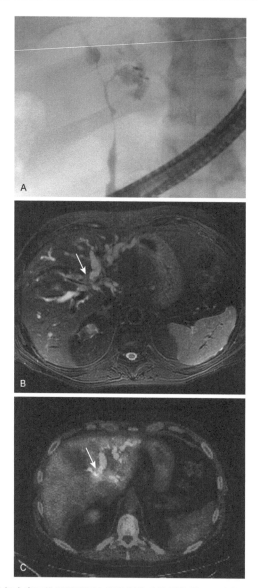

图 18-5 （扫本章二维码看彩图）肝外胆管癌的影像学。**A**. 内镜逆行胆管造影显示肝门周围胆管癌患者胆道显著狭窄，符合 Bimuth-Corlette Ⅳ 型。**B**. 同一患者的氧化亚铁增强磁共振成像，箭头指向 T2 加权图像上的胆道肿瘤。**C**. 同一患者的正电子发射断层成像 / 计算机断层成像，胆道肿瘤被视为强化区域（箭头）[From Feldman M et al（eds）: Sleisenger and Fordtran's gastrointestinal and liver disease, ed 10, Philadelphia, 2016, Saunders.]

- 吉西他滨和顺铂辅助化疗，已被证明可以降低切除后切缘阳性和（或）累及淋巴结的患者的死亡率。
- 辅助放疗的使用仍然是一个有争议的领域，但有证据表明，其对局部病灶不可手术患者的生存率有所改善。
- 在胆管阻塞的情况下，应通过 ERCP 或经皮穿刺置管置入支架，以促进胆汁流动，避免淤血。

处置

- 建议每 6 个月进行一次影像学复查，总共 2 年。
- 复发可为局部或作为转移性疾病，最常见的是肝、肺或腹膜。
- 根据疾病的不同阶段，5 年生存率为 15% ～ 60%。然而，即使是那些淋巴结转移阴性的患者，在接受切除后，也有很高的复发率。

转诊

应转诊至肝胆外科医生以考虑手术切除，并转诊至肿瘤内科医生以进行可能的辅助化疗。

相关内容

原发性硬化性胆管炎（相关重点专题）

推荐阅读

Hrad V et al: Risk and surveillance of cancers in primary biliary tract disease, *Gastroenterol Res Pract,* 2016, p 3432640.

Jackson MW et al: Treatment selection and survival outcomes with and without radiation for unresectable localized intrahepatic cholangiocarcinoma, *Cancer J* 22:237, 2016.

Onda S et al: EUS-guided FNA for biliary disease as first-line modality to obtain histological evidence, *Therap Adv Gastroenterol* 9:302, 2016.

Ponchon T et al: Value of endobiliary brush cytology and biopsies for the diagnosis of malignant bile duct stenosis: results of a prospective study, *Gastrointest Endosc* 42(5):565, 1995.

Razumilava N, Gores GJ: Cholangiocarcinoma, *Lancet* 383:2168-2179, 2014.

Squadroni M et al: Cholangiocarcinoma, *Crit Rev Oncol Hematol* 116:11-31, 2017.

Valle JW et al: Biliary cancer: ESMO clinical practice guidelines, *Ann Oncol* 27(Suppl 5):v28-v37, 2016.

第 19 章　胆囊癌
Gallbladder Cancer

Sonali Harchandani，Patan Gultawatvichai

王淑兰　译　徐安　审校

 基本信息

定义

胆囊癌（gallbladder cancer，GBC）是一种罕见的恶性肿瘤，起源于胆囊的上皮细胞。几乎所有的胆囊癌都是腺癌。罕见的病理类型包括腺鳞癌、鳞状细胞癌、小细胞癌和癌肉瘤。

ICD-10CM 编码
C23　胆囊恶性肿瘤

流行病学和人口统计学

发病率：

- 胆囊癌是美国第 5 常见的胃肠道癌症。2020 年有超过 12 000 例新胆囊癌和大胆管癌病例确诊，而胆囊癌的比例不到 4/10。
- 美国的发病率为（1 ～ 2）/10 万。
- 由于胆石症的高发病率，最常见的是南美国家和一些亚洲国家，如日本和韩国。

好发性别和年龄： 女：男为（2.5 ～ 3.1）：1，发病率随年龄增长而升高。

遗传学： 遗传性综合征如加德纳综合征、神经纤维瘤病 I 型和遗传性非息肉病性结肠癌（hereditary nonpolyposis colon cancer，HNPCC）患者发病率增加。

危险因素（框 19-1）：

- 胆石症
- 胆囊炎
- 女性
- 年龄较大
- 胆囊息肉（＞ 1 cm）

框 19-1　胆囊癌的危险因素

胰胆管系统异常融合
致癌物 *
胆管癌
胆结石（结石＞1 cm）
慢性伤寒沙门菌或副伤寒杆菌携带者状态
胆囊癌患者一级亲属
IBD
肝内胆管发育不良
林奇综合征
陶瓷样胆囊
PSC
节段性子宫腺肌瘤病 60 岁及以上的患者

* 甲基胆蒽、邻氨基偶氮甲苯、亚硝胺以及其他可能的物质。
IBD，炎症性肠病；PSC，原发性硬化性胆管炎。
From Feldman M et al: Sleisenger and Fordtran's gastrointestinal and liver disease, ed 10, Philadelphia, 2016, Elsevier.

- 原发性硬化性胆管炎
- 沙门菌或幽门螺杆菌慢性感染
- 肥胖

体格检查和临床表现

- 早期：多数患者无症状。
- 晚期：右上腹疼痛、体重减轻、不适、恶心、呕吐和梗阻性黄疸。患者也可能出现胆囊炎的症状，包括发热和疼痛。
- 体检可能会出现库瓦西耶征（可触及胆囊和轻度无痛黄疸）。
- 经常被误诊为胆绞痛或胆囊炎，导致延误诊断。

病因学 / 发病机制

任何原因引起的慢性胆囊炎都容易从不典型增生演变为原位癌，继而演变为浸润性癌。

- 胆囊癌可通过血液或淋巴途径或直接侵入肝而早期扩散。

Dx 诊断

鉴别诊断

- 胆管癌

- 无结石胆囊炎
- 肝胰壶腹癌
- 胆囊黏液囊肿
- 胆结石
- 胆囊扭转

评估

- 初步检查包括实验室评估和腹部超声检查。
- 肝功能检测可能显示胆道梗阻，表现为血清胆红素或碱性磷酸酶升高。
- 癌症抗原 19-9（CA19-9）或癌胚抗原（CEA）经常升高，但其在诊断方面的敏感性和特异性都较低。
- 可疑的超声检查结果，包括钙化、胆囊壁增厚、胆囊息肉 ≥ 10 mm 和隆起的肿块，需要进一步的腹部 CT（图 19-1）、MRI/ 磁共振胰胆管成像（MRCP）或内镜超声检查（EUS）。
- 应进行胸部 CT 检查，以确认分期。PET/CT 对局部淋巴结转移的诊断敏感性有限，但特异性高。当 CT/MRI 有可疑发现时，可考虑 PET/CT。
- 分期腹腔镜检查对确定可切除性状态非常有用。
- 分期（表 19-1）。

Rx 治疗

- 外科手术（表 19-2）是主要治疗手段。偶发性 GBC 多行腹腔镜胆囊切除术，术后经病理复查发现。在这些病例中，根治性再次切除取决于肿瘤分期。
- 当术前怀疑 GBC 时，扩大胆囊切除术是首选方法。
- 辅助治疗：
  1. 边缘阴性的 T_{1a}：不进行辅助化疗。
  2. T_{1b} 及以上：单用氟尿嘧啶为主或吉西他滨为主的辅助化疗或氟尿嘧啶放化疗。
- 无法切除或转移的疾病：吉西他滨 / 顺铂被认为是一线治疗标准。紫杉醇和含氟嘧啶的方案可用于疾病进展。免疫疗法和靶向药物的作用正在研究中。帕博利珠单抗（PD-1 抑制剂）适用于高频率微卫星不稳定性的（MSI-H）肿瘤。

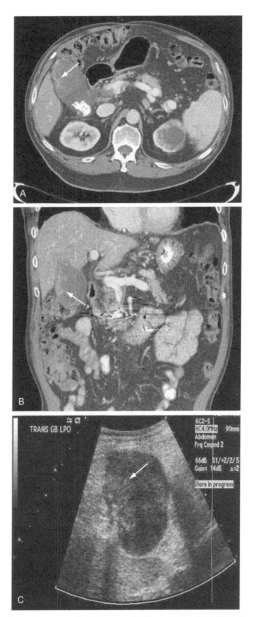

图 19-1　胆囊癌影像。A. 腹部轴向 CT。胆结石可见于胆囊肿块之下（箭头）。**B**. 同一患者的冠状视图。**C**. 同一患者的超声检查显示有一个大的肿块（箭头所示），从胆囊壁开始，突出到管腔内（From Feldman M et al：Sleisenger and Fordtran's gastrointestinal and liver disease，ed 10，Philadelphia，2016，Elsevier.）

表 19-1 TNM 和美国癌症联合委员会（AJCC）/
国际抗癌联盟（UICC）胆囊癌分期系统

TNM 分期	标准
T_X	原发肿瘤无法评估
T_0	没有发现原发肿瘤的证据
T_{is}	原位癌
T_{1a}	肿瘤侵入固有层
T_{1b}	肿瘤侵入固有肌层
T_2	肿瘤侵入肌周结缔组织但未延伸到浆膜外或肝
T_3	肿瘤穿透浆膜和（或）直接侵入肝和（或）侵入另一个邻近器官（即胃、十二指肠、结肠、胰腺、网膜、肝外胆管）
T_4	肿瘤侵犯门静脉或肝动脉或肿瘤侵犯 ≥ 2 个肝外器官或结构
N_X	局部淋巴结无法评估
N_0	无局部淋巴结转移
N_1	沿胆囊管、胆管、肝动脉和（或）门静脉的淋巴转移
N_2	主动脉周围、腔周、肠系膜上动脉和（或）腹腔动脉淋巴结转移
M_0	无远处转移
M_1	远处转移

AJCC/UICC 分期	原发灶	淋巴结转移	远处转移
0	Tis	N_0	M_0
I	T_1	N_0	M_0
II	T_2	N_0	M_0
III$_A$	T_3	N_0	M_0
III$_B$	$T_{1\sim3}$	N_0	M_0
IV$_A$	T_4	$N_{0\sim1}$	M_0
IV$_B$	任意 T	N_2	M_0
	任意 T	任意 N	M_1

TNM，肿瘤、淋巴结、转移。

From Feldman M et al: Sleisenger and Fordtran's gastrointestinal and liver disease, ed 10, Philadelphia, 2016, Elsevier.

表 19-2　按阶段建议的管理

分期	外科管理	术后管理
T_{1a}	单纯胆囊切除术	复查病理报告以确认胆囊管边缘阴性 不建议进行常规随访
T_{1b}	根治性胆囊切除术（即 IV_b/ V 段切除术（首选）、肝楔形切除术、右肝叶切除术或 R0 切除的三部分切除术）和门静脉淋巴结切除术	胸部 / 腹部 / 骨盆 CT 分期检查（或胸部 CT 和腹部 / 骨盆 MRI） 氟嘧啶辅助放化疗与吉西他滨或氟嘧啶辅助化疗 影像学监测
II	同 T_{1b}	同 T_{1b}
III	如果没有发现转移性疾病，可以考虑对 T_{1b} 肿瘤进行诊断分期腹腔镜手术	同 T_{1b}
IV_A	IV_A 期（$T_4 N_{0\sim1} M_0$）疾病可以切除（见 III 期）	氟嘧啶辅助放化疗与吉西他滨或氟嘧啶辅助化疗
IV_B	N_2 和 M_1 疾病是根治性切除的禁忌证。患者可能需要姑息性手术以解除胆道梗阻，但内镜 / 经皮引流应被视为一线治疗	不能切除的疾病：吉西他滨 / 顺铂联合治疗、氟嘧啶为主或吉西他滨为主的化疗

CT，计算机断层成像；MRI，磁共振成像。
From Cameron JL, Cameron AM：Current surgical therapy, ed 12, Philadelphia, 2017, Elsevier.

- 新辅助化疗可能会起到肿瘤降期的作用。应该考虑由外科医生重新评估。
- 化疗和放疗的作用可以在特定病例中作为辅助治疗被考虑，也可以作为对不能切除的疾病的明确治疗手段。

监测

- 如有临床指征，考虑每隔 6 个月检查一次，持续 2 年，然后每年检查一次，最长可达 5 年。
- 考虑将 CEA 和 CA19-9 作为临床指征。

推荐阅读

Goetze TO: Gallbladder carcinoma: prognostic factors and therapeutic options, *World J Gastroenterol* 21:12211-12217, 2015.

Siegel RL et al: Cancer statistics, CA cancer, *J Clin* 68:7-30, 2018.

Valle JW et al: Cisplatin and gemcitabine for advanced biliary tract cancer: a meta-analysis of two randomised trials, *Ann Oncol* 25:391-398, 2014.

Zaidi MY, Maithel SK: Updates on gallbladder cancer management, *Curr Oncol Rep* 20:21, 2018.

Hickman L, Contreras C: Gallbladder cancer: diagnosis, surgical management and adjuvant therapies, *Surg Clin North Am* 99:337-355, 2019.

第 20 章　胰腺癌（外分泌）
Pancreatic Cancer（Exocrine）

Ritesh Rathore

王立刚　译　戴聪　审校

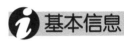 基本信息

定义

胰腺癌是一种来源于胰管上皮的腺癌。胰腺导管内微小的癌前病变被称为胰腺上皮内瘤形成（pancreatic intraepithelial neoplasia，PIN），在这种病变中，随着遗传改变的积累，病变从低级别逐渐发展到高级别。导管内乳头状黏液性肿瘤（intraductal papillary mucinous neoplasms，IPMN）是胰腺癌的第二种前体类型，伴有浸润性癌的总风险约为 25%，尤其是发生于主胰管的肿瘤。

ICD-10CM 编码
C25.9　胰腺恶性肿瘤，未指明
C25.0　胰头恶性肿瘤
C25.1　胰体恶性肿瘤
C25.2　胰尾恶性肿瘤
C25.3　胰管恶性肿瘤

流行病学和人口统计学

发病率：在美国，据估计 2019 年有 56 770 例新病例和 45 750 例死亡病例。在美国，它是导致癌症相关死亡的第 4 大原因。大多数患者都是晚期疾病，只有不到 20% 的患者存在手术切除肿瘤的机会。

好发性别：男：女比例为 2：1。

好发年龄：诊断时中位年龄为 71 岁。

体格检查和临床表现

临床症状通常与位置有关：

- 黄疸（60%～70% 的胰腺癌位于胰头）

- 腹痛：一般上腹部隐痛或腹部不适
- 体重下降
- 厌食、味觉改变、乏力
- 恶心
- 罕见：抑郁、胃肠道出血、急性胰腺炎（胰管阻塞）、背痛
- Trousseau 综合征（恶性肿瘤患者的高凝状态）可能是一些患者的初始表现
- 表 20-1 总结了胰腺癌患者的人口统计学特征和症状表现

体格检查：

- 黄疸
- 恶病质、日益消瘦
- 腹水、外周淋巴结病、肝大
- 搔抓瘙痒皮肤引起的抓痕

表 20-1 不可切除（姑息治疗）和可切除（切除治疗）胰腺癌患者的人口统计学特征及症状和体征

	姑息治疗（$N = 256$）	切除治疗（$N = 512$）
人口统计学特征		
平均年龄（岁）	64.0	65.8
男 / 女	57%/43%	55%/45%
种族	91% 白人	91% 白人
症状和体征（%）		
腹痛	64	36*
黄疸	57	72*
体重减轻	48	43
恶心和呕吐	30	18*
背痛	26	2*

* 与姑息治疗组相比，$P = 0.001$。

From Feldman M，Friedman LS，Brandt LJ：Sleisenger and Fordtran's gastrointestinal and liver disease，ed 10，Philadelphia，2016，Elsevier.

病因学

不明确，但有几种情况与胰腺癌有关：

- 吸烟
- 酗酒

- 遗传学：高达 20% 的患者有该病家族史
- 遗传综合征和相关基因：遗传性胰腺炎（*PRSS1*、*SPINK1*）、Peutz-Jeghers 综合征 [*STK11*（*LKB1*）]、家族性非典型多痣黑素瘤综合征（*p16*）、遗传性乳腺癌和卵巢癌综合征（*BRCA1*、*BRCA2*、*PALB2*）、共济失调毛细血管扩张症（*ATM*）、Li-Fraumeni 综合征（*P53*）
- 胆结石
- 糖尿病（至少 50% 的胰腺癌患者患有糖尿病）
- 慢性胰腺炎
- 富含动物脂肪的饮食
- 职业暴露：炼油、造纸、化学工业
- 成年早期超重或肥胖与患胰腺癌的风险增加有关，发病年龄更小。肥胖胰腺癌患者年龄越大，总体生存率越低
- 胰腺癌有 4 个主要驱动基因：*KRAS*、*CDKN2A*、*TP53* 和 *SMAD4*。*KRAS* 突变和 *CDKN2A* 的改变是胰腺癌发生的早期事件
- 表 20-2 总结了胰腺癌的非遗传和遗传危险因素

表 20-2　胰腺癌的非遗传和遗传危险因素

因素	危险增加
非遗传危险因素	
慢性胰腺炎	13.3
新发 2 型糖尿病	7.9
长期糖尿病	2.0
肥胖	2.0
吸烟	1.8
酗酒	1.2
非 O 型血	1.3
遗传综合征及相关基因	
家族性胰腺癌（未知基因）	
1 个一级亲属	9
3 个一级亲属	32
家族性腺瘤性息肉病（*APC*）	4.5 ～ 6
乳腺和卵巢癌综合征（*BRCA1*、*BRCA2*、*PALB2*）	2 ～ 3.5
Peutz-Jeghers 综合征（*STK11/LKB1*）	132

	续表
因素	**危险增加**
遗传性胰腺炎（*PRSS1*、*SPINK1*）	69
家族性非典型多痣黑素瘤胰腺癌综合征（*P16INK4A/CDKN2A*）	47
Lynch 综合征（*MLH1*、*MSH2*、*MSH6*、*PMS2*、*EPCAM*）	8.6
囊性纤维化（*CFTR*）	3.5
共济失调毛细血管扩张症（*ATM*）	不确定
遗传多态性	
ABO	1.3
NR5A2	1.3
TERT	1.2
PDX1	1.2
BCAR1，*CTRB1*，*CTRB2*	1.5
ZNRF3	1.2
LINC00673	1.3
ETAA1	1.1
TP63	1.1
SUGCT	1.1

From Niederhuber JE：Abeloff's Clinical Oncology，ed 6，Philadelphia，2020，Elsevier.

 诊断

鉴别诊断

- 胆总管结石
- 胆管癌
- 胆总管狭窄
- 硬化性胆管炎
- 原发性胆汁性肝硬化
- 自身免疫性胰腺炎
- 药物引起的胆汁淤积（如吩噻嗪类）
- 其他胰腺肿瘤（胰岛细胞瘤、囊腺癌、表皮样癌、肉瘤、淋巴瘤）

评估

最初的实验室检测包括全血细胞计数、血生化检验。胆管抗原 CA 19-9 不作为筛选试验，但可作为检测复发和治疗监测的一种方法。

根据最新的共识指南，所有诊断为胰腺癌的患者都应该接受已知与癌症风险增加相关的遗传综合征的风险评估。即使家族史并不显著，也应考虑对癌症易感性进行种系遗传检测。

常规实验室检查	异常百分比（%）
碱性磷酸酶	80
胆红素	55
总蛋白	15
淀粉酶	15
血红蛋白	60

影像学检查

- 多层螺旋 CT（图 20-1）伴静脉注射造影剂是初步评估的首选影像学检查。
- 超声内镜检查（图 20-2）在强烈怀疑诊断并且需要组织学用于诊断目的时是有用的。细针穿刺活检结合超声内镜检查是评估囊性或肿块性病变以确定是否恶性的首选方法。
- 内镜逆行胰胆管造影（ERCP，图 20-3）对需要内镜支架以缓解梗阻的黄疸患者是有用的。
- PET 扫描在胰腺癌中的价值有限，不是常规检查的一部分。

非侵入性影像检查	异常百分比（%）
腹部超声	60
腹部 CT 平扫及增强（图 20-4）	90
腹部 MRI 扫描	90

侵入性影像检查	异常百分比（%）
ERCP	90
CT 或超声引导下针吸细胞学检查	90～95

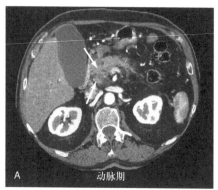

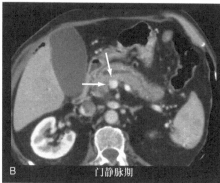

图 20-1 胰腺癌患者的胰腺计算机断层成像。**A.** 动脉期显示胰头无增强病变（箭头示）。**B.** 静脉期显示门静脉周围有未受累的脂肪平面（箭头示）（From Feldman M，Friedman LS，Brandt LJ：Sleisenger and Fordtran's gastrointestinal and liver disease，ed 10，Philadelphia，2016，Elsevier.）

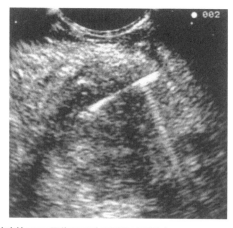

图 20-2 胰腺癌的 EUS 图像显示肿瘤活检时的针（From Feldman M，Friedman LS，Brandt LJ：Sleisenger and Fordtran's gastrointestinal and liver disease，ed 10，Philadelphia，2016，Elsevier.）

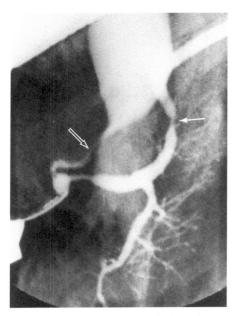

图 20-3 内镜逆行胰胆管造影显示胰腺癌患者胆管（实心箭头）和胰管（空心箭头）狭窄。胆管狭窄处近端的胆管明显扩张（From Feldman M，Friedman LS，Brandt LJ：Sleisenger and Fordtran's gastrointestinal and liver disease，ed 10，Philadelphia，2016，Elsevier.）

分期

2018 年 AJCC 胰腺癌分期系统（第 8 版）：

原发性肿瘤（T）

T_X	原发性肿瘤无法评估
T_0	没有原发性肿瘤的证据
T_1	肿瘤 < 2 cm
T_2	肿瘤 > 2 cm 并 < 4 cm
T_3	肿瘤 > 4 cm
T_4	肿瘤累及腹腔干或肠系膜上动脉（原发性肿瘤不能切除）

淋巴结（N）：

N_0	无区域淋巴结转移
N_1	1～3 个区域淋巴结转移
N_2	4 个以上区域淋巴结转移

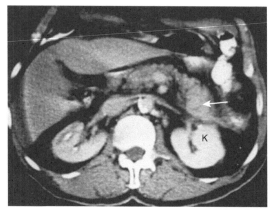

图 20-4　胰腺体尾部腺癌患者的 CT 扫描。肿瘤（箭头）毗邻并位于左肾（K）前方。手术时肿瘤侵犯了 Gerota 筋膜（From Sabiston D：Textbook of surgery，ed 17，Philadelphia，2005，Saunders.）

远处转移（M）：

M_X	不能评估是否存在远处转移
M_0	无远处转移
M_1	远处转移

分期分组：

Ⅰ A	T_1，N_0，M_0
Ⅰ B	T_2，N_0，M_0
Ⅱ A	T_3，N_0，M_0
Ⅱ B	$T_{1\sim3}$，N_1，M_0
Ⅲ	$T_{1\sim3}$，N_2，M_0
	T_4，任何 N，M_0
Ⅳ	任何 T，任何 N，M_1

Rx 治疗

治疗排序策略总结于图 20-5 和表 20-3 中。

对可切除疾病给予手术治疗

- 根据国家综合癌症网络和外科肿瘤学专家共识声明，胰腺癌可切除性分类见表 20-4 总结。

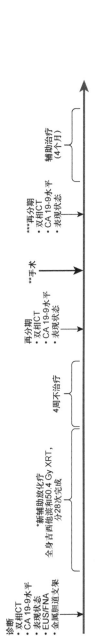
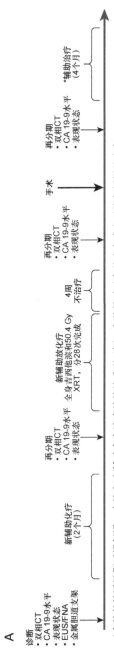

图 20-5 可切除（**A**）和临界可切除（**B**）胰腺癌（PC）的治疗顺序示意图。CA19-9，癌抗原 19-9；CT，计算机断层成像；EUS，超声内镜扫描；FNA，细针抽吸；FOLFIRINOX，5- 氟尿嘧啶，甲酰四氢叶酸，伊立替康和奥沙利铂；gem-nab，吉西他滨和 nab- 紫杉醇；XRT，外部放疗（From Cameron JL, Cameron AM: Current surgical therapy, ed 12, Philadelphia, 2017, Elsevier. ）

表 20-3　胰腺癌患者治疗顺序策略的比较（临床试验之外）

分期	NCCN	MCW
可切除	• 手术 • 再分期 • 辅助治疗（＋/－放化疗；6 个月）	• 新辅助放化疗（5.5 周）* • 再分期 • 手术 • 再分期 • 辅助治疗（4 个月）
临界可切除	• 新辅助治疗（未指定方案） • 再分期 • 手术 • 再分期 • 考虑辅助治疗	• 新辅助化疗（2 个月） • 再分期 • 新辅助放化疗（5.5 周） • 再分期 • 手术 • 再分期 • 辅助治疗（4 个月）
局部晚期	• 化疗 • 再分期 • 部分患者放化疗	• 化疗（至少 4 个月） • 再分期 • 放化疗 • 再分期 • 在严格筛选的患者进行外科手术
转移	• 全身疗法 • 临床试验	• 全身疗法 • 临床试验

注：临床试验是所有表现状态可接受治疗的胰腺癌患者（无论疾病分期如何）的首选
FOLFIRINOX，5- 氟尿嘧啶、甲酰四氢叶酸、伊立替康和奥沙利铂；gem-nab，吉西他滨 /nab- 紫杉醇；MCW，威斯康星州医学院；NCCN，国家综合癌症网络。
* 单纯系统治疗（FOLFIRINOX、gem-nab）正被许多临床医生考虑，这是因为这些方案在晚期疾病中所表现出的疗效以及在如此大的手术后在辅助治疗情况下提供 FOLFIRINOX 的挑战。
From Cameron JL，Cameron AM：Current surgical therapy，ed 12，Philadelphia，2017，Elsevier.

表 20-4　根据国家综合癌症网络和外科肿瘤学专家共识声明，对胰腺癌可切除性的分类

可切除状态	标准
可切除	• 无远处转移 • 无肠系膜上静脉（SMV）和门静脉邻接、扭曲、肿瘤血栓或静脉包埋的影像学证据 • 腹腔干、肝动脉和肠系膜上动脉（SMA）周围的脂肪层面干净锐利

可切除状态	标准
边界可切除	• 对于头部或钩突肿瘤： 　• 实体瘤与 SMV 或门静脉的接触＞180°，静脉轮廓不规则或静脉血栓形成，但在病变部位的近端和远端有合适的血管，允许安全完整地切除和静脉重建 　• 实体瘤与下腔静脉接触 　• 实体瘤与肝总动脉接触，没有延伸至腹腔干或肝动脉分叉，允许安全完整地切除和重建 　• 实体瘤与 SMA 接触≤180° 　• 具有可变解剖结构的实体肿瘤接触（如右副肝动脉、替换的右肝动脉、替换的肝总动脉、替换的或副动脉的起源），如果存在肿瘤接触，应注意其存在和程度，因为这可能会影响手术计划 • 对于体部或尾部肿瘤： 　• 实体瘤与腹腔干接触≤180° 　• 实体瘤与腹腔干接触＞180°，无主动脉受累，且与完整且未受累的胃十二指肠动脉接触，因此允许采用改良的 Appleby 程序（尽管共识委员会的一些成员倾向于将此标准归入不可切除的范畴）
不可切除／局部晚期	• 胰头或钩突病变： 　• 实体瘤与 SMA 接触＞180° 　• 实体瘤与腹腔干接触＞180° 　• 实体瘤与第一空肠 SMA 分支接触 　• 无法重建的 SMV 或门静脉，因为肿瘤累及或闭塞（可能是因为肿瘤或血栓） 　• 与最近端空肠引流支（进入 SMV）接触 • 体部和尾部病变： 　• 实体瘤与 SMA 或腹腔干接触＞180° 　• 实体瘤与腹腔干接触及主动脉受累 　• 无法重建的 SMV 或门静脉，因为肿瘤累及或闭塞（可能是因为肿瘤或血栓） • 全身病变： 　• 远处转移 　• 转移到可切除范围以外的淋巴结
转移	• 任何远处转移

From Niederhuber JE：Abeloff's Clinical Oncology，ed 6，Philadelphia，2020，Elsevier.

- 胰腺头颈部肿瘤的根治性胰头十二指肠切除术（Whipple 手术）仅适用于 10% ~ 20% 的病变 < 5 cm、孤立性、无局部侵犯的患者。手术死亡率可达 5%。胰腺体部或尾部的肿瘤通过远端胰腺切除术切除，这通常包括脾切除术。由于手术的复杂性和严重的发病率和死亡率风险，目前的指南建议在每年至少进行 15 ~ 20 例胰腺切除手术的中心进行。此外，最近的一项研究得出结论，高手术量的机构与较高的阴性边缘状态和较高的 5 年生存率相关，并且患者更有可能在这些中心接受多模式治疗。

辅助治疗

在多个随机试验中，辅助化疗已被证明能提高术后生存率，并被认为是切除癌症患者的标准治疗措施。

- 单剂 5- 氟尿嘧啶（5-FU）或吉西他滨的使用与 20 ~ 24 个月范围内的中位生存率相关，并保留给年龄较大或处于临界状态的患者。
- 吉西他滨和卡培他滨联合应用在辅助治疗情况下优于单用吉西他滨，总生存率中位数为 28 个月。
- 最近，在这种情况下使用三联化疗联合方案（FOLFIRINOX；5-FU、奥沙利铂和伊立替康）显著改善了预后，平均总生存率为 54 个月。

辅助放疗在这种情况下的应用是有争议的，最好仅限于具有较差的危险特征、边缘阳性手术或多发结节或结外肿瘤累及的患者参与。一个新的策略是在可切除胰腺癌患者中使用新辅助术前化疗联合放疗。姑息性治疗性 ERCP 采用金属或塑料支架进行胆道减压。

复发或转移性疾病

在转移性疾病的患者中，接受预先化疗的治疗方法已经证明了生存率的改善。表 20-5 总结了局部晚期和转移性疾病可接受的化疗方案。

- 治疗方案可包括单用吉西他滨，或 5- 氟尿嘧啶、甲酰四氢叶酸、伊立替康和奥沙利铂（FOLFIRINOX）的联合方案，或 nab- 紫杉醇联合吉西他滨。与单药治疗相比，多药方案有更好的生存结局。伊立替康脂质体联合 5- 氟尿嘧啶输注也被批准用于进展性病例。
- 在有种系 *BRCA* 突变的转移性胰腺癌患者中使用维持性奥拉帕利

表 20-5　局部晚期和转移性疾病可接受的化疗方案 [a]

局部晚期或不可切除	转移性疾病
临床状态良好患者的选择：	临床状态良好患者的选择：
● FOLFIRINOX	● FOLFIRINOX（1 类）
● 吉西他滨＋白蛋白结合紫杉醇	● 吉西他滨＋白蛋白结合紫杉醇（1 类）
● 吉西他滨＋厄洛替尼	● 吉西他滨＋厄洛替尼（1 类）
● 吉西他滨＋卡培他滨	● 吉西他滨（1 类）
● 吉西他滨＋顺铂［尤其是 *BRCA1/2* 突变和（或）有家族史的患者］	● 吉西他滨＋卡培他滨
● 卡培他滨单药	● 吉西他滨＋顺铂［尤其是 *BRCA1/2* 突变和（或）有家族史的患者］
● 持续输注 5-FU	● 固定剂量吉西他滨 / 多西他赛 / 卡培他滨（GTX 方案）（2B 类）
● 固定剂量吉西他滨 / 多西他赛 / 卡培他滨（GTX 方案）	● 氟嘧啶＋奥沙利铂（2B 类）
● 氟嘧啶＋奥沙利铂	
● 化疗（以上任何一种），然后放化疗或 SBRT	
● 化学辐射或 SBRT	
临床状态不佳患者的选择：	临床状态不佳患者的选择：
● 吉西他滨	● 吉西他滨（1 类）
● 卡培他滨	● 卡培他滨（2B 类）
● 持续输注 5-FU	● 持续输注 5-FU（2B 类）

[a] 建议的级别是基于国家综合癌症网络（NCCN）指南。1 类是基于高水平证据，同时 NCCN 一致认为干预是适当的。2B 类是基于较低水平的证据，同时 NCCN 一致认为干预是适当的。

5-FU, 5- 氟尿嘧啶；FOLFIRINOX, 5-FU、伊立替康和奥沙利铂；GTX, 吉西他滨、多西他赛和卡培他滨；SBRT, 立体定向体部放射治疗。

From Niederhuber JE：Abeloff's clinical oncology, ed 6, Philadelphia, 2020, Elsevier.

（全身化疗后）表明，与安慰剂相比，无进展生存率有所提高。

● 临床表现不佳、体重明显减轻和肝转移的患者生存率较差。

● 联合化疗和放疗可用于局部晚期但不可切除的患者，并使中位总生存率适度改善。

处理

● 术后辅助化疗对胰腺癌切除患者的生存率有显著的益处。

● FOLFIRINOX 方案辅助化疗可显著延缓胰腺癌全切除术后复发疾病的发展。在这种情况下，中位生存率约为 54 个月。

● 胰腺癌通常在晚期被诊断出来，并且对治疗抵抗。局部不可切除疾病的中位生存期为 14 ～ 16 个月，而转移性疾病的中位生存期为 10 ～ 12 个月。

重点和注意事项

专家点评

- 胰腺癌的危险因素和筛查高危人群的建议总结在表 20-6 和表 20-7 中。

表 20-6　胰腺癌的危险因素

危险因素	危险相对增加
高危（＞10 倍）	
FAMMM	13 ～ 47 倍
遗传性胰腺炎	50 ～ 83 倍
Peutz-Jeghers 综合征	132 倍
≥ 3 个一级亲属患胰腺癌	14 ～ 32 倍
中危（5 ～ 10 倍）	
2 个一级亲属患胰腺癌	4 ～ 6.4 倍
囊性纤维化	5.3 倍
慢性胰腺炎	2 ～ 19 倍
BRCA2 突变携带者	3.5 ～ 10 倍
PALB2 突变携带者	6 倍
低危（＜5 倍）	
吸烟	1.5 ～ 3 倍
饮酒	0 ～ 1.2 倍
肥胖	0 ～ 1.7 倍
糖尿病	1.3 ～ 2.6 倍
1 个一级亲属患胰腺癌	3 倍
BRCA1 突变携带者	0 ～ 2 倍
家族性腺瘤性息肉病	4 倍
Li-Fraumeni 综合征	2 倍
Lynch 综合征	2 ～ 8 倍

FAMMM，家族性非典型多痣黑素瘤；PC，胰腺癌。
From Niederhuber JE：Abeloff's clinical oncology，ed 6，Philadelphia，2020，Elsevier.

表 20-7　筛查建议

高危人群需考虑筛查

FAMMM 患者（*CDKN2A*）

遗传性胰腺炎患者

遗传性 PJS 患者

≥ 3 个一级、二级或三级亲属患 PC，其中至少 1 个是一级亲属

≥ 2 个一级亲属患 PC

BRCA1、*BRCA2* 或 *PALB2* 突变携带者，至少 1 个一级或二级亲属患 PC

开始筛查的年龄

45 ～ 50 岁或

在家族最早发生 PC 的年龄之前 15 年

PJS 患者考虑在 30 岁开始

FAMMM，家族性非典型多痣黑素瘤；PC，胰腺癌；PJS，Peutz-Jeghers 综合征。
From Niederhuber JE：Abeloff's clinical oncology, ed 6, Philadelphia, 2020, Elsevier.

- 美国预防服务特别工作组（USPSTF）不建议通过腹部触诊、超声检查或血清学标志物对无症状成人进行常规胰腺癌筛查。USPSTF 没有发现胰腺癌筛查能有效降低死亡率的证据。由于胰腺癌的低发病率、现有筛查方法的局限性、诊断性检查的侵入性以及治疗效果不佳，因此有可能造成重大危害。独立于吸烟因素，饮酒，特别是每天喝三杯或更多的酒，会增加胰腺癌的死亡率。

- 患者应该被转运到每年至少行 15 ～ 20 例胰腺癌手术的大型医疗中心去做胰腺癌手术。

- 6 个月的单剂或双剂方案的辅助化疗已被证明可以提高生存率，并且建议此方案适用于所有手术切除术后仍状态良好的患者。放疗在辅助治疗中主要适用于局部复发风险高的患者。

推荐阅读

American Cancer Society: *Global Cancer: Facts & figures*, ed 3, www.cancer.org/acs/groups/content/@research/documents/document/acspc-044738.pdf.

Azoulay L et al: Incretin-based drugs and the risk of pancreatic cancer: international multicentre cohort study, *BMJ* 352:i581, 2016.

Ballehanina UK et al: The clinical utility of serum CA 19-9 in the diagnosis, prognosis and management of pancreatic adenocarcinoma: an evidence based appraisal, *J Gastrointest Oncol* 3(2):105-119, 2012.

Conroy T et al: FOLFIRINOX or gemcitabine as adjuvant therapy for pancreatic cancer, *N Engl J Med* 379:2395-2406, 2018.

Conroy T et al: FOLFIRINOX versus gemcitabine for metastatic pancreatic cancer, *N Engl J Med* 364:1817-1825, 2011.

Gaptur S et al: Association of alcohol intake with pancreatic cancer mortality in never smokers, *Arch Intern Med* 171(5):444-451, 2011.

Golan T, et al.: Maintenance olaparib for germline BRCA-mutated metastatic pancreatic cancer, *N Engl J Med* 381(4):317-327, 2019.

Kamisawa T et al: Pancreatic cancer, *Lancet* 388:73-85, 2016.

La Torre M et al: Hospital volume, margin status, and long-term survival after pancreaticoduodenectomy for pancreatic adenocarcinoma, *Am J Surg* 78(2):225-229, 2012.

Lowery MA et al: Prospective evaluation of germline alterations in patients with exocrine pancreatic neoplasms, *J Natl Cancer Inst* 110(10):1067-1074, 2018.

Ryan DP et al: Pancreatic adenocarcinoma, *N Engl J Med* 371:1039-1049, 2014.

U.S. Preventive Task Force.: Screening for pancreatic cancer: a brief evidence update for the USPTS. Available at: http://ahrq.gov/clinic/uspstf/uspspanc.htm.

Siegel RL et al: Cancer statistics, *CA Cancer J Clin* 69(1):7-34, 2019.

Stoffel EM et al: Evaluating susceptibility to pancreatic cancer: ASCO provisional clinical opinion, *J Clin Oncol* 37(2):153-164, 2019.

Von Hoff DD et al: Increased survival in pancreatic cancer with nab-paclitaxel plus gemcitabine, *N Engl J Med* 369(18):1691-1703, 2013.

第 21 章　大肠癌
Colorectal Cancer

Ritesh Rathore

蒋嘉睿　译　刘娅妮　审校

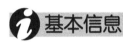 基本信息

定义

大肠癌（colorectal cancer，CRC）是发生于大肠腔表面的肿瘤，位置包括降结肠（40%～42%）、直肠乙状结肠和直肠（30%～33%）、盲肠和升结肠（25%～30%）、横结肠（10%～13%）。

ICD–10CM 编码
C18　结肠恶性肿瘤
C18.2　结肠恶性肿瘤，升结肠
C18.4　结肠恶性肿瘤，横结肠
C18.6　结肠恶性肿瘤，降结肠
C18.7　结肠恶性肿瘤，乙状结肠
C19　直肠-乙状结肠交界处恶性肿瘤

流行病学和人口统计学

- 在全世界范围内，大肠癌每年新发病例约 140 万，死亡人数约 70 万。北美洲、澳大利亚、欧洲和韩国的发病率最高。
- 大肠癌是美国第四大最常见癌症，也是癌症死亡的第二大原因（2019 年新增病例 14.56 万，死亡 5.102 万）。18%～22% 的患者在诊断时即存在远处转移性病变。
- 发病高峰是在 60～70 岁。一生中患大肠癌的风险为 1/17，其中 90% 的病例发生在 50 岁以后。
- 风险因素（表 21-1）：
  1. 遗传性息肉病综合征。
  2. 家族性息肉病（高危）。
  3. Gardner 综合征（高危）。
  4. Turcot 综合征（高危）。

表 21-1　大肠癌的公认风险因素

家族史

- 大肠癌（CRC）
- 遗传性综合征［如家族性腺瘤性息肉病（FAP）］
- 种族和族裔背景（如非洲裔美国人、北欧犹太人）

个人史

- 年龄
- 男性
- 曾患结肠息肉或大肠癌
- 炎症性肠病史
- 糖尿病

生活方式

- 肥胖症
- 大量饮酒
- 高红肉、高脂肪、低纤维饮食

From Niederhuber JE：Abeloff's clinical oncology，ed 6，Philadelphia，2020，Elsevier.

　　5. Peutz-Jeghers 综合征（低危至中危）。

　　6. 炎症性肠病（IBD），包括溃疡性结肠炎和克罗恩病。

　　7. "癌症家族综合征"家族史。

　　8. 家族遗传性乳腺癌和结肠癌。

　　9. 盆腔照射史。

　　10. 患有大肠癌的一级亲属。

　　11. 年龄＞ 50 岁。

　　12. 饮食因素（高脂肪或红肉饮食、饮酒、蔬菜摄入量少）。

　　13. 遗传性非息肉病性结肠癌（hereditary nonpolyposis colon cancer，HNPCC）：常染色体显性遗传病，其特点是发病年龄早（平均年龄 44 岁）、右侧或近端结肠癌、与其他部位肿瘤同时发生和不同时间发生的结肠癌、黏液性结肠癌和分化不良的结肠癌；占所有大肠癌病例的 1% ～ 5%；HNPCC 的诊断标准见表 21-2。

　　14. 曾经患过子宫内膜癌或卵巢癌，尤其是在年轻时被诊断。

体格检查和临床表现

- 体格检查可能完全没有阳性体征。
- 直肠指诊可发现约 50% 的直肠癌。

表 21-2　遗传性非息肉病性结肠癌（HNPCC）的诊断标准

阿姆斯特丹标准[1]

- 至少有 3 名亲属患有大肠癌，且以下情况全部存在：
- 其中一个是另外两个人的一级亲属（父母、兄弟姐妹或子女）
- 至少涉及两代人
- 至少有一名亲属在 50 岁以下时患大肠癌
- 家族性腺瘤性息肉病已被排除

修订版 Bethesda 标准[2]

- 提示肿瘤进行选择性微卫星灶不稳定性检测
- 50 岁以下患者的大肠癌
- 与其他部位肿瘤同时或非同时发生的大肠癌或与 HNPCC 相关的癌症
- 在 60 岁以下的患者中，组织学上表现为高级别的不稳定微卫星灶
- 一个或多个一级亲属在 50 岁以下被诊断出患有大肠癌或 HNPCC 相关肿瘤
- 两个或两个以上患有 HNPCC 相关肿瘤的一级或二级亲属在任何年龄段患大肠癌

使用全部阿姆斯特丹标准或 Bethesda 标准中的一项来确定患 HNPCC 的风险

- HNPCC 相关肿瘤包括子宫内膜、胃、卵巢、胰腺、输尿管、肾盂、胆道、小肠、脑等部位肿瘤

[1] Vasen HF, Watson P, Mecklin JP et al: New clinical criteria for hereditary nonpolyposis colorectal cancer（HNPCC, Lynch syndrome）proposed by the International Collaborative group on HNPCC. Gastroenterology 116：1453-1456, 1999.

[2] Umar A, Boland CR, Terdiman JP et al: Revised Bethesda Guidelines for hereditary nonpolyposis colorectal cancer（Lynch syndrome）and microsatellite instability. J Natl Cancer Inst 96：261-268, 2004.

From Niederhuber JE：Abeloff's clinical oncology, ed 6, Philadelphia, 2020, Elsevier.

- 可触及的腹部肿块可能提示大肠癌的转移或并发症（脓肿、肠套叠、肠扭转）。
- 腹胀和压痛提示结肠梗阻。
- 肝大提示肝转移。

病因学

大肠癌可以通过两种突变途径之一产生：微卫星不稳定性或染色体不稳定性。种系基因突变是遗传性结肠癌综合征的基础；体细胞突变在细胞中的积累是散发性结肠癌的基础。图 21-1 阐明了结肠癌的分子致癌机制。大约 15% 的大肠癌缺乏一种或多种错配修复酶［错配修复缺陷（mismatch repair deficient, dMMR）］。

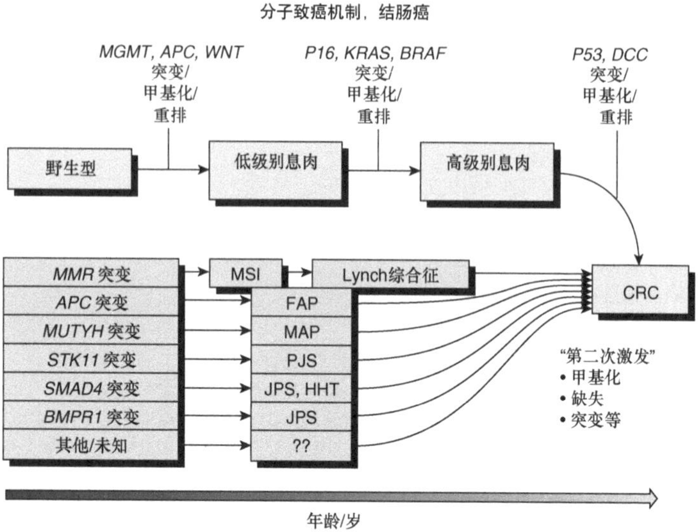

分子致癌机制，结肠癌

年龄/岁

图 21-1 发展为大肠癌（CRC）之前分子变化的积累。散发性肿瘤是由一系列体细胞突变引发，最终导致大肠癌。这些息肉病的起始事件是出生时即存在的突变。第二次激发可能包括各种分子变化，如肿瘤抑制基因启动子甲基化、突变和拷贝数变化。错配修复（MMR）包括 *hMLH1*、*hMLH2*、*hMSH2*、*hPMS2* 和 *EpCAMP* 基因。FAP，家族性腺瘤性息肉病；HHT，遗传性出血性毛细血管扩张症；JPS，幼年性息肉病综合征；MAP，*MUTYH* 相关息肉病；MSI，微卫星不稳定性；PJS，Peutz-Jeghers 综合征（From Niederhuber JE：Abeloff's clinical oncology，ed 6，Philadelphia，2020，Elsevier.）

Dx 诊断

鉴别诊断

- 憩室病
- 狭窄或粘连
- 炎症性肠病（IBD）
- 感染性或炎性病变
- 动静脉畸形
- 转移癌
- 外部肿块（囊肿、脓肿）

评估

大肠癌的临床表现可能包括非特异性症状（体重减轻、厌食、乏力），或与肿块效应或出血有关的特殊症状。通常可将大肠癌的临床表现分为与右侧或左侧癌症相关的症状，因为临床表现可以随着位置的不同而有所变化。

- 右侧结肠癌：

  1. 贫血（由慢性失血引起）

  2. 可有腹痛，也可完全无症状

  3. 直肠出血常因血液混入粪便而被漏诊

  4. 由于肠腔较大而且多为稀便，肠梗阻和便秘并不常见

- 左侧结肠癌：

  1. 排便习惯改变（便秘、腹泻、里急后重、铅笔粗细的大便）

  2. 直肠出血（鲜红色的血覆盖在粪便表面）

  3. 由于肠腔较小，常发生肠梗阻

分类（表 21-3）和分期

AJCC 第 8 版大肠癌分类

A. 局限于黏膜-黏膜下层（Ⅰ期）

B. 侵犯固有肌层（Ⅱ期）

C. 局部结节受累（Ⅲ期）

D. 远处转移（Ⅳ期）

表 21-3　世界卫生组织大肠癌分类

- 腺癌
- 筛状粉刺型腺癌
- 髓样癌
- 微乳头状癌
- 黏液腺癌
- 锯齿状腺癌
- 印戒细胞癌
- 腺鳞癌
- 梭形细胞癌
- 鳞状细胞癌
- 未分化癌
- 神经内分泌癌（NEC）
  - 大型 NEC
  - 小型 NEC
- 混合性腺神经内分泌癌

From Niederhuber JE: Abeloff's clinical oncology, ed 6, Philadelphia, 2020, Elsevier.

TNM 分类：

分期	TNM 分类
I	$T_{1\sim2}$，N_0，M_0
II A	T_3，N_0，M_0
II B	T_{4a}，N_0，M_0
II C	T_{4b}，N_0，M_0
III A	$T_{1\sim2}$，N_1，M_0， T_1，N_{2a}，M_0
III B	$T_{3\sim4a}$，N_1，M_0 $T_{2\sim3}$，N_{2a}，M_0 $T_{1\sim2}$，N_{2b}，M_0
III C	T_{4a}，N_{2a}，M_0 $T_{3\sim4a}$，N_{2b}，M_0 T_{4b}，$N_{1\sim2}$，M_0
IV A	T（任何），N（任何），M_{1a}
IV B	T（任何），N（任何），M_{1b}
IV C	T（任何），N（任何），M_{1c}

实验室检查

- 粪便隐血试验（fecal occult blood test，FOBT）阳性：许多初级保健医师使用单一的粪便隐血试验作为大肠癌的初筛试验。但是，单一的 FOBT 对检测人血红蛋白的特异性低，对于大肠癌来说是较差的筛查方法（敏感性 4.9%）；而且 FOBT 不适合作为大肠癌唯一的检测方法，因为即使阴性结果并不会降低进展期肿瘤的概率。美国胃肠病学学会推荐粪便免疫化学试验（fecal immunochemical test，FIT），该技术可检测粪便中完整的人类球蛋白（相对于血红素），并检测出比 FOBT 更晚期的腺瘤。

- 粪便 DNA 检测是一种较新的筛查方法，可以检测粪便中的结肠脱落细胞，这些脱落细胞具有特定的遗传或表观遗传学变化。据报道，该技术对大肠癌 I～III 期的敏感性为 97%，特异性为 90%。在涉及患大肠癌平均风险的无症状患者试验中，多靶点粪便 DNA 检测出的癌症明显多于 FIT 检测，但假阳性结果却更多。高成本和较高的假阳性率是阻碍粪便 DNA 检测被广泛采用的主要障碍。

- 可以从粪便中检测到包括癌细胞异常 DNA 在内的分子标志。FIT 结合粪便 DNA 检测（FIT-DNA）已获 FDA 批准用于大肠癌筛查。一项研究表明，一次性 FIT-DNA 比单独的一次性 FIT 检测大肠癌有更高的敏感性（92.3% vs. 73.8%），但特异性较低（86.6% *vs*. 94.9%）。[①]

- 循环甲基化 SEPT9 DNA：不能可靠地检测出癌前病变。尚缺乏显示死亡率受益的相关研究。

- 血浆癌胚抗原（carcinoembryonic antigen，CEA）水平对于筛查无用，因为它可以在非恶性疾病（吸烟、IBD、酒精性肝病）中升高。正常的 CEA 结果并不能排除大肠癌的诊断。

影像学检查

- 结肠镜活检（主要评估工具）：美国医师学会（American College of Physicians，ACP）建议，应从患者 50 岁开始为其提供结肠镜检查。对于一般风险的患者，应每 10 年重复检查一次。非洲裔美国人被推荐从 45 岁开始进行筛查。只有一个一级亲属在 60 岁或 60 岁以上被诊断患有大肠癌或晚期腺瘤的人可以作为平均风险进行筛查。美国预防服务工作组指南指出，不应常规建议 75 岁以上的人进行筛查，85 岁以上的人则完全不建议进行筛查。如果 75 ～ 85 岁的人从未进行过筛查，则应根据健康状况来决定是否进行筛查。ACP 建议临床医生停止对 75 岁以上成年人或预期寿命小于 10 年的成年人进行大肠癌筛查。表 21-4 描述了大肠癌筛查和监测的建议。

- 计算机断层成像结肠镜检查（computed tomography colonoscopy，CTC）虚拟结肠镜检查（virtual colonoscopy，VC）使用螺旋 CT 扫描以生成二维或三维虚拟的大肠图像（图 21-2）。CTC 不需要镇静剂，但与光学结肠镜检查一样，它需要一些肠道准备（口服肠道泻药或在 CT 扫描前 48 h 进餐时摄入碘化造影剂）和空气注入。它还涉及暴露于大量的辐射。此外，VC 检测到病变的患者需要进行传统的结肠镜检查。与结肠镜检查相比，CTC 检测到＞ 10 mm 息肉的敏感性为 70% ～ 96%，特异性为 72% ～ 96%。当患者拒绝结肠镜检查时，CTC 已取

---

① Inadomi JM：Screening for colorectal neoplasia，N Engl J Med 376：149-156，2017.

表 21-4　大肠癌（CRC）筛查和监测建议 *

指标	建议
一般风险	从 50 岁开始：每 10 年做 1 次结肠镜检查；每 5 年做 1 次计算机断层成像结肠造影检查；每 5 年做 1 次软式乙状结肠镜检查；每 5 年做 1 次双重对比钡剂灌肠检查；每年做 1 次粪便隐血试验或粪便检查；可以考虑 DNA 检测，但不作为首选
1～2 名一级亲属在任何年龄患有大肠癌或在＜60 岁时患有腺瘤	从 40 岁开始每 5 年做一次结肠镜检查，或比亲属中最早的诊断年龄小 10 岁，以时间先到者为准
遗传性非息肉病性结直肠癌	遗传咨询和筛查[†]；从 25 岁开始，每 1～2 年做一次结肠镜检查，40 岁以后每年做一次[‡]
家族性腺瘤性息肉病和变异型	遗传咨询和检测[†]；从青春期开始每年进行软式乙状结肠镜检查[‡]
大肠癌的个人史	治愈性切除术后 1 年内复查结肠镜，3 年后复查，如正常则每 5 年检查一次
结直肠腺瘤的个人史	在切除所有指标息肉后，每 3～5 年进行一次结肠镜检查
炎症性肠病	全结肠炎 8 年后开始每 1～2 年做一次结肠镜检查；如果只是左半结肠病变，则 15 年后开始检查

* 美国癌症协会和美国多学科结直肠癌协作小组提出的建议；美国放射学会也认可了对一般风险患者的建议。

[†] 只要有可能，应先对受影响的亲属进行检测，因为可能出现假阴性结果。

[‡] 对检测结果呈阳性或不确定的人以及拒绝基因检测的人建议筛查。

From Andreoli TE et al: Andreoli and Carpenter's Cecil essentials of medicine, ed 8, Philadelphia, 2010, Saunders.

　　代双重对比钡剂灌肠作为放射学筛查的替代方法。

- 胶囊内镜检查可以使结肠黏膜可视化，但由于其检测结肠病变的灵敏度较结肠镜低，所以不建议作为筛查手段。
- 腹部（图 21-3）、骨盆和胸部的 CT 扫描有助于术前分期。
- PET 扫描（图 21-4）可以显示功能信息，对大肠癌及其远处转移的检测准确。由 PET 和 CT 联合模式组成的结肠造影技术是一种较新的诊断模式，可在一次检查中提供全身肿瘤的分期。

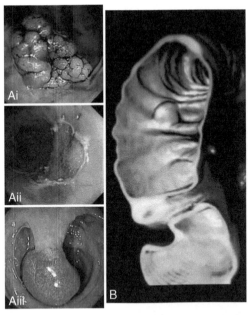

图 21-2 （扫本章二维码看彩图）Ai ～ Aiii. 结肠镜检查时看到的结肠息肉；**B.** 计算机断层成像（CT）结肠造影时看到的结肠息肉。**Aii** 表示 **Ai** 中息肉经内镜切除后的效果（From Ballinger A：Kumar & Clark's essentials of medicine，ed 5，Edinburgh，2012，Saunders.）

扫本章二维码看彩图

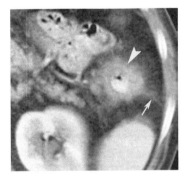

图 21-3 **结肠癌：肠壁增厚。** 脾曲附近的降结肠癌导致结肠壁增厚（无尾箭头示）和管腔变窄。结肠周围脂肪间隙出现索条状密度增高影（箭头示）提示肿瘤浸透肠壁（From Webb WR，Brant WE，Major NM：Fundamentals of body CT，ed 4，Philadelphia，2015，Saunders.）

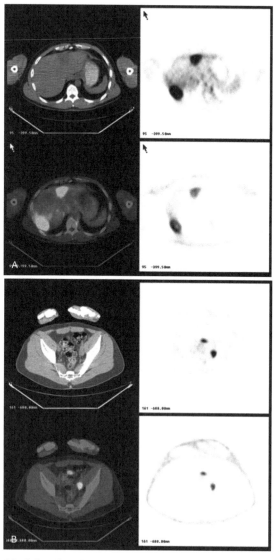

图 21-4 （扫本章二维码看彩图）结肠癌。A. 正电子发射断层成像（positron emission tomography，PET）和计算机断层成像（CT）图像显示一名患者的肝有 2 个氟 -18（^{18}F）- 氟脱氧葡萄糖（FDG）摄取病灶。在 CT 扫描（左上）、衰减校正的 PET 扫描（右上）、非衰减校正的 PET 扫描（右下）和融合图像（左下）都可以看到这些病变。**B.** 骨盆的 PET 和 CT 图像，数据来源方式如 A 图，显示左侧髂外淋巴结转移灶中 FDG 摄取增加（From Niederhuber JE：Abeloff's clinical oncology，ed 6，Philadelphia，2020，Elsevier.）

Rx 治疗

常规治疗

- 手术切除是Ⅰ~Ⅲ期结肠癌确定性和治愈性的先期治疗。建议特定患者（高危Ⅱ期，所有Ⅲ期）接受辅助化疗。微卫星不稳定性可与Ⅱ、Ⅲ期结直肠癌的临床病理因素一起用于指导治疗（图 21-5）。

- 已切除的大肠癌辅助治疗的标准化疗方案是奥沙利铂与氟嘧啶（5- 氟尿嘧啶或卡培他滨）联合治疗，为期 3 ~ 6 个月。老年患者和有明显合并症的患者，联合化疗的毒性更大，建议仅用单药氟嘧啶治疗。

- 新辅助化疗和放疗用于直肠癌在明确切除前的缩小和降期，并提高Ⅱ~Ⅲ期癌症的总生存时间和局部疾病控制率。

- Ⅱ期疾病的辅助化疗使总生存时间略微提高 3% ~ 4%，目前 5 年生存率在 80% 左右。因此，当前的指南建议仅在高风险的Ⅱ期患者中考虑辅助化疗。Ⅲ期患者生存获益的幅度明显更高，联合化疗的 5 年总生存率在 70% 左右，亚组间差异较

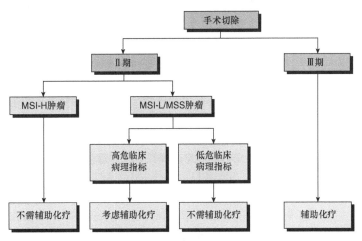

图 21-5　在Ⅱ期和Ⅲ期结直肠癌中使用微卫星不稳定性（MSI）和临床病理因素的建议算法。ASCO 指南：不足的样本结节、T_4 病变、穿孔、分化不良的组织学。MSI-H，高度微卫星不稳定性；MSI-L/MSS，低度微卫星不稳定性 / 微卫星稳定性（From Niederhuber JE：Abeloff's clinical oncology, ed 6, Philadelphia，2020，Elsevier.）

大。最近的数据显示，低风险的 III 期结肠癌患者仅用 3 个月的辅助多药化疗就可能达到相同的生存率。

- 在过去的几年里，转移性和复发性大肠癌患者的预后有了很大的改善。目前，在现代化疗方案下，不可切除的转移患者的中位总生存时间预计在 30 个月内。对于肝等部位局限性、可切除的转移患者，5 年中位总生存率在 50% 左右。

- 转移情况下使用的化疗药物包括 5- 氟尿嘧啶（5-FU）、卡培他滨、伊立替康、奥沙利铂和丝裂霉素。使用抗代谢物（5-FU 或卡培他滨）联合奥沙利铂或伊立替康的化疗方案构成了全身化疗的主干。

- 针对表皮生长因子受体（epidermal growth factor receptor，EGFR）和血管生成途径的分子靶向治疗与化疗主干联合用于转移性大肠癌。抗血管生成药物包括单克隆抗体贝伐珠单抗、阿柏西普和雷莫芦单抗。西妥昔单抗和帕尼单抗是 EGFR 受体阻断剂，对肿瘤未携带突变 *RAS* 癌基因的转移性 CRC 患者有效。

- 肝一般是大肠癌转移的最初和最常见的部位。对肝局限性转移灶进行切除，然后再进行全身联合化疗，可以使 30% 以上的特定患者达到治愈效果。对局限性肺转移的特定病例，也可考虑进行转移病灶切除。

- 不可切除的多发性肝转移灶通常采用局部区域治疗方法，如经动脉化学栓塞（transarterial chemoembolization，TACE）、使用钇 -90 近距离放射治疗的选择性内照射治疗（selective internal radiation therapy，SIRT）或肝动脉灌注化疗。

- 口服多靶点激酶抑制剂瑞戈非尼和口服抗代谢药物 TAS-102 为标准化疗方法失败的患者提供适度的生存获益。

- 携带 BRAF 突变的肿瘤患者现在可以通过使用由康奈非尼（encorafenib）、比美替尼（binimetinib）和西妥昔单抗组成的联合分子靶向治疗来提高生存率。

- 对于病理证实有微卫星不稳定灶的癌症患者（图 21-5），检查点抑制剂（pembrolizumab、nivolumab）是标准疗法失败后的有效选择，最近已被批准用于这种情况。

- 有关转移性大肠癌随机试验的综述表明，与左侧癌症相比，右侧癌症通常有更短的总生存期。

长期治疗

- 医生门诊，重点是临床和疾病相关的病史，指导体检，协调随访，最初 3 年每 3 ~ 4 个月咨询一次，然后 2 年每 6 个月咨询一次。
- 在第 1 年结束时进行结肠镜检查，然后在 3 年后进行结肠镜检查，随后每 5 年进行一次结肠镜检查。
- 基线 CEA 水平可在手术后作为衡量肿瘤切除是否完全的标准。它用于监测肿瘤复发情况，每 3 ~ 6 个月检测一次，最长可持续 5 年。

预后

5 年生存率随癌症分期而异：

TNM 分期	5 年生存率（%）
I	> 90
$II_{A \sim C}$	60 ~ 85
$III_{A \sim C}$	25 ~ 65
IV	5 ~ 10

- 在过去的 20 年里，总体 5 年无病生存率从 50% 提高到 63%。
- 大肠癌中高频微卫星不稳定灶能独立预测相对有利的结果，并降低转移的可能性。
- 在高危的 II 期和 III 期大肠癌患者中，接受辅助化疗的患者 5 年生存率有改善。
- 结肠腺癌中 microRNA 的表达模式发生系统性改变。miR-21 的高表达与生存率低和治疗效果差有关。
- 从手术到开始辅助化疗的最佳时机为 4 ~ 8 周。辅助化疗开始时间越往后推迟，生存率越差。
- 据报道，大肠癌诊断后定期使用阿司匹林与降低大肠癌特异性和总体死亡率的风险相关，尤其是在过量表达环氧化酶 -2 的肿瘤个体中。定期使用阿司匹林与较低的 *BRAF* 野生型结直肠癌相关，但与 *BRAF* 突变型癌症风险无关。从每天 75 mg 开始的所有阿司匹林剂量对大肠癌发病率和死亡率都有相似的影响。

转诊

转诊至结直肠外科或肿瘤外科、肿瘤内科、放射肿瘤科的多学科团队进行治疗。

 重点和注意事项

专家点评

- 肿瘤细胞向区域淋巴结转移是结肠癌患者最重要的单一预后因素。

- 将脂肪摄入量降低到总能量摄入的 30%，通过食用水果和蔬菜增加纤维摄入，可以降低大肠癌的风险。

- 用阿司匹林（81 mg/d）进行化学预防，可降低高危人群结直肠腺瘤的发生率。

- 美国国家癌症研究所已发布共识指南，对新诊断的大肠癌患者进行 HNPCC 的普遍筛查。HNPCC 突变携带者的肿瘤通常表现为微卫星不稳定性，这是一种由短核苷酸重复序列扩张或收缩引起的特征性表型。这些指南（Bethesda 指南）对于微卫星不稳定性测试的选择性患者是有用的。对新诊断的大肠癌患者进行 HNPCC 筛查是具有成本效益的，特别是如果考虑到其直系亲属的利益。

- 每年或每 2 年一次的 FOBT 检测可以显著降低大肠癌的发生率。

- 从粪便样本中检测 *APC* 基因突变是早期发现结直肠肿瘤的一种很有前途的新模式。

相关内容

家族性腺瘤性息肉病和 Gardner 综合征（相关重点专题）

Lynch 综合征（相关重点专题）

Peutz-Jeghers 综合征和其他息肉病综合征（相关重点专题）

推荐阅读

Bagshaw PF et al: The Australasian Laparoscopic Colon Cancer Study Group: long-term outcomes of the Australasian randomized clinical trial comparing laparoscopic and conventional open surgical treatments for colon cancer: the Australasian Laparoscopic Colon Cancer Study Trial, *Ann Surg* 256:915-919, 2012.

Biaggi JJ et al: Association between time to initiation of adjuvant chemotherapy and survival in colorectal cancer, *JAMA* 305(22):2335-2342, 2011.

Chuba KJ et al: Aspirin for the prevention of cancer: incidences and mortality: systemic evidence reviews for the U.S. Preventive Services Task Force, *Ann Intern Med* 164:814-815, 2016.

Dalerba P et al: CDX2 as a prognostic biomarker in stage II and stage III colon cancer, *N Engl J Med* 374:211-222, 2016.

Friis S et al: Low-dose aspirin or nonsteroidal anti-inflammatory drug use and colorectal cancer risk, *Ann Intern Med* 163:347-355, 2015.

Garcia-Albeniz X et al: Effectiveness of screening colonoscopy to prevent colorectal cancer among Medicare beneficiaries aged 70 to 79 years, *Ann Intern Med* 166:18-26, 2017.

Grothey A et al: Duration of adjuvant chemotherapy for stage III colon cancer, *N Engl J Med* 378(13):1177-1188, 2018.

Imperiale TF et al: Multitarget stool DNA testing for colorectal-cancer screening, *N Engl J Med* 370:1287-1297, 2014.

Imperiale TF et al: Derivation and validation of a scoring system to stratify risk for advanced colorectal neoplasia in asymptomatic adults, *Ann Int Med* 163: 339-346, 2015.

Inadomi JM: Screening for colorectal neoplasia, *N Engl J Med* 76:149-156, 2017.

Kopetz S et al: BEACON CRC: a randomized, 3-Arm, phase 3 study of encorafenib and cetuximab with or without binimetinib vs. choice of either irinotecan or FOLFIRI plus cetuximab in BRAF V600E–mutant metastatic colorectal cancer, *Annals of Oncology* 30(Supplement 4):iv137-iv151, 2019.

Lieberman D: Screening for colorectal cancer and evolving issues for physicians and patients, a review, *JAMA* 316(20):2135-2145, 2016.

Nishihara R et al: Aspirin use and risk of colorectal cancer according to BRAF mutation status, *JAMA* 309(24):2563-2571, 2013.

Primrose JN et al: Effect of 3 to 5 years of scheduled CEA and CT follow-up to detect recurrence of colorectal cancer, *JAMA* 311:263, 2014.

Qaseem A et al: Screening for colorectal cancer: a guidance statement for the American College of Physicians, *Ann Intern Med* 156:378-386, 2012.

Rothwell PM et al: Long-term effect of aspirin on colorectal cancer incidence and mortality: 20-year follow-up of five randomized trials, *Lancet* 376:1741, 2010.

Schetter AJ et al: MicroRNA expression profiles associated with prognosis and therapeutic outcome in colon adenocarcinoma, *JAMA* 299(4):425-436, 2008.

Siegel RL et al: Cancer statistics, *CA Cancer J Clin* 69(1):7-34, 2019.

Yang Y et al: Robot-assisted versus conventional laparoscopic surgery for colorectal disease, focusing on rectal cancer: a meta-analysis, *Ann Surg Oncol* 19:3727-3736, 2012.

第 22 章　肾细胞癌
Renal Cell Carcinoma

Bharti Rathore

汪梓垚　译　徐安　审校

 基本信息

定义

　　肾细胞癌（renal cell carcinoma，RCC）是由近端肾小管上皮细胞恶变而来的原发性肾实质癌。乳头状瘤占 15%，嫌色细胞癌占 10%。

同义词

　　　　肾上腺样瘤
　　　　RCC
　　　　肾细胞腺癌

ICD-10CM 编码
C64.9　肾恶性肿瘤，肾盂除外
C64.1　右肾恶性肿瘤，肾盂除外
C64.2　左肾恶性肿瘤，肾盂除外
C64.9　未指明的肾恶性肿瘤，肾盂除外
C65.9　肾盂恶性肿瘤

流行病学和人口统计学

　　发病率：2019 年，美国估计有 73 820 例新发病例和 14 770 例死亡。2% 的肾癌病例与遗传综合征相关。
　　好发性别：男性：女性比例约为 2∶1。
　　好发年龄：发病高峰年龄在 50 ～ 70 岁。

体格检查和临床表现

　　患者通常无症状，直至疾病晚期。肾细胞癌会发生副肿瘤综合征，如高钙血症、红细胞增多症、贫血和肝功能障碍。典型的腰痛、血尿和可触及的腹部肿块三联征是一种不寻常的表现。目前 RCC 的

表现包括：

血尿	50% ～ 60%
红细胞沉降率升高	50% ～ 60%
腹部包块	25% ～ 45%
贫血	20% ～ 40%
腰痛	35% ～ 40%
高血压	20% ～ 40%
体重下降	30% ～ 35%
发热	5% ～ 15%
肝功能不全	10% ～ 15%
典型三联征（血尿、腹部肿块、腰痛）	5% ～ 10%
高钙血症	3% ～ 6%
红细胞增多症	3% ～ 4%
精索静脉曲张	2% ～ 3%

病因学

遗传类型：

- 家族性肾癌
- 希佩尔-林道病相关性肾癌
- 遗传性乳头状肾细胞癌

危险因素：

- 吸烟
- 肥胖
- 含非那西丁的镇痛药
- 石棉、铅、二氧化钍和铬暴露
- 汽油和其他石油产品
- *VHL* 基因在 3 号染色体上的作用

Dx 诊断

鉴别诊断

- 肾盂移行细胞癌（占所有肾癌的 8%）
- 肾母细胞瘤
- 其他原发性肾癌和肉瘤
- 肾囊肿

- 腹膜后肿瘤

评估

实验室检查

- 尿液分析：血尿
- 全血细胞计数：贫血或红细胞增多
- 生化检查：肾衰竭和电解质问题，包括高钙血症
- 肝功能检查：肝功能不全伴碱性磷酸酶升高、凝血酶原时间延长与低蛋白血症

影像学检查

近 50% 的肾癌在 X 线检查时偶然发现。

- 肾超声
- 腹部 CT 增强扫描（图 22-1、图 22-2）对于 > 4 cm 的实性肿块的诊断，一般无需 CT 引导下活检（癌症可能性高）
- MRI
- 肾动脉造影
- 静脉肾盂造影

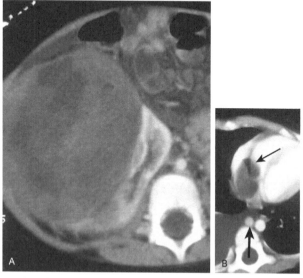

图 22-1　肾细胞癌。超声检查显示左肾 17 mm 高反射肿块伴后方阴影［From Grainger RG et al（eds）：Grainger & Allison's diagnostic radiology，ed 4，London，2001，Harcourt.］

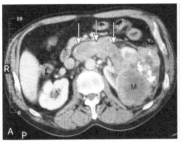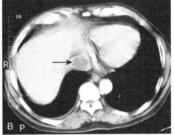

图 22-2　肾细胞癌。在该患者中，肾中部的计算机断层成像（**A**）显示大的左肾肿块（**M**），延伸到肾静脉和下腔静脉（箭头）。**B**. 心脏底部水平的图像显示癌栓（箭头）延伸到右心房（From Mettler FA Jr：Essentials of radiology，ed 3，Philadelphia，2014，Saunders.）

分期

见表 22-1。

常见转移部位

肺	50%～60%
骨	30%～40%
局部淋巴结	15%～30%
主肾静脉	15%～20%
肾周脂肪	10%～20%
肾上腺（身体同侧）	10%～15%
腔静脉	10%～15%
脑	10%～15%
邻近器官（结肠、胰腺）	10%
肾（对侧）	2%

℞ 治疗

- 手术：

  1. 手术肾切除（开放手术或腹腔镜途径）是Ⅰ、Ⅱ期和部分Ⅲ期肿瘤唯一有效的处理方法。尽管根治性肾切除术长期以来一直是标准治疗，但回顾性研究表明，部分而非根治性肾切除术可改善生存率，适用于非肾盂相邻或侵犯腔静脉＜4 cm 的肾细胞肿瘤患者。

表 22-1 　AJCC 第 8 版肾细胞癌 TNM 分期

T 分期	描述
T_X	肿瘤无法评估
T_1：肿瘤 ≤ 7 cm，局限于肾	T_{1a}：肿瘤 < 4 cm
	T_{1b}：4 cm ≤肿瘤≤ 7 cm
T_2：肿瘤 > 7 cm，局限于肾	T_{2a}：7 cn <肿瘤≤ 10 cm
	T_{2b}：肿瘤 > 10 cm
T_3：肿瘤延伸至大静脉或肾周组织，但未延伸至同侧肾上腺或超出杰罗塔筋膜	T_{3a}：肿瘤延伸至肾静脉 / 分支或侵犯肾周和（或）肾窦脂肪
	T_{3b}：肿瘤延伸至隔膜下 IVC
	T_{3c}：肿瘤在 IVC 隔膜或壁上方延伸至 IVC
T_4	肿瘤侵入杰罗塔筋膜外（包括连续延伸至同侧肾上腺）
N 分期	**描述**
N_X	局部淋巴结无法评估
N_1	未累及局部淋巴结
N_2	局部淋巴结转移
M 分期	**描述**
M_0	无远处转移
M_1	远处转移
分期	**TNM 分组**
I	$T_1N_0M_0$
II	$T_2N_0M_0$
III	$T_3N_0M_0$ 或 $T_{1\sim3}N_1M_0$
IV	T_4 任意 N 任意 M 或任意 T 任意 NM_1

AJCC，美国癌症联合委员会；IVC，下腔静脉；TNM，肿瘤、淋巴结、转移。

2. 腹腔镜机器人辅助肾切除术已在多个中心采用，主要用于肿瘤 < 4 cm 的保留肾单位的手术。优点包括失血量较少、对肾功能的影响极小和相似的肿瘤学结局。缺点包括成本增加和肿瘤大小与位置需适配的机器人手术等局限性。

3. 对于双侧癌症或单肾患者，可采用各种形式的肾部分切除术。

4. 基于随机试验数据，与单独免疫治疗相比，转移性 RCC 患者在免疫疗法前接受肾细胞减灭术可改善患者的生存期。然而，评估肾切除术重要性的随机临床试验（CARMENA）的最新结果表明，在现代酪氨酸激酶抑制剂（舒尼替尼）治疗背景下，中危和低危患者无获益。需要更多的试验数据来评估肾切除术在有利风险患者和使用新辅助酪氨酸激酶抑制剂治疗中的作用。

- 血管梗死性肾切除、冷冻消融或放疗（用于缓解）。
- 系统治疗：
  1. 在不可切除的疾病患者中，可以使用多靶点酪氨酸激酶抑制剂阿昔替尼、舒尼替尼、帕唑帕尼、卡博替尼、仑伐替尼和索拉非尼以及 mTOR 激酶抑制剂（如依维莫司和替西罗莫司）进行治疗。通常情况下，患者接受这两种药物中的任何一种进行序贯治疗，直至每种药物的最大缓解持续时间或出现严重毒性。这些药物的大多数反应通常是部分或稳定的疾病，复发是常态。
  2. 检查点抑制剂：检查点抑制剂已在初治和经治患者中证明有效。已证实伊匹单抗联合纳武单抗的联合检查点抑制对 IMDC 中危和低危初治患者的疗效更优。此外，在所有风险组中，与舒尼替尼单药治疗相比，酪氨酸激酶抑制剂联合免疫检查点抑制剂的治疗方案阿昔替尼＋帕博利珠单抗以及阿昔替尼＋阿维鲁单抗显示出优效性。
  3. 免疫治疗：大剂量白细胞介素 -2 治疗可能达到 15% 的缓解率，在高度选择的体力状态极佳的患者中，缓解率通常是持久的，并与长期生存相关。与该治疗相关的严重毒性限制了该方法的使用。

预后

肾癌患者的 5 年生存率已从 1987—1989 年的 57% 增至 2006—2012 年的 74%。手术治疗患者的预后如下：

TNM 分期	5 年生存率（%）
I	95
II	88
III（肾静脉或腔静脉）	50 ～ 60
III（淋巴结受累）	15 ～ 25
IV	5 ～ 20

转诊

- 转诊至泌尿外科医生进行分期和手术
- 如果存在转移性疾病，则转诊至肿瘤内科医生

 重点和注意事项

- 如果肿瘤较小（< 4 cm），应考虑对患者进行保留肾单位的手术。
- 腹腔镜机器人辅助手术常规用于标准保留肾单位手术；在一些有经验的中心用于中心肿瘤和 > 4 cm 的肿瘤。
- 手术后，使用酪氨酸激酶抑制剂的辅助治疗显示出不一致结果，并且尚未批准在这种情况下使用。一项组间研究显示无生存获益，而一项仅限于高危患者的较小研究显示无进展生存获益。
- 大剂量白细胞介素 -2 可使 10% ～ 15% 经仔细筛选的患者获得长期缓解。

相关内容

肾癌（患者信息）

推荐阅读

Choueiri TK, Motzer RJ: Systemic therapy for metastatic renal-cell carcinoma, *N Engl J Med* 376:354–366, 2017.

Motzer RJ et al: Avelumab plus axitinib versus sunitinib for advanced renal-cell carcinoma, *N Engl J Med* 380(12):1103–1115, 2019.

Patel HD et al: Surgical management of advanced kidney cancer: the role of cyto-reductive nephrectomy and lymphadenectomy, *J Clin Oncol* 36:3601–3607, 2018.

Ravaud A et al: Adjuvant sunitinib in high-risk renal-cell carcinoma after nephrectomy, *N Engl J Med* 375:2246–2254, 2016.

Rini BI et al: Pembrolizumab plus axitinib versus sunitinib for advanced renal-cell carcinoma, *N Engl J Med* 380(12):1116–1127, 2019.

Siegel RL et al: Cancer statistics, *CA Cancer J Clin* 69(1):7–34, 2019.

Stühler V et al: Immune checkpoint inhibition for the treatment of renal cell carcinoma, *Expert Opin Biol Ther* 20(1):83–94, 2020.

第 23 章　肾母细胞瘤
Nephroblastoma

Bharti Rathore

孟浩　译　徐安　审校

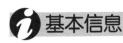 基本信息

定义

肾母细胞瘤是一种儿童胚胎性恶性肾肿瘤，占儿童肾肿瘤的 95%。大多数肿瘤是单中心的，但也有一些是单肾或双肾的多灶性肿瘤。

同义词

维尔姆斯瘤

ICD-10CM 编码
C64　肾恶性肿瘤

流行病学和人口统计学

- 占所有儿童恶性肿瘤的 6%，占所有儿童肾癌的 75%。
- 在女童中稍多。
- 75% 的病例发生在 5 岁以下的患者中，大多数病例发生在 2～3 岁。
- 15 岁以下白人儿童中年发病率约 8/100 万（美国每年约有 650 例新病例）；黑人儿童的发病率是白人儿童的 2 倍。
- 相关综合征（表 23-1）
  1. 隐睾症
  2. 尿道下裂
  3. 伴或不伴贝-维综合征的偏侧肥大，无虹膜
  4. 德尼-德拉什综合征（肾母细胞瘤、假两性畸形、肾小球肾炎）
  5. WAGR 综合征（肾母细胞瘤、无虹膜、泌尿生殖系统畸形和智力低下）

表 23-1 与肾母细胞瘤发生相关的综合征

综合征	基因	位点	肾母细胞瘤风险
WAGR	*WT1*	11p13	50%
德尼-德拉什综合征	*WT1*	11p13	50%
弗雷泽综合征	*WT1*	11p13	5%～10%
贝-维综合征	*WT2*	IGF2，H19，p57，Klp2	5%～10%
家族性肾母细胞瘤	*FWT1*	17q21	30%
	FWT2	19q13	
Perlman 综合征	未知		＞20%
嵌合的杂色非正倍性	*BUB1B*	15q15	＞20%
范科尼贫血 D1	*BRCA2*	13q12.3	＞20%
过度生长综合征	*GPC3*	Xq26	10%（男性）
利-弗劳梅尼综合征	*P53*	17p13	低
神经纤维瘤病	*NF1*	17q11	低
Sotos 综合征	*NSD1*	5q35	低
18 三体综合征	未知	18	低
布卢姆综合征	*BLM*	15q26	低

WAGR，肾母细胞瘤、无虹膜、泌尿生殖系统畸形、智力低下。

From Wein AJ et al：Campbell-Walsh urology，ed 11，Philadelphia，2016，Elsevier.

- 女性肾母细胞瘤发生率为 1.5%（且确诊时年龄较小，多灶性肿瘤较常见）。

体格检查和临床表现

- 肾母细胞瘤通常是当父母在给孩子洗澡或穿衣时偶然发现或在常规体检中发现的一个肿块，最常见于约 3 岁的儿童，肿块是单侧、坚固、无痛的，位于肋缘以下
- 腹部肿胀和（或）疼痛
- 恶心
- 呕吐
- 便秘
- 食欲不振
- 不明原因发热

- 盗汗
- 血尿（较成人肾恶性肿瘤少见）
- 萎靡不振
- 肿瘤阻塞肾动脉时引发高血压
- 精索静脉曲张
- 相关综合征的体征

病因学和发病机制

- 可能存在三种细胞类型：胚盘细胞、基质细胞和上皮细胞。其特征是结构多样性。
- 巨大的多倍体细胞核的存在证明了间变性。当原发肿瘤局限于肾时，术语"局灶性间变"用来描述这样的表现。
- 在与该疾病相关的综合征中，11p13 位点上的肾母细胞瘤基因（*WT1*）存在异常，包括 WT1 基因座的缺失或点突变。*WT1* 基因是一种转录调控因子，在后肾干细胞分化中起作用。北美和欧洲的多项研究表明，1p 和（或）16q 的杂合性缺失（LOH）与复发和总体不良预后相关，并包含在这些患者的风险分层中。
- 肾母细胞瘤的基因突变总结见表 23-2。
- 分期：儿童肿瘤组分期系统总结见表 23-3。

表 23-2　肾母细胞瘤的基因突变

基因	突变类型	频率（%）	体细胞或生殖细胞
11p15	H19 表观突变 父系单亲二倍体	74	两者
WTX	缺失突变或插入突变 无义突变	33	仅体细胞
WT1	缺失突变或插入突变 无义突变	21	两者
CTNNB1	缺失突变 无义突变	20	仅体细胞
TP53	无义突变	4	两者

From Wein AJ et al: Campbell-Walsh urology, ed 11, Philadelphia, 2016, Elsevier.

表 23-3   儿童肿瘤协作组的分期系统

分期	
I	肿瘤局限于肾,且已完全切除。肾小囊完好,肿瘤在切除前无破裂。无肾窦扩张。无肿瘤残留
II	囊外穿透,但肿瘤被完全切除。肾窦延伸或肾外血管可能含有肿瘤血栓或被肿瘤浸润
III	局限于腹部的残留非血源性肿瘤:淋巴结受累、肿瘤外溢、腹膜植入物、肉眼或显微镜下超出手术切缘的肿瘤或未完全切除的肿瘤
IV	血源性转移至肺、肝、骨、脑等
V	确诊时双侧肾受累

From Wein AJ et al: Campbell-Walsh urology, ed 11, Philadelphia, 2016, Elsevier.

 诊断

鉴别诊断

- 其他肾恶性肿瘤:
  1. 肾上腺样瘤
  2. 转移性细胞癌
  3. 淋巴瘤
  4. 透明细胞肉瘤
  5. 肾横纹肌样瘤
- 肾囊肿
- 其他腹腔内或腹膜后肿瘤

实验室检查

- 全血细胞计数
- 综合化学检查
- 尿常规

影像学检查

- 肾超声检查以确认肾内是否存在实质性肿块
- 腹部和骨盆 MRI 或 CT 增强扫描(图 23-1)
- 胸部 CT 扫描

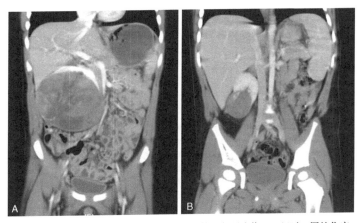

图 23-1 A. 经化疗预处理的肾母细胞瘤的计算机断层成像；B. 经过 6 周的化疗，肿瘤变小（From Wein AJ et al：Campbell-Walsh urology，ed 11，Philadelphia，2016，Elsevier.）

Rx 治疗

- 正确的分期和风险分层对于适当的治疗计划都是必需的。风险分层基于诊断时的年龄、局部和整体阶段、肿瘤重量以及 1p 和 16q 染色体杂合性缺失（LOH）。
- 建议对单侧肾母细胞瘤进行前期手术切除。这也为风险分层和选择合适的治疗方法提供了必要的组织学信息。
- 手术切除和手术分期：首选是根治性肾输尿管切除术加淋巴结取样，尽管一些中心在使用新辅助化疗后正在进行保留肾单位的手术。局部疾病的化疗和手术顺序并不明确；在欧洲，术前化疗是首选，而在美国，前期手术是标准治疗方案。
  1. Ⅰ期和Ⅱ期：手术后化疗。
  2. Ⅲ期和Ⅳ期：手术后放疗和化疗。
  3. Ⅴ期：术前化疗 6～12 周，然后行保留肾单位手术。
- 用于治疗肾母细胞瘤的化疗药物传统上包括长春新碱、放线菌素和阿霉素。用于高危疾病的现代强化疗法还可以包括环磷酰胺、依托泊苷和卡铂。

预后

- Ⅰ期：生存率 95%

- II 期：生存率 91%
- III 期：生存率 91%
- IV 期：生存率 81%
- 2 岁以下的患者预后较好

推荐阅读

Aldrink JH et al: Update on Wilms tumor, *J Pediatr Surg* 54(3):390-397, 2019.

Davidoff AM et al: Wilms tumor, *Adv Pediatr* 59(1):247-267, 2012.

Dome JS et al: Advances in Wilms tumor treatment and biology: progress through international collaboration, *J Clin Oncol* 33(27):2999-3007, 2015.

Dome JS et al: Risk stratification for Wilms tumor: current approach and future directions, *Am Soc Clin Oncol Educ Book* 215-223, 2014.

Hamilton TE et al: Wilms tumor: recent advances in clinical care and biology, *Semin Pediatr Surg* 21(1):15-20, 2012.

Phelps HM et al: Biological drivers of Wilms tumor prognosis and treatment, *Children* 5(11):pii:E145, 2018.

第 24 章　膀胱癌
Bladder Cancer

Bharti Rathore

王淑兰　译　徐安　审校

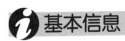 **基本信息**

定义

膀胱癌是一种从肾盂到尿道的整个尿路上皮易发生恶变的整体性疾病。该病分期包括非肌层浸润性膀胱癌、肌层浸润性膀胱癌和转移性尿路上皮癌。膀胱癌的三种类型是移行细胞癌、鳞状细胞癌和腺癌。

ICD-10CM 编码
C67.9　膀胱恶性肿瘤，未指明
C79.11　膀胱继发性恶性肿瘤
D09.0　膀胱原位癌
D30.3　膀胱良性肿瘤
D41.4　生物学行为不明的膀胱肿瘤
D49.4　未指明生物学行为的膀胱肿瘤

流行病学和人口统计学

2019 年，美国估计有 80 470 例膀胱癌的新增病例和 17 670 例膀胱癌死亡病例。它是美国第 6 常见的恶性肿瘤，诊断中位年龄为 73 岁。

好发性别：男性患病率是女性的 3 ～ 4 倍；男性终身患病风险为 1/26，女性为 1/88。

危险因素：

吸烟：

- 超过一半的膀胱癌与吸烟有关。
- 患病风险与吸烟量有关；每天吸烟 > 10 支的受试者患病率会增加 2 ～ 3 倍。
- 与焦油和尼古丁含量较高的香烟相比，吸低焦油和低尼古丁香烟的患病风险较低。

- 与吸过滤香烟者相比，吸未过滤香烟者患病风险增加 50%。
- 与吸香烟者相比，吸烟斗者患病风险较低。
- 雪茄、鼻烟和咀嚼烟草虽然与非泌尿系癌症有关，但被认为不会影响膀胱癌患病风险。

饮食：

- 富含牛肉、猪肉和动物脂肪的饮食会增加膀胱癌患病风险。
- 饮啤酒与膀胱癌的发生有关，因为啤酒含有亚硝胺。喝咖啡不会增加膀胱癌患病风险。
- 药物：长期（＞1 年）使用吡格列酮和罗格列酮会增加膀胱癌患病风险。

发病高峰：发病率随年龄增长而升高：60 岁以后发病率较高，40 岁以下少见。

遗传学：从病因学上认为该病由多因素导致，包括遗传和环境相互作用。总体而言，据估计，在美国男性膀胱癌患者中，有 20%～25% 的病因为职业暴露。

分布：在北美洲，移行细胞癌（TCC）占 93%，鳞状细胞癌占 6%，腺癌占 1%

发病机制：膀胱癌（TCC）有两种致病途径：

- 乳头状浅表性疾病偶尔导致浸润性癌（75%）
- 原位癌（CIS）和浸润性实体癌，疾病进展的风险很高（25%）

存在两种不同形式的"浅表性癌"：

- T_a：低级别乳头状肿瘤，复发率高；5% 有疾病进展
- T_1：高级别乳头状肿瘤，浸润固有层；经常合并扁平 CIS，可能弥漫累及尿路上皮。30%～50% 有疾病进展。这就又进一步分为：

  1. T_{1a}：穿透至黏膜肌层；5% 有疾病进展
  2. T_{1b}：穿透黏膜肌层；53% 有疾病进展

扁平 CIS：

- 完全不同和独立的癌症发展途径，其机制表现为不典型增生，导致低分化恶性细胞的出现，这些细胞取代或破坏正常的尿路上皮，并沿着膀胱壁平面延伸。20%～30% 的病例可穿透基底膜和固有层，并与实体瘤的生长有关。这些病例中有 50% 出现 p53 缺陷。

就诊时，50%～51% 的癌是原位癌，34%～35% 局限于膀胱，

17% 有局部淋巴结转移，4% ～ 5% 有远处转移。80% 的浅表 TCC 复发，高达 30% 进展到更高的阶段或级别。年轻患者最常发展为低度乳头状非侵袭性膀胱移行细胞癌，与有类似病变的老年患者相比，其复发的可能性较小。25% ～ 50% 的肿瘤累及上尿路（表 24-1 和表 24-2 ）。

表 24-1　2018 年 TNM 膀胱癌分期

T 分期	描述
T_X	原发性肿瘤无法评估
T_0	无原发性肿瘤证据
T_a	非侵袭性乳头状癌
T_{is}	原位癌
T_1	肿瘤侵袭固有层
T_2	肿瘤侵袭固有肌层
pT_{2a}	肿瘤侵袭固有肌浅部（内半部）
pT_{2b}	肿瘤侵袭固有肌深部（外半部）
T_3	肿瘤侵袭膀胱周围组织
pT_{3a}	微浸润
pT_{3b}	肉眼可见的浸润（膀胱外肿块）
T_4	肿瘤侵袭下列任意一处：前列腺间质、精囊、子宫、阴道、盆壁、腹壁
T_{4a}	肿瘤侵袭前列腺间质、子宫、阴道
T_{4b}	肿瘤侵袭盆壁、腹壁
局部淋巴结（N）	
N_0	无淋巴结转移
N_1	真骨盆内单个淋巴结转移（膀胱周、闭孔、髂内外或骶部淋巴结）
N_2	真骨盆内多发性淋巴结转移（膀胱周、闭孔、髂内外或骶部淋巴结转移）
N_3	髂总淋巴结转移
远处转移（M）	
M_0	无远处转移
M_1	远处转移
M_{1a}	远处转移局限于髂骨外淋巴结
M_{1b}	非淋巴结远处转移

表 24-2　2018 年 TNM 膀胱癌分期分组

分期	T	N	M
0_a	T_a	N_0	M_0
0_{is}	T_{is}	N_0	M_0
I	T_1	N_0	M_0
II	$T_{2a \sim 2b}$	N_0	M_0
III$_A$	$T_{3a \sim 3b}$，T_{4a}	N_0	M_0
	$T_{1 \sim 4a}$	N_1	M_0
III$_B$	$T_{1 \sim 4a}$	$N_{2 \sim 3}$	M_0
IV$_A$	T_{4b}	任意 N	M_0
	任意 T	任意 N	M_{1a}
IV$_B$	任意 T	任意 N	M_{1b}

　　分子流行病学：膀胱移行细胞癌通常是一种局部变化性疾病，肿瘤发生在不同的时间和部位，提示膀胱癌的病因是多克隆的。非肌层浸润性膀胱癌（NMIBC）和肌层浸润性膀胱癌（MIBC）在基因上是不同的。NMIBC 的特点是 *FGFR* 癌基因突变频率高，导致 RAS/MAPK 通路的组成性激活。在 MIBC 中，*TP53* 基因的突变占主导地位。一般来说，*FGFR* 和 *TP53* 的突变是互斥的，这表明 NMIBC 和 MIBC 致癌途径不同。然而，这些突变通常同时发生在侵犯尿路上皮下结缔组织层的 PT_1 期肿瘤中。最近，据报道编码 IA 型 PI3 激酶催化亚单位 p110α 的 *PIK3CA* 癌基因的体细胞在 13%～27% 的膀胱肿瘤中突变。这些突变通常与 *FGFR3* 突变重合。*RAS* 癌基因（*HRAS*、*KRAS* 和 *NRAS*）的突变也在 13% 的膀胱肿瘤中被发现，并且在所有的分期和分级中都被发现；它们与 *FGFR3* 突变是互斥的。

体格检查和临床表现

- 肉眼无痛性血尿
- 镜下血尿
- 尿频、尿急、偶尔排尿困难
- 有局部侵袭性至远处转移性疾病，其表现可包括：
  1. 腹痛
  2. 腰痛

3.淋巴肿大

4.肾衰竭

5.食欲不振

6.骨痛

病因学

膀胱癌是一种潜在的可预防的疾病，与特定的病因相关：

- 吸烟与 45% ～ 65% 的病例有关。吸烟者患 TCC 的风险是不吸烟者的 2 ～ 4 倍，而且这种风险会持续很多年，只有在戒烟 12 ～ 15 年后才会与不吸烟者持平。吸烟与较高的组织学分级和分期、肿瘤数量以及尺寸增加有关
- 职业暴露：染料工人、纺织工人、轮胎和橡胶工人、石油工人
- 化学暴露：邻甲苯胺、2- 萘胺、联苯胺、4- 氨基联苯和亚硝胺
- 接触疱疹乳头瘤病毒 16 型

鳞状细胞癌与以下因素有关：

- 血吸虫病
- 泌尿系结石
- 留置导管
- 膀胱憩室

其他原因：

- 非那西丁滥用
- 环磷酰胺
- 盆腔放射
- 结核

腺癌与以下因素有关：

- 膀胱外翻
- 子宫内膜异位症
- 神经源性膀胱
- 尿道异常
- 作为其他器官远处转移（如结肠癌）的继发部位

(Dx) 诊断

- 病史和体格检查。
- 尿液分析。
- 膀胱镜检查和活检。荧光膀胱镜检查改善了扁平肿瘤性病变

（如原位癌）的检测。

- 经尿道膀胱肿瘤切除术（transurethral resection of bladder tumor，TURBT）。

- 没有足够的证据来确定膀胱癌死亡率是否可以通过血尿检查、尿液细胞学检查或对尿液脱落细胞或其他物质的各种其他检查来降低。

- 除了尿细胞学和膀胱灌注，BTA、NMP22 和纤维蛋白降解产物已被 FDA 批准为膀胱癌肿瘤标志物。没有一种标志物被广泛接受，因为结果受到支架、近期泌尿外科操作、结石、感染、肠道间置和前列腺炎的影响，从而产生假阳性结果。

- 尿液生物标志物：FDA 已批准 6 种尿液生物标志物用于膀胱癌监测诊断。

  1. 定量核基质蛋白 22（Alere NMP22）
  2. 定性 NMP22（BladderChek）
  3. 定性膀胱肿瘤抗原（BTA STAT）
  4. 定量 BTA（BTA TRAK）
  5. 荧光原位杂交（FISH）
  6. 荧光免疫组织化学（ImmunoCyt）

- 一般来说，尿液生物标志物在相当大比例的膀胱癌患者中检测不出，而在其他患者中容易出现假阳性结果。对于低分期和低级别肿瘤的准确度较低[①]。

鉴别诊断

- 尿路感染
- 尿频尿急综合征
- 间质性膀胱炎
- 结石
- 子宫内膜异位症
- 神经源性膀胱

评估

膀胱癌的诊断和治疗流程见图 24-1。

[①] Chou R et al：Urinary biomarkers for diagnosis of bladder cancer：a systematic review and metaanalysis，Ann Intern Med 163：922-931，2015.

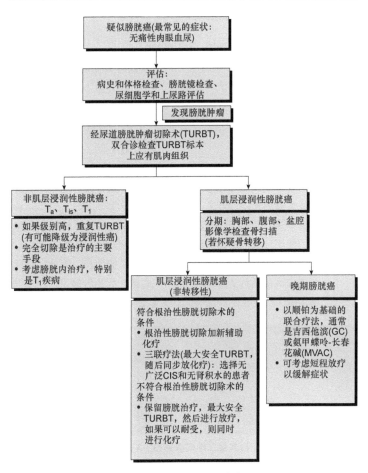

图 24-1 膀胱癌的诊断和治疗流程。CIS，原位癌（From Niederhuber JE：Abeloff's clinical oncology，ed 6，Philadelphia，2020，Elsevier.）

实验室检查

- 尿细胞学检查。

- 尿端粒酶：用端粒扩增法（telomeric repeat amplification protocol，TRAP）测定排尿或膀胱冲洗液中的端粒酶活性。该项测试可以准确检测男性膀胱肿瘤的存在。这是一种潜在的实用的非侵入性诊断创新方法，用于检测高危人群（如吸烟者或有症状的患者）中的膀胱癌。

放射学检查

- 肾超声、逆行肾盂造影、CT 和 MRI。
- 可以使用一项或多项检查方法。在没有骨骼症状的情况下，不建议进行骨扫描。

 治疗

手术

- 任何切除的目标都应该是肉眼可见地消除各种肿瘤负担，并保证足够的切除深度
- 最初应采用经尿道膀胱肿瘤切除术（TURBT）。使用切割电流，使用环状电极切除侵袭固有肌的肿瘤（图 24-2）。组织学上，膀胱肿瘤经常表现出超出可见边缘的生长，因此，切除范围应该包括约 2 cm 的正常组织边缘。无论肿瘤是广泛型和触角型，广泛切除肿瘤将确保完整性（图 24-3）

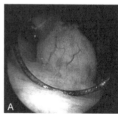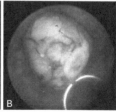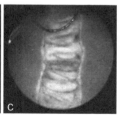

 扫本章二维码看彩图

图 24-2 （扫本章二维码看彩图）A. 广泛性乳头状病变；**B**. 环形电灼术切除病变；**C**. 切除深度至逼尿肌（From Wein AJ et al：Campbell-Walsh urology，ed 11，Philadelphia，2016，Elsevier.）

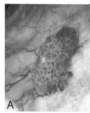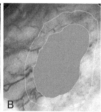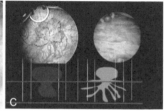

图 24-3 （扫本章二维码看彩图）A. 膀胱乳头状病变；**B**. 优化肿瘤毁损的肿瘤视觉边界和切缘；**C**. 肿瘤浸润较深，呈广泛型和触角型（From Wein AJ et al：Campbell-Walsh urology，ed 11，Philadelphia，2016，Elsevier.）

- 如果怀疑为高级别 TCC，则进行前列腺尿道环形活组织检查
- 如果是浅表疾病，建议采用重复 TURBT 和（或）使用膀胱内药物的随访方案
- 对于晚期膀胱癌，采用根治性膀胱切除合并尿道切断术（除非计划原位转流），以及回肠转流或原位转流

膀胱保留方法：肌层浸润性膀胱癌行膀胱切除术后，50% 或更多的患者会发生转移。多数患者发生远处转移；1/3 局部复发。膀胱保留治疗适用于拒绝手术或可能不适合根治性膀胱切除术的患者。保留膀胱的治疗方案包括广泛的 TURBT 或膀胱部分切除术加外照射或间质内放疗和全身化疗。作为单一治疗方式的放疗是无效的。早期 TURBT 联合 $T_{2\sim3a}$ 期新辅助化疗后完全缓解是膀胱保存成功的最佳预测因素。

膀胱部分切除术的适应证：

- 膀胱憩室内肿瘤
- 膀胱某区域的隐匿性、原发性和肌层浸润性或高度恶性病变，可完全切除，手术边缘充足
- 由于大小或位置原因，仅通过 TURBT 无法充分切除的肿瘤
- 肿瘤覆盖输尿管开口，需要再植输尿管
- 放射性溃疡的活组织检查
- 严重局部症状的缓解
- 患者拒绝尿流改道
- 不符合改道手术适应证的低风险患者

禁忌证：

- 多发性肿瘤
- CIS
- 活检发现细胞异型性
- 前列腺浸润
- 三角区浸润
- 无法获得足够的手术切缘
- 放疗前
- 切除后无法维持足够的膀胱容量
- 具有膀胱外肿瘤扩散的证据
- 手术风险低

急性期治疗

膀胱内化疗的适应证：

- 高级别肿瘤
- 肿瘤 < 5 cm
- 多发性肿瘤
- CIS
- 术后尿细胞学检查阳性
- 肿瘤切除不完全

膀胱内药物：噻替派、阿霉素、丝裂霉素 C、BCG、干扰素、白细胞介素 -2 和钥孔血蓝蛋白。血卟啉衍生物的光动力疗法也已有使用。

膀胱切除术的适应证：

- 无法完成 TURBT 的大肿瘤
- 高级别肿瘤
- 复发率高的多发肿瘤
- 对膀胱内化疗无效的弥漫性 CIS
- 前列腺尿道受累
- 伴上尿路恶化的易激性膀胱症状
- 肌层浸润性膀胱癌
- 膀胱外疾病

系统治疗：

- 以顺铂为基础的化疗与放疗同时用于膀胱保留或可切除病例的新辅助治疗
- 联合化疗方案可作为局部晚期疾病合并膀胱切除术的围手术期（新辅助和辅助）治疗方案。
- 对于有转移癌的患者，采用以顺铂为主的联合化疗方案作为姑息治疗。最有效的联合方案包括 MVAC（顺铂、氨甲蝶呤、长春花碱、阿霉素）和 GC（吉西他滨、顺铂），提供了缓解和适度的生存益处。
- 对于不适合接受以顺铂为基础的化疗方案的转移性癌症患者，使用免疫检查点抑制剂是首选的治疗方案。现有的药物包括 PD-1 抑制剂（纳武单抗、派姆单抗）和 PD-L1 抑制剂（阿替利珠单抗、度伐利尤单抗、阿维单抗）。这些药物也被用于抢救先前化疗失败的患者。

- 在 15% ~ 20% 的局部晚期或转移性尿路上皮癌中，检测到成纤维细胞生长因子受体（FGFR）编码基因的变异。厄达替尼，一种 FGFR1-4 的酪氨酸激酶抑制剂，在先前接受治疗的 FGFR 改变的患者中显示出 40% 的有效率，据报道，中位生存期约为 14 个月。

　　放疗：有不同结果的报告表明浅表性膀胱癌对放疗更敏感。浸润性膀胱癌单纯外照射的治愈率为 20% ~ 30%。其与手术或全身用药联合使用，主要用于非手术候选或拒绝手术的患者治疗膀胱癌。联合化疗（顺铂）与放疗同时进行，在保留膀胱的膀胱癌治疗方式中显示出了明显的局部控制效果。

慢性期治疗

浅表性膀胱癌的随访建议：

- 膀胱镜检查、膀胱灌洗和双合诊检查，每 3 个月检查一次，持续 2 年，然后每 6 个月检查一次，再持续 2 年，此后每年检查一次。
- 上尿路检查基于上尿路肿瘤发展的风险，一般每 2 ~ 5 年进行一次。

 # 重点和注意事项

专家点评

- 用来预测膀胱癌复发和进展的预后参数为肿瘤分级、肿瘤深度、多发性、复发频率、肿瘤大小、CIS、淋巴浸润、乳头状或实体瘤形态。
- 目前，职业因素引起的膀胱癌的发病率在女性中似乎比在男性中增长得更快。接触芳香胺的工人发病率最高，而接触多环芳烃和重金属的工人死亡率最高。
- 膀胱癌的 5 年生存率为 76%，原位癌为 96%，局部转移癌为 70%，区域转移癌为 35%，远处转移癌为 5%。
- 框 24-1 描述了美国泌尿外科协会关于膀胱癌的指南建议。

框 24-1　美国泌尿外科协会指南建议

对于所有索引患者：

- 标准：医生应与患者讨论治疗方案以及膀胱内治疗的益处和危害，包括副作用

对于出现尿路上皮异常生长但尚未被诊断为膀胱癌的患者：

- 标准：如果患者没有明确的组织学诊断，应进行活检以进行病理分析
- 标准：在大多数情况下，应根除所有可见肿瘤
- 标准：如确诊为膀胱癌，应定期行膀胱镜检查
- 选择：可在术后立即进行首次单次膀胱内化疗

对于小体积、低级别 T_a 膀胱癌患者：

- 推荐：首次单次膀胱内化疗在术后立即实施

对于经组织学证实的多灶性和（或）大体积低级别 T_a 膀胱癌患者或复发的低级别 T_a 膀胱癌患者：

- 推荐：对于这些患者，建议采用卡介苗或丝裂霉素 C 膀胱内治疗的诱导疗程，以防止或延缓复发
- 选择：可以考虑使用维持性卡介苗或丝裂霉素 C

对于最初经组织学证实为高级别 T_a、T_1 和（或）原位膀胱癌的患者：

- 标准：对于有固有层浸润（T_1）但标本中没有固有肌层的患者，应在附加的膀胱内治疗前进行重复切除
- 推荐：对于这些患者，建议先用卡介苗诱导疗程，然后进行维持治疗
- 选择：在选定的患者中，应考虑将膀胱切除术作为初步治疗

对于高级别 T_a、T_1 和（或）原位膀胱癌患者，在之前的膀胱内治疗后复发：

- 标准：对于有固有层浸润（T_1）但标本中没有固有肌层的患者，应在附加的膀胱内治疗前进行重复切除
- 推荐：应考虑将膀胱切除术作为这些患者的治疗选择
- 选择：可以考虑对这些患者进行进一步的膀胱内治疗

推荐阅读

Apolo AB et al: New and promising strategies in the management of bladder cancer, *Am Soc Clin Oncol Educ Book* 2015:105-112, 2015.

Aragon-Ching JB et al: multidisciplinary management of muscle-invasive bladder cancer: current challenges and future directions, *Am Soc Clin Oncol Educ Book* 38:307-318, 2018.

Bellmunt J et al: A review on the evolution of PD-1/PD-L1 immunotherapy for bladder cancer: the future is now, *Cancer Treat Rev* 54:58-67, 2017.

Cumberbatch MG et al: Contemporary occupational carcinogen exposure and bladder cancer: a systematic review and meta-analysis, *JAMA Oncol* 1(9):1282-1290, 2015.

DeGeorge KC et al: Bladder cancer: diagnosis and treatment, *Am Fam Physician* 96(8):507-514, 2017.

Gonzalez AN et al: The prevalence of bladder cancer during cystoscopy for asymptomatic microscopic hematuria, *Urology* 126:34-38, 2019.

James ND et al: Radiotherapy with or without chemotherapy in muscle-invasive bladder cancer, *N Engl J Med* 366:1477-1488, 2012.

Leow JJ et al: Adjuvant chemotherapy for invasive bladder cancer: a 2013 updated systematic review and meta-analysis of randomized trials, *Eur Urol* 66(1):42-54, 2014.

Loriot Y et al: Erdafitinib in locally advanced or metastatic urothelial carcinoma, *N Engl J Med* 381(4):338-348, 2019.

Siegel RL et al: Cancer statistics, *CA Cancer J Clin* 69(1):7-34, 2019.

第 25 章　前列腺癌
Prostate Cancer

Fred F. Ferri

王淑兰　译　徐安　审校

 基本信息

定义和分类

前列腺癌是一种累及前列腺的肿瘤。各种分类已经被用来评估恶性潜能和预后。

- 恶性程度随分期不同而不同：
  1. A 期：局限于前列腺，无明显结节。
  2. B 期：可触及的局限于腺体的结节。
  3. C 期：局部生长。
  4. D 期：局部淋巴结或远处转移。
- 在格利森评分系统（框 25-1 和图 25-1）中，两种组织学模式被独立地分配数字 1 ～ 5（从最高到最低分化）。这些数字相加得出的总肿瘤评分在 2 ～ 10 之间。与分化最低的肿瘤（格利森评分 7 ～ 10）相比，高分化肿瘤（如格利森评分 2 ～ 4）的预后更好。
- 另一个常用的分类是前列腺癌的肿瘤-淋巴结-转移（TNM）分类（表 25-1）。
- 表 25-2 总结了风险组的定义和活检标准。

ICD–10CM 编码
C61　前列腺癌
D07.5　前列腺原位癌

流行病学和人口统计学

- 前列腺癌已经超过肺癌成为男性最常见的非皮肤癌。
- 在美国，每年新增确诊病例超过 22 万例，每年有近 3 万名男性死于前列腺癌（美国男性第 2 大癌症死因）。
- 前列腺癌的发病率随着年龄的增长而增加：50 岁以下罕见；

框 25-1　2005 国际泌尿病理学会改良格利森系统

模式 1

有边界的结节，紧密排列但分开，均匀，圆形至椭圆形，中等大小的腺泡（腺体比模式 3 大）

模式 2

与模式 1 相似，边界相当清楚，但在肿瘤结节的边缘可能有轻微的浸润

腺体排列更松散，不像模式 1 那样均匀

模式 3

离散腺单位

通常比模式 1 或模式 2 中所见的腺体小

非肿瘤性前列腺腺泡内和腺泡间的浸润

大小和形状各异

模式 4

融合微腺体

腺体界限不清，腺腔形成不良

大型筛状腺

筛状腺

肾上腺样瘤

模式 5

实质上没有腺体分化，由坚固的片状、索状或单细胞组成

粉刺癌伴中央坏死，周围有乳头状、筛状或实性肿块

From Wein AJ et al：Campbell-Walsh urology, ed 11, Philadelphia, 2016, Elsevier.

　　80% 的新病例是在 65 岁及以上人群中确诊的。广泛的前列腺特异性抗原（prostate-specific antigen，PSA）检测使前列腺癌的发病率和前列腺癌的终身风险增加了一倍，达到近 16%。前列腺癌诊断也更早，自 PSA 筛查出现以来，临床上无症状的 T_1 肿瘤的发病率从 1989 年的 17% 上升到 2001 年的 48%。目前，约 80% 的前列腺癌病例被诊断为局限性疾病，只有 4% 被诊断为转移性疾病。

- 在 50 岁以上的美国男性中，超过一半在尸检中发现前列腺癌，但只有 3% 的人死于前列腺癌。
- 确诊时的平均年龄为 72 岁。
- 美国黑人的前列腺癌发病率是世界上最高的（每 9 名男性中就有 1 名发病）。
- 亚洲人的发病率很低。
- 约 9% 的前列腺癌可能是家族性的。肥胖是前列腺癌的危险

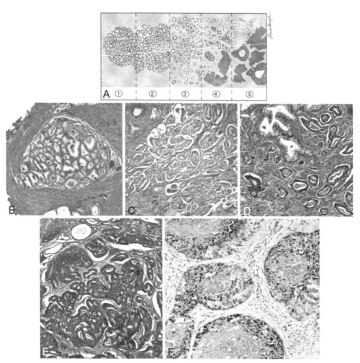

扫本章二维码看彩图

图 25-1 （扫本章二维码看彩图）格利森分级系统。**A**. 格利森分级系统的示意图。**B**. 格利森模式 1：紧密包绕的腺体的界限清楚的结节。**C**. 格利森模式 2：结节，腺体排列较松散。**D**. 格利森模式 3：小腺体，良性腺体之间轻微浸润。**E**. 格利森模式 4：大的不规则筛状腺体。**F**. 格利森模式 5：具有中央粉刺坏死的肿瘤实巢（From Wein AJ et al：Campbell-Walsh urology，ed 11，Philadelphia，2016，Elsevier.）

因素。高脂肪、低纤维饮食会增加患病风险。高胰岛素水平也可能增加患前列腺癌的风险。据报道，饮食中补充维生素 E 会显著增加健康男性患前列腺癌的风险。连锁研究表明，染色体 17p21-22 可能是前列腺癌易感基因的一个位置。*HOXB13* 基因的胚系突变与遗传性前列腺癌的风险显著增加相关。

- 前列腺癌死亡率在过去 15 年内大幅下降，从 1990 年的 34% 降至目前的 20% 以下。

体格检查和临床表现

- 晚期前疾病一般无症状。

From Grant，LA：Grainger & Allison's diagnostic radiology essentials，ed 2, 2019, Elsevier.

表 25-1　前列腺癌

T 分期		
T_X	原发肿瘤无法评估	
T_0	没有发现原发肿瘤的证据	
T_1	临床无法触及，影像学无法检测	
	T_{1a}	≤ 5% 切除组织（TURP）中的偶然发现
	T_{1b}	在＞ 5% 的切除组织（TURP）中偶然发现
	T_{1c}	通过针穿活检确定
T_2	临床可触及，或影像学可检测到的前列腺局灶性肿瘤	
	T_{2a}	肿瘤累及范围≤ 1/2 个前列腺叶
	T_{2b}	肿瘤累及范围＞ 1/2 个前列腺叶（但不是双叶）
	T_{2c}	肿瘤累及双叶
T_3	前列腺包膜有肿瘤扩散	
	T_{3a}	通过前列腺囊单侧或双侧肿瘤扩展
	T_{3b}	**累及精囊**
T_4	肿瘤侵袭精囊以外的结构（如膀胱颈、直肠或盆壁）	
N 分期		
N_X	局部淋巴结无法评估	
N_0	无肿瘤扩散	
N_1	肿瘤扩散到一个或多个局部盆腔淋巴结	
M 分期		
M_0	肿瘤未扩散到盆腔淋巴结以外	
M_1	肿瘤扩散到盆腔淋巴结以外	
	M_{1a}	肿瘤扩散到盆腔外的淋巴结
	M_{1b}	肿瘤扩散到骨
	M_{1c}	肿瘤扩散到其他器官（如肺、肝和脑）± 骨受累

- 骨痛和病理性骨折可能是前列腺癌的最初症状。
- 局部增生可导致流出道梗阻症状。
- 直肠指检（digital rectal examination，DRE）可能会触及一个坚硬的区域；10% 的患者 DRE 为阴性。
- 前列腺癌可能质硬而固定，晚期肿瘤会扩散到精囊。

表 25-2　风险组的定义

风险组	临床分期	PSA（ng/ml）	格利森评分	活检标准
低风险	T_{1a} 或 T_{1c}	< 10	2 ～ 6	单边受累或小于 50% 的核心受累
中风险	T_{1b}、T_{1c} 或 T_{2a}	< 10	3 + 4 = 7	双边受累
高风险	T_{1b}、T_{1c}、T_{2b} 或 T_3	10 ～ 20	4 + 3 = 7	> 50% 的 核 心 受累或神经周围 受累或导管分化
极高风险	T_4	> 20	8 ～ 10	淋巴血管侵犯或 神经内分泌分化

From Wein AJ et al：Campbell-Walsh urology，ed 11，Philadelphia，2016，Elsevier.

 诊断

鉴别诊断

- 良性前列腺肥大
- 前列腺炎
- 前列腺结石

实验室检查

- PSA 检测在前列腺癌早期诊断中存在争议。PSA 筛查与心理伤害有关，其潜在益处仍不确定。在没有前列腺病史的无症状男性中，使用 PSA 筛查并不能降低全因死亡率或前列腺癌死亡率。20% 以上前列腺癌患者 PSA 正常，而 PSA 水平在 4 ～ 10 ng/ml 的男性中仅有 20% 患前列腺癌。大多数指南鼓励患者和医生共同做出关于 PSA 检测的决定。现有证据支持临床医生与 65 ～ 69 岁的中等风险男性讨论 PSA 筛查的利弊。只有明确表示倾向于筛查的男性才应该接受 PSA 检测。一种合理的方法可能是关注高危男性（PSA 水平 ≥ 2 ng/ml 的 60 岁人群），而不是每年进行一次广泛 PSA 筛查。美国癌症协会建议，每年向预期寿命至少为 10 年的 ≥ 50 岁男性提供 PSA 和 DRE 检测。建议高危男性（如黑人、有前列腺癌家族史的男性）在 40 ～ 45 岁之间开始进行早期检测。单独 PSA 水平的升高应在几周后确认，然后再进行进一步检查，包括前列腺活检。在≥ 75 岁的男性中筛查前列腺癌是有争议的，一般不推荐。美国医师学会（ACP）建议，临床医生不应在 50 岁以下、69 岁以上或预期寿命小于 10 ～ 15 年的中等风险男性中使用 PSA 筛查前列腺癌。美国预防服务工作组（USPSTF）建议在所有年龄段都不要进行基于 PSA 的前列腺癌筛查。根据 USPSTF 的说法：

1. 筛查的危害程度（如 PSA 水平虚高、心理影响、不必要的活检、对惰性肿瘤的过度诊断）"至少是很小的"。

2. 与治疗相关的伤害程度（即手术、放射和激素治疗的不良反应）"至少是中等的"。

3. 基于 PSA 前列腺癌筛查的 10 年死亡率益处"几乎没有"。

4. 总体上权衡利弊，结果是"可以适度肯定的是，基于 PSA 的筛查没有净益处"。

- 游离 PSA：一些泌尿科医生建议使用血清游离 PSA 进行前列腺癌筛查，以减少不必要的活检，同时又不会漏掉多数前列腺癌。这一方法基于良性前列腺增生症患者的游离 PSA 水平较高，前列腺癌患者的蛋白结合型 PSA 水平较高。例如，在总 PSA 值为 4 ～ 10 ng/ml 的男性中，患癌的概率是 0.25%，但如果游离 PSA 值的百分比≤ 17%，患癌的概率就会增加到 0.45%。

- PSA 速率：血清 PSA 随时间增加的速率（PSA 速率）有助于前列腺癌的诊断。当总 PSA 仍在正常范围时，年 PSA 速率 > 0.75 ng/ml 会增加晚期恶性病变的可能性。正确解释 PSA 速率需要在 18 个月内至少测量 3 次 PSA，因为大多数 PSA 变化都是生理性的。最近的试验对 PSA 速率的价值提出了质疑，结果表明，除了单独使用 PSA 阈值外，增加 PSA 速率作为活检的触发因素并不能提高预测准确性。

- 按年龄调整的 PSA：有证据表明，目前 4.0 ng/ml 的门槛对年轻男性来说是不够的，因为在最近的一项研究中，PSA 水平为 2.6 ～ 4.0 ng/ml 的男性中有 22% 被发现患有前列腺癌。与年龄相关的界限的概念仍然存在争议。降低 PSA 正常上限将提高敏感性，但降低特异性。

- 前列腺酸性磷酸酶可用于评价非局限性疾病。

- 前列腺癌基因 3（PCA3）在前列腺癌细胞中过表达，高水平提示前列腺癌。检测数字检查后收集的尿样中 PCA3 有助于做出对 PSA 异常者进行前列腺活检的决定。

- 经直肠活检和前列腺细针抽吸可确诊。活检的指征包括 PSA 水平异常，DRE 异常，或既往活检标本显示前列腺上皮内瘤变或前列腺异型性。采集核数取决于患者的具体情况，通常包括至少 10 个核数。前列腺体积与肿瘤检出率呈负相关（腺体 $> 50 \text{ cm}^3$ 者为 23%，腺体 $< 50 \text{ cm}^3$ 者为 38%）。

影像学检查（图 25-2 ～ 图 25-5）

- 骨扫描有助于评估骨转移（在几乎 80% 的患者中出现或最终出现进展）。美国泌尿学协会认为，如果 PSA $\leqslant 20 \text{ ng/ml}$，无症状的临床定位前列腺癌分期不需要常规的骨扫描。
- CT、MRI 和经直肠超声检查可能对特定患者评估前列腺癌的程度有用。带有磁性纳米颗粒的高分辨率 MRI 已被用于检测前列腺癌患者的微小和其他无法检测到的淋巴结转移。然而，根据 AUA 的说法，经直肠超声检查几乎没有增加 PSA 和 DRE 的联合作用。同样，对于临床定位癌和 PSA $< 25 \text{ ng/ml}$ 的男性，CT 和 MRI 一般不适用于癌症分期。对于分期中的盆腔淋巴结清扫，AUA 指出，对于 PSA 水平 $< 10 \text{ ng/ml}$、PSA 水平 $< 20 \text{ ng/ml}$ 和格利森评分 < 6 的患者，可能不需要进行盆腔淋巴结清扫。

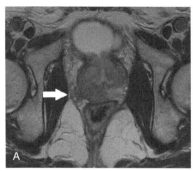
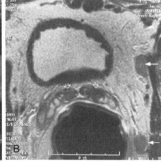

图 25-2　前列腺癌。A. 轴位 T2WI 显示右外周叶内低信号病灶，肿瘤包膜外延伸（箭头）。**B.** 两个精囊内侧的低 SI 代表入侵（开放箭头）。盆腔局部淋巴结受累（箭头）（From Adam A，Dixon AK，Grainger RG，Allison DJ：Grainger & Allison's diagnostic radiology，ed 5，2017，Churchill Livingstone. In Grant，LA：Grainger & Allison's diagnostic radiology essentials，ed 2，2019，Elsevier. ）

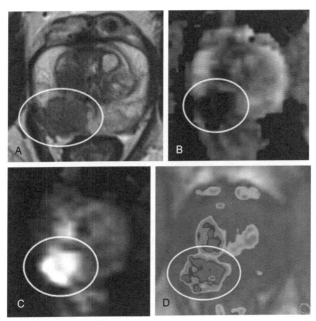

图 25-3　（扫本章二维码看彩图）多参数 **MRI，64 岁男性，PSA 水平为 13 ng/ml，1 次 TRUS 活检阴性，**显示一处典型的外周区肿瘤。MR 引导下活检，GS 4＋4＝8。**A**. 轴位 T2 加权图像。**B**. 轴向 ADC 图。**C**. 轴向 DWI，b＝1400。**D**. 轴位 DCE 图像（From Adam A，Dixon AK，Gillard JH，Schaefer-Prokop CM：Grainger and Allison's diagnostic radiology，ed 6，2015，Elsevier. In Grant，LA：Grainger & Allison's diagnostic radiology essentials，ed 2，2019，Elsevier.）

Rx 治疗

非药物治疗

　　在早期（T_{1a}）和预期寿命小于 10 年的特定患者或局灶性和中分化癌患者中，可密切观察随访。

急性期治疗

- 治疗方法各有不同：
  1. 肿瘤的分期
  2. 患者的预期寿命
  3. 患者的一般情况

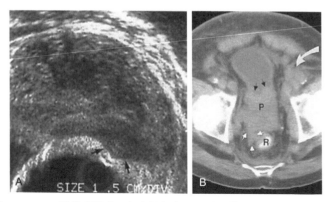

图 25-4 **A**. T₃ 期前列腺癌。经直肠超声显示周围带内不清晰的低回声区域（箭头）。肿瘤导致前列腺轮廓局部隆起，超出了预期的腺体轮廓。这是诊断跨肩关节侵犯的最可靠的发现。**B**. 前列腺癌区域淋巴结转移的 CT 表现。前列腺（P）明显增大，肿瘤直接延伸至直肠周围（白色小箭头）、直肠（R）和膀胱底（黑色小箭头）。有明显的左侧髂外淋巴结病变（弯曲箭头）（From Adam A，Dixon AK，Grainger RG，Allison DJ：Grainger & Allison's diagnostic radiology，ed 5，2017，Churchill Livingstone. In Grant，LA：Grainger & Allison's diagnostic radiology essentials，ed 2，2019，Elsevier.）

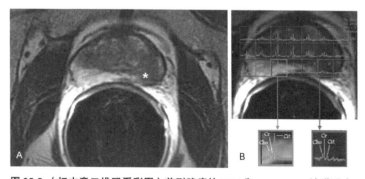

图 25-5 **（扫本章二维码看彩图）前列腺癌的 MRI 和 3D-1H-MR 波谱研究。** **A**. 轴位 T2WI（直肠内线圈），**B**. 叠加 MR 波谱栅格，并与叠加栅格对应的谱阵。肿瘤（*）在左侧外周腺体表现为低信号。相应的 MR 波谱网格显示出与该区域的异常代谢相一致的结果。绿格，健康组织；红格，癌症；CHO，胆碱；Cr，肌碱；Cit，柠檬酸（From Adam A，Dixon AK，Grainger RG，Allison DJ：Grainger & Allison's diagnostic radiology，ed 5，2017，Churchill Livingstone. In Grant，LA：Grainger & Allison's diagnostic radiology essentials，ed 2，2019，Elsevier.）

4. 患者的治疗意愿（如患者可能反对切除术）

- 临床局限性前列腺癌的最佳治疗方案尚不清楚。重要的是所有形式的治疗都有潜在的不良影响。需要仔细考虑干预的潜在益处和危害、患者的年龄、健康状况和个人喜好。前列腺癌的治疗流程如图 25-6 所示。表 25-3 总结了基于风险组和预期寿命的推荐治疗方案。

1. 根治性前列腺切除术一般适用于预期寿命 > 10 年的局限性前列腺癌患者。根治性前列腺切除术可降低疾病特异性死亡率、总死亡率以及转移和局部进展的风险。10 年后死亡的风险值降低很小，但可显著降低转移和局部肿瘤进展的风险。对行根治性前列腺切除术的患者进行了 29 年的随访，结果显示：临床发现的、局限性前列腺癌和预期

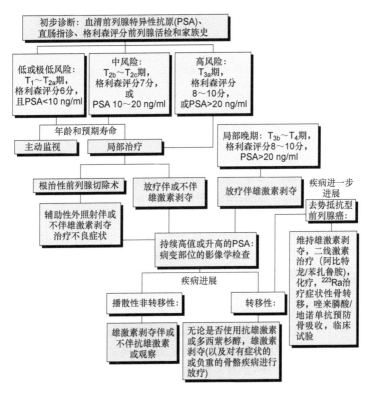

图 25-6　治疗流程。[223]Ra，镭 -223（From Niederhuber JE：Abeloff's clinical oncology，ed 6，Philadelphia，2020，Elsevier.）

表 25-3　推荐治疗

风险组	预期寿命（年）	推荐治疗
低风险	0 ~ 5	AS, HT
	5 ~ 10	AS, RT, HT, O
	> 10	RP, RT, AS, O
中风险 *	0 ~ 5	AS, HT, RT, O
	5 ~ 10	RT, HT, RP, O
	> 10	RP, RT, O, HT
高风险 *	0 ~ 5	AS, RT + HT, O
	5 ~ 10	RT + HT, HT, RP, O
	> 10	RT + HT, RP + RT + HT, HT
极高风险 *	0 ~ 5	AS, RT + HT, O
	5 ~ 10	H, RT + HT, ST
	> 10	RT + HT, RP + RT + HT, HT, ST, IT

AS，主动监测；HT，激素治疗；IT，探索性多模式治疗；O，其他；RP，根治性前列腺切除术；RT，放疗；ST，全身治疗。

* 如果淋巴结阳性的概率超过 20%，AS、HT、ST + HT。

From Wein AJ et al：Campbell-Walsh urology, ed 11, Philadelphia, 2016, Elsevier.

　　寿命较长的男性从根治性前列腺切除术中受益，平均寿命增加了 2.9 年。根治性前列腺切除术后并发症包括尿失禁（10% ~ 20%，取决于神经血管束和尿道保留程度、患者年龄和正确的黏膜对位）和勃起功能障碍（> 50%，且随患者年龄、术前勃起功能障碍、手术时肿瘤分期、神经血管束保留情况而异）。进行大量根治性前列腺切除术的医院并发症发生率较低。单侧或双侧神经保留手术后发生勃起功能障碍的男性较少。在接受前列腺切除术的男性中，机器人辅助的腹腔镜手术是开放耻骨后根治性前列腺切除术的另一种选择。尽管广告上说机器人手术后并发症较少，数据显示，在接受机器人辅助或传统前列腺切除术的患者中，约 88% 的患者术后出现性功能障碍，而机器人手术的大小便失禁问题（33%）比开放耻骨后根治性前列腺切除术（RPP）（27%）更普遍。研究表明，在 PSA 检测出的局限性前列腺癌患者中，如果 PSA 水平 > 10 ng/ml，前列腺癌患者首选前列腺切除术而不是 "观察等待"。在这一亚组中，前列腺切除术的 10 年死亡率为 48.4%，而观察等待组的 10 年死亡率为 61.6%。对于患病风险低（PSA 水平 < 10 μg/L，分期 < T_{2a}，格利森评分 < 3 + 3），15 年内前列腺癌特异性死亡风险 < 6% 的男性，观察等待（WW）和主动监测（AS）是合理和未得到充分利用的选择。

2. 放射治疗［外照射或近距离放射治疗，并将放射性粒子（碘 -125 或钯 -103 粒子）植入前列腺］是治疗局限性前列腺癌患者的另一种选择，尤其是不适合手术的患者或高度恶性肿瘤患者。近距离放射治疗的疗效可与外照射相媲美。据报道，在接受外照射的患者中，总剂量为 79.2 Gy（高剂量），而总剂量为 70.2 Gy（常规剂量），可以降低复发风险，而不会增加发病率和死亡率。在过去的 10 年里，诸如调强适形放射治疗（IMRT）和质子治疗等较新的放射治疗正变得越来越受欢迎，取代了旧的适形放射治疗技术。试验表明，在非转移性前列腺癌患者中，与适形治疗相比，IMRT 的使用与胃肠道并发症减少、髋部骨折较少、勃起功能障碍较多相关；与质子治疗相比，IMRT 与较少的胃肠道并发症相关。局限性前列腺癌和额外前列腺病和疾病复发的高风险患者（例如格利森评分 ≤ 7，多个阳性活检核心，临床分期为 $T_{1b \sim 2b}$）可以受益（提高总生存率），在放射治疗的基础上加用 6 个月的雄激素抑制治疗。

3. 对于年龄太大或病情太重而无法存活超过 10 年的患者，观察等待是合理的。如果癌症进展到出现症状的地步，可以尝试用几种方法进行姑息治疗。对于格利森评分在 2 ~ 4 分的患者，保守治疗也是合理的，因为这些患者的预期寿命不会缩短，而且治疗与长期副作用有关。对于患有较弱侵袭性疾病的老年男性来说，观察等待似乎也是安全的。个人偏好在决定是否治疗或进行主动监测中起着核心作用。

● 晚期疾病和预期寿命小于 10 年的患者可以接受放疗和激素治疗（己烯雌酚、黄体生成素释放激素类似物、抗雄激素、双侧切除术）。

● 对预期寿命为 ≥ 10 年的区域转移性前列腺癌患者的推荐治疗包括放疗和激素治疗。

- 前列腺癌是一种雄激素受体依赖性疾病，阻断雄激素受体信号转导是一种有效的治疗手段。表 25-4 总结了主要的循环雄激素。雄激素剥夺治疗（ADT）是治疗转移性前列腺癌的主要手段。ADT 的不良反应包括性欲下降、勃起功能障碍、潮热、骨量减少并增加骨折风险、代谢改变以及情绪和认知的改变。使用促黄体释放激素（LHRH）激动剂（戈瑟林、亮丙瑞林或曲普瑞林）加抗雄激素（氟他胺、比卡鲁胺或尼鲁胺）辅助治疗，当与外照射同时开始时，可提高局部晚期前列腺癌患者的局部控制率和生存率。帕米膦酸盐抑制破骨细胞介导的骨吸收，并防止接受前列腺癌治疗的男性髋部和腰椎的骨丢失。促性腺激素释放激素（GnRH）受体拮抗剂可以用于对患有晚期前列腺癌的男性进行快速药物去势。地加瑞克是一种可注射的 GnRH，可用于抑制前列腺癌患者睾酮的分泌，这类患者不适合使用 LHRH 激动剂且拒绝手术去势。骨密度评估和每周一次口服阿仑膦酸盐治疗可以预防和改善接受前列腺癌 ADT 治疗的男性患者的骨丢失。
- 多西紫杉醇联合泼尼松或多西紫杉醇联合雌激素胺可用于激素转移性难治性前列腺。激素抵抗型前列腺癌（去势抵抗型癌）的新疗法包括使用西普利和卡巴西紫杉醇（一种干扰细胞有丝分裂和复制的微管抑制剂）的免疫疗法。这两种药物都可以延长生存期，但副作用可能很严重，而且两种药物都非常昂贵。阿比特龙是一种口服药物，通过抑制 CYP17（雄激素生物合成所需的酶）来阻断雄激素的生物合成。FDA 已批准将其与泼尼松联合口服，用来治疗先前接受多西紫杉醇治疗的转移性去势抵抗型前列腺癌。

表 25-4　主要循环雄激素

来源	雄激素	产生量 / 天（mg）	相对效力	相对效力 / 产生量
睾丸	睾酮	6.6	100	15.2
睾丸和周围组织	双氢睾酮	0.3	160 ~ 190	533 ~ 633
肾上腺	雄烯二酮	1.4	39	27.9
肾上腺	脱氢表雄酮	29	15	0.5

From Wein AJ et al: Campbell-Walsh urology, ed 11, Philadelphia, 2016, Elsevier.

- 苯扎鲁胺是一种较新的非甾体抗雄激素药。试验表明，它在延长转移性去势抵抗型前列腺癌患者的生存期方面非常有效。它可以与多西紫杉醇、阿比特龙、卡巴紫杉醇和免疫疗法等其他药物顺序使用。镭-223，一种 α 发射体，选择性地靶向骨转移，已被发现有效地提升了患有去势抵抗型前列腺癌和骨转移男性的生存率。
- 聚腺苷二磷酸核糖聚合酶（PARP）抑制剂在对标准治疗无效和 DNA 修复基因缺陷的前列腺癌患者中显示出很高的应答率。

慢性期治疗

- 患者应在第一年每隔 3 ～ 6 个月进行一次临床检查和 PSA 检查，第二年每隔 6 个月监测一次，如果病情稳定，则每年监测一次。对于接受根治性前列腺切除术的患者，PSA 水平升高提示有前列腺癌残留或复发的证据。最近的一项研究表明，如果根治性前列腺切除术后 3 ～ 5 年仍未检测到 PSA 水平异常，生化复发的可能性极低，停止 PSA 监测是合理的[①]。挽救放疗有可能治愈根治性前列腺切除术后复发的患者。最近的试验表明，与放疗加安慰剂相比，每日加用比卡鲁胺 24 个月的抗雄激素治疗可显著提高长期总生存率，降低前列腺癌转移率和前列腺癌死亡率[②]。
- 应每年进行胸部 X 线检查和骨扫描，若患者出现症状，应更早进行上述检查。

处置

- 预后因疾病分期和格利森评分而异（见"定义"）。年龄在 65 ～ 69 岁，格利森评分为 2 ～ 4 分的患者，确诊后 15 年死于前列腺癌的概率为 0.06，死于其他原因的概率为 0.56。如果格利森评分为 7 ～ 10 分，死于前列腺癌和其他原因的概率为 0.25 ～ 0.36。

---

① Matsumoto K et al：Determining when to stop prostate specific antigen monitoring after radical prostatectomy：the role of ultrasensitive prostate specific antigen，J Urol 197：655，2017.

② Shirley WV et al：Radiation with or without antiandrogen therapy in recurrent prostate cancer，N Engl J Med 376：417-428，2017.

- 肿瘤的倍体也有预后价值，二倍体肿瘤细胞预后较好，非整倍体肿瘤细胞预后较差。

- 对于 1 级肿瘤，前列腺癌切除（94%）、放疗（90%）和保守治疗（93%）患者的疾病特异性延长 10 年生存率相似；对于 2 级或 3 级局限性前列腺癌，手术治疗的生存率好于放疗或保守治疗。

- *EZH2* 基因的表达已被认为是决定前列腺癌侵袭性的重要因素。最近的一项研究表明，*EZH2* 基因的表达可能比格利森评分、肿瘤分期或手术切缘状况更能预测临床失败。前列腺癌组织中 EZH2 蛋白的检测可能有助于判断预后和指导治疗。

- 术前 PSA 水平和 PSA 速率对预后有重要意义。PSA 水平在确诊前一年内升高 > 2.0 μg/ml 的男性，即使接受了根治性前列腺切除术，死于前列腺癌的风险也可能相对较高。

- 38% ～ 52% 的患者在根治性前列腺切除术中发现额外的前列腺病，并与疾病复发、进展和死亡的风险相关。在这些患者中，辅助放疗显著降低了 PSA 升高和疾病复发的风险；然而，在无转移生存期和总生存期方面的改善在统计学上并不显著。表 25-5 总结了转移性去势抵抗型前列腺癌的常见疼痛症状。

- 前列腺癌预防试验显示，5-α 还原酶抑制剂的使用降低了前列腺癌的发病率，但也增加了高级别肿瘤（格利森评分 > 7）的发病率。这些药物可能通过降低 PSA 水平和减小前列腺癌大小而延误前列腺癌的诊断。使用 5-α 还原酶抑制剂预防前列腺癌固有的权衡是为了避免 3 ～ 4 个较低级别的癌症而增加一个高级别癌症的风险。根据这些结果，FDA 的肿瘤药物咨询委员会得出结论，非那雄胺和度他雄胺对健康男性前列腺癌的化学预防没有有利的风险和益处。

- 在患病 2 年和 5 年时，接受前列腺切除术的患者比接受放疗的患者更有可能出现尿失禁。然而，15 年后，接受前列腺切除术或放疗的男性在疾病特异性功能结果方面没有显著差异。

- 对于患有前列腺癌的男性来说，骨骼健康是一个重要的问题。涉及双膦酸盐和地诺单抗的试验表明，这两种药物都能改善接受雄激素剥夺治疗的非转移性前列腺癌患者的骨密度（BMD）。地诺单抗也被证明可以降低脊椎骨折的风险。

表 25-5　转移性去势抵抗型前列腺癌常见疼痛综合征

疼痛综合征	初始管理	其他治疗选择
局限性骨痛	药物疼痛管理	病理性骨折或广泛骨质侵蚀的外科固定
	局部放疗（特别注意负重区域、溶解转移和四肢）	所有有局灶性背痛的患者都应评估硬膜外转移和脊髓压迫
		如果局部放射治疗失败，应考虑使用放射性药物
弥漫性骨痛	药物疼痛管理	类固醇
	"多点"或广野放射治疗	双膦酸盐或 RANK 配体抑制剂
	放射性药物	降血钙素
硬膜外转移与脊髓压迫	大剂量皮质类固醇	药物疼痛管理
	放疗	神经功能恢复的物理疗法
	手术减压和稳定适用于高度硬膜外压迫、广泛的骨骼受累或放疗后复发	
肿瘤直接扩散或既往治疗引起的神经丛病变（罕见）	药物疼痛管理	三环类抗抑郁药（阿米替林）
	放疗（若既往未使用过）	抗惊厥药（加巴喷丁、普瑞巴林）
	神经松解术（神经阻滞）	
各种神经源性原因：带状疱疹后神经痛、周围神经病	完整的神经学评估	三环类抗抑郁药（阿米替林）
	药物疼痛管理	抗惊厥药（加巴喷丁、普瑞巴林）
	停用神经毒性药物：多西紫杉醇、铂类化合物	
其他少见的疼痛综合征：广泛的颅骨转移伴脑神经/颅底受累，广泛的疼痛性肝转移，或盆腔肿块	放疗	化疗
	药物疼痛管理	鞘内化疗可改善脑膜受累症状
	皮质类固醇（脑神经受累）	

RANK，核因子受体激活剂 - κ B

From Wein AJ et al: Campbell-Walsh urology, ed 11, Philadelphia, 2016, Elsevier.

推荐阅读

Alibhai SM et al: Bone health and targeted therapies for nonmetastatic prostate cancer, *Ann Int Med* 167:341-350, 2017.

Andriole GL et al: Effect of dutasteride on the risk of prostate cancer, *N Engl J Med* 362:1192-1202, 2010.

Bannoro R et al: Comparative evaluation of radiation treatments for clinically localized prostate cancer: an updated systematic review, *Ann Intern Med* 15S171-178, 2011.

Barry MJ et al: Adverse effects of robotic-assisted laparoscopic versus open retropubic radical prostatectomy among a nationwide random sample of Medicare-age men, *J Clin Oncol* 30:513, 2012.

Bill-Axelson A et al: Radical prostatectomy versus watchful waiting in early prostate cancer, *N Engl J Med* 370:932-942, 2014.

Bill-Axelson A et al: Radical prostatectomy or watchful waiting in prostate cancer—29-year follow-up, *N Engl J Med* 379:2319-2329, 2018.

Carlsson S et al: Influence of blood prostate specific antigen levels at age 60 on benefits and harms of prostate screenings: population based cohort study, *BMJ* 348:2296, 2014.

Crawford ED et al: Diagnostic performance of PCA3 to detect prostate cancer in men with increased prostate specific antigen: a prospective study of 1,962 cases, *J Urol* 188:1726-1731, 2012.

Dahabreh IJ et al: Active surveillance in men with localized prostate cancer, *Ann Intern Med* 156:582-590, 2012.

de Wit R et al: Cabazitaxel versus Abiraterone or Enzalutamide in Metastatic Prostate Cancer, *N Engl J Med* 381:2506-2518, 2019.

Djulbegovic M et al: Screening for prostate cancer: systematic review and meta-analysis of randomized controlled trials, *BMJ* 341:c4543, 2010.

Ewing CM et al: Germline mutations in HOXB13 and prostate-cancer risk, *N Engl J Med* 366:141-149, 2012.

Ganz PA et al: NIH state of the science conference: role of active surveillance in the management of men with localized prostate cancer, *Ann Intern Med* 156:591-595, 2012.

Hayes JH et al: Active surveillance compared with initial treatment for men with low-risk prostate cancer, *J Am Med Assoc* 304(21):2373-2380, 2010.

Hoffman RM: Screening for prostate cancer, *N Engl J Med* 365:2011, 2013.

Jones CU et al: Radiotherapy and short-term androgen deprivation for localized prostate cancer, *N Engl J Med* 365:107-118, 2011.

Kantoff PW et al: Sipuleucel-T immunotherapy for castration-resistant prostate cancer, *N Engl J Med* 363:411-422, 2010.

Klein EA et al: Vitamin E and the risk of prostate cancer, *J Am Med Assoc* 306(14):1549-1556, 2011.

Mateo J et al: DNA repair defects and olaparib in metastatic prostate cancer, *Engl J Med* 373:1697-1708, 2015.

Moyer VA: On behalf of the US preventive Services Task Force: screening for prostate cancer: US preventive Services Task Force recommendation statement, *Ann Intern Med* 157:120-134, 2012.

Park JC, Eisenberg MA: Advances in the treatment of metastatic prostate cancer, *Mayo Clin Proc* 90(12):1719-1733, 2015.

Resnick MJ et al: Long-term functional outcomes after treatment of localized prostate cancer, *N Engl J Med* 368:436-445, 2013.

Scher HI et al: Increased survival with enzalutamide in prostate cancer after chemotherapy, *N Engl J Med* 367:1187-1197, 2012.

Sheets NC et al: Intensity-modulated radiation therapy, proton therapy, or conformal radiation therapy and morbidity and disease control in localized prostate cancer, *J Am Med Assoc* 307(15):1611-1620, 2012.

Talcott JA et al: In the clinic: prostate cancer, Ann Intern Med 163(11), 2015. ITC1.

Theoret MR et al: The risks and benefits of 5 alpha-reductase inhibitors for prostate cancer prevention, *N Engl J Med* 365:97-99, 2011.

Vockers AJ et al: An empirical evaluation of guidelines on PSA velocity in prostate cancer detection, *J Natl Cancer Inst* 103:462, 2011.

Vogelzang NJ: Enzalutamide. a major advance in the treatment of metastatic prostate cancer, *N Engl J Med* 367(13), 2012.

Wilt TJ, Dahm P: PSA screening for prostate cancer: achieve more for patients and payers by doing less, *BMJ* 348:2559, 2014.

Wilt TJ et al: Radical prostatectomy versus observation for localized prostate cancer, *N Engl J Med* 367:203, 2012.

第 26 章　睾丸癌
Testicular Cancer

Bharti Rathore

王淑兰　译　徐安　审校

 基本信息

定义

睾丸癌是起源于睾丸的原发生殖细胞癌，是 15 ～ 44 岁男性中最常见的癌症，自 1975 年以来发病率一直在逐渐上升。

同义词

睾丸肿瘤
睾丸瘤

ICD-10CM 编码

C62.00　未指明未降睾丸恶性肿瘤
C62.01　右侧未降睾丸恶性肿瘤
C62.02　左侧未降睾丸恶性肿瘤
C62.10　未指明下降睾丸恶性肿瘤
C62.11　右侧下降睾丸恶性肿瘤
C62.12　左侧下降睾丸恶性肿瘤
D40.10　未指明睾丸不确定行为肿瘤
D40.11　右侧睾丸不确定行为肿瘤
D40.12　左侧睾丸不确定行为肿瘤

流行病学和人口统计学

发病率：据估计，2019 年美国睾丸癌新增病例为 9560 例，死亡病例为 410 例。年发病率为 5.4/10 万男性。白人男性的发病率最高，黑人男性的发病率最低。

患病率：占所有男性癌症的 1% ～ 2%。

体格检查和临床表现

* 睾丸癌通常表现为睾丸内的无痛性肿块。睾丸内的任何肿块

都应该被认为是癌症，除非事实证明并非如此。它可能是由患者发现，并向医生报告，也可能是由医生在常规检查中发现的。

- 睾丸癌患者除了阴囊或睾丸肿胀以外，几乎没有其他症状，除非癌症已经转移（10% 的患者在诊断时已转移）。偶尔患者可能会感觉阴囊充盈或沉重。约 10% 的患者出现急性疼痛。腹膜后淋巴结肿大可引起背部疼痛。在 5% 的睾丸癌患者中会出现因肿瘤分泌 β- 人绒毛膜促性腺激素（hCG）而引起的乳房发育。

- 触诊应该用双手进行。透照法可以区分实性肿块（如癌症）和积液性病变（如鞘膜积液或精液囊肿）。这个肿块无触痛；事实上，它比正常的睾丸更不敏感。

病因学、分类和病理学

- 隐睾症（睾丸未降）即使通过睾丸固定术纠正，也是一个主要的危险因素；然而，在青春期前治疗隐睾症可以将睾丸癌的风险从 5 倍降低到 2 倍。

- 家庭史是一个重要的危险因素（睾丸癌患者的兄弟患病风险是正常人的 4 ～ 8 倍，父亲是睾丸癌患者，其儿子患睾丸癌的风险提高 4 ～ 6 倍）。

- 其他危险因素包括遗传性疾病（唐氏综合征、睾丸发育不全综合征）、克莱费尔特综合征、不孕症、吸烟和白人（白人风险最高，黑人风险最低）。

- 分类：睾丸癌可分为纯精原细胞瘤和非精原细胞瘤（胚胎癌、绒毛膜癌、卵黄囊癌、畸胎瘤或混合生殖细胞瘤）。

- 生殖细胞肿瘤似乎是由于子宫中的一种致癌事件导致被归类为管内生殖细胞肿瘤的前体病变而发展起来的。大约 90% 的生殖细胞肿瘤与邻近的小管内生殖细胞瘤有关，后者在 5 年内有 50% 的睾丸癌风险。表 26-1 概述了生殖细胞肿瘤和血清标志物。

- 与睾丸癌易感性相关的基因位点位于 12q21，这是编码 KITLG-KIT 信号转导蛋白的基因的位置。管内生殖细胞肿瘤的发生可能与 KITLG-KIT 在子宫内的异常激活有关，KITLG-KIT 在性细胞期引起胚胎生殖细胞的停滞，随后胚胎转录因子的过度表达导致生殖细胞的凋亡抑制、增殖增加和突变积累。

表 26-1 生殖细胞肿瘤与血清标志物

组织学	标志物阴性（%）	仅 hCG 升高（%）	仅 AFP 升高（%）
精原细胞瘤	90	10（通常＜100 IU/ml）	0（若＋，根据定义，NSGCT）
所有 NSGCT	15	50～60	40
胚胎瘤		0	10～40
卵黄囊肿瘤		罕见	80～90（单独或伴有 hCG 升高）
绒毛膜癌（或合体滋养细胞成分）		＞90（级别可能非常高）	0

AFP，甲胎蛋白；hCG，人绒毛膜促性腺激素；NSGCT，非精原细胞瘤生殖细胞肿瘤。
From Niederhuber JE：Abeloff's clinical oncology，ed 6，Philadelphia，2020，Elsevier.

- 睾丸癌各亚型发病率如下：

细胞类型	发病率（%）
精原细胞瘤	42
胚胎细胞癌	26
畸胎癌	26
畸胎瘤	5
绒毛膜癌	1

- 其他少见类型：
  1. 卵黄囊癌
  2. 混合生殖细胞瘤
  3. 类癌
  4. 支持细胞瘤
  5. 间质细胞瘤
  6. 淋巴瘤
  7. 睾丸转移癌

分期

- 睾丸癌的 TNM 分期系统如表 26-2 和表 26-3 所示。
- 临床分期包括 I 期，肿瘤局限于睾丸；II 期，局部淋巴结阳性；III 期，转移。图 26-1 显示睾丸癌的临床分期。

表 26-2 睾丸癌的 TNM 分期（AJCC 第 8 版癌症分期手册）

pT 分期	原发性肿瘤
pT_X	原发肿瘤无法评估
pT_0	没有发现原发肿瘤的证据
pT_{is}	生殖细胞原位瘤
pT_1	肿瘤局限于睾丸（包括睾丸网侵犯），无淋巴血管侵犯
	pT_{1a}：肿瘤＜ 3 cm（仅限精原细胞瘤）
	pT_{1b}：肿瘤≥ 3 cm（仅限精原细胞瘤）
pT_2	局限于睾丸的肿瘤（包括睾丸网侵犯），或肿瘤侵犯肺门软组织或附睾，或穿透覆盖白膜外表面的内脏间皮层，伴或不伴淋巴管侵犯
pT_3	肿瘤直接侵犯精索软组织，伴或不伴淋巴血管侵犯
pT_4	肿瘤侵犯阴囊，伴或不伴淋巴血管侵犯
N 分期	**局部淋巴结**
N_X	局部淋巴结无法评估
N_0	无局部淋巴结转移
N_1	淋巴结转移，最大直径≤ 2 cm，或多个淋巴结，最大直径均≤ 2 cm 的转移瘤
N_2	淋巴结转移＞ 2 cm 但最大直径≤ 5 cm 的转移瘤，或多个淋巴结，任何一个肿块＞ 2 cm 但最大直径≤ 5 cm
N_3	淋巴结肿块最大直径＞ 5 cm 的转移
M 分期	**远处转移**
M_0	无远处转移
M_1	存在远处转移
	M_{1a}：非腹膜后结节或肺转移
	M_{1b}：非肺内脏转移
S	**血清肿瘤标志物**
S_X	未检测出
S_0	正常范围
S_1	LDH ＜ 1.5×N，hCG（mIU/ml）＜ 5000，AFP（ng/ml）＜ 1000
S_2	LDH 1.5 ～ 10×N 或 hCG（mIU/ml）5000 ～ 50 000 或 AFP（ng/ml）1000 ～ 10 000
S_3	LDH ＞ 10×N 或 hCG（mIU/ml）＞ 50 000 或 AFP（ng/ml）＞ 10 000

AJCC，美国癌症联合委员会；TNM，肿瘤，淋巴结，转移。

表 26-3 AJCC 预后分期分组

分期	T	N	M	S
0	pT_{is}	N_0	M_0	S_0
I	$pT_{1\sim4}$	N_0	M_0	S_X
I A	pT_1	N_0	M_0	S_0
I B	$pT_{2\sim4}$	N_0	M_0	S_0
I S	任意 T	N_0	M_0	$S_{1\sim3}$
II	任意 T	$N_{1\sim3}$	M_0	S_X
II A	任意 T	N_1	M_0	$S_{0\sim1}$
II B	任意 T	N_2	M_0	$S_{0\sim1}$
II C	任意 T	N_3	M_0	$S_{0\sim1}$
III	任意 T	任意 N	M_1	S_X
III A	任意 T	任意 N	M_{1a}	$S_{0\sim1}$
III B	任意 T	任意 N	$M_{0\sim1a}$	S_2
III C	任意 T	任意 N	$M_{0\sim1a}$	S_3
	任意 T	任意 N	M_{1b}	任意 S

AJCC，美国癌症联合委员会。

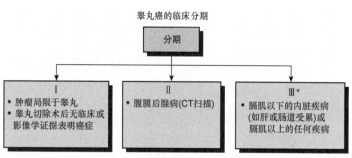

*根据肿瘤的位置和扩散程度，III 期疾病可细分为轻度、中度和高危三种。

图 26-1 睾丸癌的临床分期。美国癌症联合委员会的 TNM 分期系统较少使用，因为它是基于对切除标本和腹膜后腹主动脉周围淋巴结清扫的组织学评估。因为后者并不适用于每个患者，所以临床分期系统通常更实用（From Skarin AT：Atlas of diagnostic oncology，ed 4，St Louis，2010，Mosby.）

Dx 诊断

鉴别诊断

- 精液囊肿
- 精索静脉曲张
- 鞘膜积液
- 附睾炎 / 睾丸炎
- 睾丸表皮样囊肿
- 附睾肿瘤
- 腹股沟疝
- 鞘膜积血或睾丸破裂
- 睾丸附件扭转
- 皮肤癌

评估

体格检查、实验室检查和影像学检查（图 26-2）。根治性腹股沟睾丸切除术具有诊断性和治疗性。免疫组织化学分析用于确定肿瘤的组织成分。分期包括胸部、腹部和骨盆的 CT 检查和 β 亚单位的测量，人绒毛膜促性腺激素（hCG）、甲胎蛋白（AFP）和乳酸脱氢酶（LDH）的检测。

实验室检查

- 大约 20% 的纯精原细胞瘤患者血清 hCG 升高。

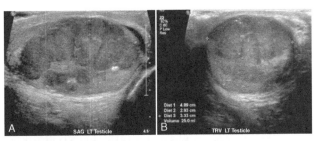

图 26-2 18 岁精原细胞瘤患者，左侧阴囊肿块无痛性。左侧睾丸矢状位和横断位 **A**、**B** 超声图显示睾丸体积为 25 ml，大部分为分叶状、不均匀、相对低回声的肿块，周围有薄的正常睾丸边缘和少量钙化，肿块内外可见多个微小的明亮回声斑点。这些小斑点代表着微结石（From Rumack CM et al: Diagnostic ultrasound, ed 4, Philadelphia, 2011, Elsevier.）

- 血清 AFP 在非精原细胞瘤患者中升高，而在纯精原细胞瘤患者中从未升高。

在 70% 的睾丸癌病例中，这两种肿瘤标志物中的一种或两种都会升高。

- 随着恶性细胞的快速周转，血清 LDH 水平升高。
- 禁忌活检。

影像学检查

- 超声
- 胸部、骨盆和腹部的 CT 扫描
- 有神经系统症状的患者的脑部 MRI
- 不推荐进行 PET 扫描（经常出现假阳性）

Rx 治疗

- 框 26-1 总结了睾丸癌的治疗流程。
- 精原细胞瘤：
    1. Ⅰ期：临床Ⅰ期患者多行切除术治愈。根治性腹股沟切除加一个周期的单剂卡铂化疗或放疗（RT）到腹主动脉旁淋巴结是一种标准的治疗方案。无论如何，在许多情况下，它已经被主动监测的切除术后取代。更多的复发与监测有关（20%，而放疗或化疗为 4%），但长期生存率接近 100%，与最初选择的方案无关。
    2. Ⅱ$_A$ 或 Ⅱ$_B$ 期：放疗或顺铂为主的化疗［如博来霉素、依托泊苷和顺铂（BEP）］[1]。
- 非精原细胞瘤：
    1. Ⅰ$_A$ 期：根治性切除加神经切除腹膜后淋巴结清扫术（RPLND）。
    2. Ⅰ$_B$ 期：与Ⅰ$_A$ 期相同，加两个周期的化疗［博来霉素、依托泊苷和顺铂（BEP）］。
    3. Ⅱ～Ⅲ期：根据风险分层（低/中或高），以顺铂为基础的多药化疗方案，疗程 3～4 个周期。RPLND 用于化疗后残留的淋巴结疾病。

---

[1] Hanna NH, Einhorn LH: Testicular cancer, discoveries and updates, N Engl J Med 371：2005-2016，2014.

框 26-1　治疗流程

1. 可疑睾丸肿块:
   - 病史和体格检查 (H&P)
   - 甲胎蛋白 (AFP)
   - 人绒毛膜促性腺激素 (hCG)
   - 乳酸脱氢酶 (LDH)
   - 化学特征
   - 睾丸超声

2. 根治性腹股沟睾丸切除术:
   - 如果超声检查怀疑睾丸内异常、隐睾或明显萎缩,可考虑对侧睾丸的腹股沟活检

3. 如果切除术显示为单纯精原细胞瘤:
   - 腹部和盆腔计算机断层成像 (CT)
   - 胸部 X 线检查
   - 如果腹部 CT 阳性或胸部 X 线检查异常,则考虑胸部 CT 检查
   - 如有临床需要,考虑精子库

   3a. 对于 I$_A$/I$_B$ 期纯精原细胞瘤,考虑:
   - 监测
   - 卡铂单药 [曲线下面积 (AUC) 7×1 ~ 2 个周期]
   - 放疗

   3b. 对于 II$_A$ 期的纯精原细胞瘤,考虑:
   - 放疗
   - 化疗 (BEP×3 周期 EP×4 周期)

   3c. 对于 II$_B$ 期的纯精原细胞瘤,考虑:
   - 化疗 (BEP×3 周期 EP×4 周期)
   - 放疗 (仅限于体积不大,小于 3 cm 的病例)

   3d. 对于 II$_C$/III 期纯精原细胞瘤,考虑:
   - 化疗
   - 低风险: BEP×3 个 EP 周期 ×4 个周期
   - 中风险: BEP×4 个周期或 VIP×4 个周期

   3e. 单纯精原细胞瘤的化疗后处理:
   - 残留肿块 > 3 cm: PET-CT,阳性者切除,如果发现残存的精原细胞瘤,则进行二线化疗
   - 残留肿块 < 3 cm 或无残留肿块: 监测

4. 如果切除术显示为非精原细胞或任何混合组织学类型:
   - 胸部、腹部、盆腔 CT
   - 重复肿瘤标志物检测 (AFP、hCG、LDH)
   - 如有临床指征,进行脑部 MRI
   - 如有临床需要,考虑精子库

4a. 对于 I_A/ I_B 期的纯精原细胞瘤，考虑：
- 监测
- 辅助化疗（BEP×1～2 周期）
- 保留神经的 RPLND

4b. 对于肿瘤标志物没有升高的 II_A/ II_B 期，考虑：
- 初级保留神经的 RPLND（对于 II_B 谨慎使用）
- 如果是病理性 N_1 期，则考虑监视与辅助 BEP×2 周期或 EP×2 周期
- 如果是病理性 N_2 期，则考虑辅助性 BEP×2 周期或 EP×2 周期
- 如果是病理性 N_3 期，则考虑辅助性 BEP×3 周期或 EP×4 周期
- 先期化疗（BEP×3 周期或 EP×4 周期）

4c. 对于 I_S 期、肿瘤标志物升高的 II_A 期、肿瘤标志物升高的 II_B 期、II_C 期或 III 期，考虑：
- 化疗（若为低风险，BEP×3 或 EP×4；若为中或高风险，则 BEP×4 或 VIP×4）

4d. 非精原细胞瘤和混合组织学类型的化疗后处理：
- 残留肿块 > 1 cm：如果可能的话，切除疾病（RPLND 或肺切除）
- 如果切除时存在残留的生殖细胞肿瘤，考虑辅助化疗（BEP×2 周期或 EP×2 周期）

5. 初次治疗后复发：
- 转诊至专门中心进行评估
- 如果晚期复发（> 2 年）考虑手术挽救
- 考虑常规剂量化疗（TIP×4 或 VeIP×4）与大剂量化疗加自体移植。

BEP，博来霉素，依托泊苷和顺铂；EP，依托泊苷和顺铂；PET-CT，正电子发射断层成像－计算机断层成像；RPLND，腹膜后淋巴结清扫术；TIP，紫杉醇，异环磷酰胺和顺铂；VeIP，长春花碱，异环磷酰胺和顺铂；VIP，异环磷酰胺，顺铂和依托泊苷。

From Niederhuber JE：Abeloff's clinical oncology，ed 6，Philadelphia，2020，Elsevier.

- 复发性疾病：
  1. 采用多药联合化疗方案。活性药物包括异环磷酰胺、紫杉醇、顺铂、长春花碱。
  2. 化疗敏感患者可通过大剂量化疗和自体干细胞移植（ASCT）成功治疗。

- 睾丸癌存活者的治疗后监测（每年）：
  1. 生育能力评估。
  2. 体格检查和皮肤检查（增加发育不良痣的风险）。
  3. 睾丸检查（患第二次睾丸癌的风险为 3%～4%）。
  4. 血清肿瘤标志物（hCG，AFP）。
  5. 腹部和盆腔 CT，每 3～4 个月检查一次，持续 2 年，第三

年和第四年每 6 ～ 12 个月检查一次，此后每年进行一次。

处置

- 睾丸癌的总体治愈率＞ 95%（转移性疾病的治愈率为 80%）。单纯精原细胞瘤患者预后较好。预后可以由国际生殖细胞共识标准（表 26-4）来确定。由于治疗即使在晚期也能产生良好的结果，美国预防服务工作组建议不要对没有症状的男性进行睾丸癌筛查。

- 放疗或化疗后患代谢综合征（胰岛素抵抗、高血压、血脂异常、腹型肥胖）的风险增加。此外，化疗对长期生殖健康、低生育率、听力障碍、神经病变和雷诺现象的影响是长期的毒副作用。

- 放疗和化疗是甲状腺癌、淋巴瘤、肾癌、胰腺癌、胃癌和白血病的危险因素。放疗或化疗后患代谢综合征（胰岛素抵抗、高血压、血脂异常、腹型肥胖）的风险也会增加。

表 26-4　睾丸癌国际生殖细胞共识标准

非精原细胞瘤	精原细胞瘤
预后良好	
睾丸 / 腹膜后原发性	任何原发位点
和	*和*
没有非肺转移瘤	没有非肺转移瘤
和	*和*
标志物良性，以下所有	正常 AFP 任意 hCG，任意 LDH
● AFP ＜ 1000 ng/ml，	
● hCG ＜ 5000 IU/L（1000 ng/ml），	
● LDH ＜ 1.5 倍正常上限	
58% 的非精原细胞瘤	90% 的精原细胞瘤
5 年 PFS 89%	5 年 PFS 82%
5 年生存率 92%	5 年生存率 86%
中等预后	
睾丸 / 腹膜后原发性	任何原发位点
和	*和*
没有非肺转移瘤	非肺脏转移瘤
和	*和*
中等标志物——以下任一项	正常 AFP，任意 hCG，任意 LDH

续表

非精原细胞瘤	精原细胞瘤
• 1000 ng/ml ≤ AFP ≤ 10 000 ng/ml 或	
• 5000 IU/L ≤ hCG ≤ 50 000 IU/L 或	
• 1.5 倍正常值≤ LDH ≤ 10 倍正常值	
28% 的非精原细胞瘤	10% 的精原细胞瘤
5 年 PFS 75%	5 年 PFS 67%
5 年生存率 80%	5 年生存率 72%

预后不良

纵隔原发性

或

非肺脏转移瘤

或

不良标志物——以下任一项

没有被归类为预后不良的患者

- AFP > 10 000 ng/ml 或
- hCG > 50 000 IU/L（10 000 ng/ml）或
- LDH > 10 倍正常上限

16% 的非精原细胞瘤

5 年 PFS 41%

5 年生存率 48%

AFP，甲胎蛋白；hCG，人绒毛膜促性腺激素；LDH，乳酸脱氢酶；PFS，无进展生存。
From Skarin AT：Atlas of diagnostic oncology，ed 4，St Louis，2010，Mosby.

推荐阅读

Cheng L et al: Testicular cancer, *Nat Rev Dis Primers* 4(1):29, 2018.

Hanna N et al: Testicular cancer: a reflection on 50 years of discovery, *J Clin Oncol* 32(28):3085-3092, 2014.

Lin K, Sharangpani R: Screening for testicular cancer: an evidence review for the U.S. Preventive Services Task Force, *Ann Intern Med* 153:396-399, 2010.

Rajpert-De Meyts E et al: Testicular germ cell tumours, *Lancet* 387:1762-1774, 2016.

Siegel RL et al: Cancer statistics, *CA Cancer J Clin* 69(1):7-34, 2019.

第 27 章 乳腺癌
Breast Cancer

Bharti Rathore

王行雁　译　梁华茂　审校

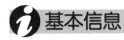 基本信息

定义

乳腺癌包括乳腺的原位癌和浸润性癌，根据组织来源分为导管型和小叶型。

同义词

乳腺恶性肿瘤

ICD-10CM 编码
C50.911	未指明部位的右侧女性乳腺恶性肿瘤
C50.912	未指明部位的左侧女性乳腺恶性肿瘤
C50.919	未指明部位和左右侧的女性乳腺恶性肿瘤
C50.921	未指明部位的右侧男性乳腺恶性肿瘤
C50.922	未指明部位的左侧男性乳腺恶性肿瘤
C50.929	未指明部位和左右侧的男性乳腺恶性肿瘤

流行病学和人口统计学

- 在美国，预计 2019 年将有 271 270 例新发乳腺癌患者，42 260 例患者死于乳腺癌。
- 乳腺癌最常见的类型为激素受体阳性；其发病率逐渐增加，尤其是在年轻女性中。乳腺癌患者几乎全部为女性，但有 1% 的乳腺癌发生于男性。
- 表 27-1 列举了乳腺癌的危险因素。
- 携带 *BRCA1* 或 *BRCA2* 基因突变的女性，其终生罹患乳腺癌的风险高达 85%。

表 27-1　乳腺癌的危险因素

危险因素	相对危险度
任何乳腺良性疾病	1.5
绝经后激素替代治疗	1.5
初潮年龄＜ 12 岁	1.1 ～ 1.9
适度饮酒（2 ～ 3 杯 / 天）	1.1 ～ 1.9
绝经年龄＞ 55 岁	1.1 ～ 1.9
骨密度增加	1.1 ～ 1.9
久坐和缺乏锻炼	1.1 ～ 1.9
增生性乳腺疾病不伴有异型性	2
生育年龄＞ 30 岁或未生育	2 ～ 4
一级亲属患有乳腺癌	2 ～ 4
绝经后肥胖	2 ～ 4
社会经济条件较好	2 ～ 4
子宫内膜癌或卵巢癌病史	2 ～ 4
胸部接受过辐射	2 ～ 4
钼靶检查显示乳腺密度增加	2 ～ 4
老年	＞ 4
乳腺癌个人史（原位或浸润性）	＞ 4
增生性乳腺疾病伴异型性	＞ 4
2 名一级亲属患有乳腺癌	5
乳腺不典型增生且一级亲属患有乳腺癌	10

From Goldman L, Schafer AI: Goldman's Cecil medicine, ed 24, Philadelphia, 2012, WB Saunders.

体格检查和临床表现

- 越来越多的小癌灶被乳腺钼靶检查发现，这些患者通常完全没有症状或体格检查无异常。
- 患者自查或医生检查可触及结节或肿块。
- 皮肤和（或）乳头回缩和皮肤水肿、红斑、溃疡、卫星结节。
- 腋窝和锁骨上淋巴结肿大。
- 乳头溢液可能为浆液性或血性。
- 全身症状和体征，包括疲劳、体重减轻、黄疸和厌食，可出现在转移癌病例中。

病因学

- 致癌的确切机制尚不清楚，内源性和外源性雌激素暴露是受体阳性乳腺癌发生的关键。
- 乳腺癌不再被认为是一种单一疾病，基于基因表达特点的分子分类可将乳腺癌分为以下几种：
  1. Luminal A 型：适用内分泌治疗，预后良好。
  2. Luminal B 型：适用内分泌治疗，预后较好。
  3. 正常型：与正常上皮相似，预后与 Luminal B 型相似。
  4. *HER2* 过表达型：*HER2* 基因扩增。
  5. 基底样型：激素受体和 *HER2* 阴性，预后差。
- 约 10% 的乳腺癌女性存在 *BRCA1*、*BRCA2*、*P53* 或其他基因的胚系突变。
- 卵巢雌激素、非卵巢雌激素、外源性雌激素等与不同易患乳腺癌组织之间可能存在相互作用，导致乳腺癌发生。
- 其他已知或可疑因素：生育、母乳喂养、饮食、体育锻炼、体重、酒精摄入。

 诊断

鉴别诊断

　　良性疾病见表 27-2。在体格检查和乳腺钼靶中，以下乳腺良性病变易与乳腺癌相混淆：

表 27-2　美国病理学委员会对乳腺良性疾病的组织学分类

组织病理学特点	近似相对危险度
非增殖性病变	无附加风险
囊肿	
导管扩张症	
钙化	
纤维腺瘤	
乳管上皮增生	
硬化性腺病	无附加风险
乳头状瘤病	轻微增加风险
放射状瘢痕	

续表

组织病理学特点	近似相对危险度
复杂硬化性病变	?
中度旺炽性增生	1.5∶1 ～ 2∶1
非典型增生（导管和小叶）	4∶1
非典型增生广泛导管受累	7∶1
小叶原位癌	10∶1
导管原位癌	10∶1

From Niederhuber JE：Abeloff's clinical oncology，ed 6，Philadelphia，2020，Elsevier.

- 纤维囊性改变
- 纤维腺瘤
- 错构瘤

评估

- 初步评估：

  1. 由专科医师进行初步评估。

  2. 行诊断性乳腺钼靶检查后对可疑病变进行超声检查。

  3. 在致密乳腺或具有遗传性易感性的女性中，MRI（图 27-1）比单纯钼靶检查更能发现可疑病变。

  4. 表 27-3 总结了不可触及的导管原位癌的评估和治疗指南。

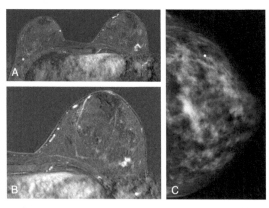

图 27-1 42 岁女性伴 *BRCA2* 基因突变。MRI 筛查显示左下外侧乳腺 1.2 cm 浸润性导管癌，仅在 MRI（**A** 图和 **B** 图）和随后的第二次超声检查中可见。**C**. 钼靶显示只有致密的乳腺组织（From Cameron JL，Cameron AM：Current surgical therapy，ed 12，Philadelphia，2017，Elsevier.）

表 27-3　不可触及的导管原位癌的评估和治疗指南

1. 多视角钼靶检查，对图像放大仔细评估，可进行超声检查
   - 记录病灶范围
   - 识别其他微钙化区域
2. 定位穿刺活检以明确可疑微钙化和异常密度区域的病变性质
3. 对标本进行影像学检查，并对图像进行放大检查
4. 外科医生可用多色墨汁标记切缘结合 X 线进行组织病理学评估
5. 完整的病理描述包括：
   - DCIS 类型和肿瘤大小
   - 与微钙化的关系
   - 病灶距着色切缘的距离
   - 是否为多灶性
   - 是否存在微侵袭及其风险
6. 术后复查钼靶检查，对图像放大评估，以确认可疑区域已完全切除
7. 以下情况可行重复乳腺切除
   - 发现残余微钙化
   - 切缘不满意

DCIS，导管原位癌。
From Niederhuber JE：Abeloff's clinical oncology，ed 6，Philadelphia，2020，Elsevier.

- 诊断：
  1. 对临床和钼靶可疑肿块的穿刺细胞学检查准确性高，但仍需要开放手术活检确认。
  2. 立体定向超声引导下空心针穿刺活检准确性高，且并发症发生率低。立体定向空心针活检的适应证见框 27-1。框 27-2 介绍了立体定向空心针活检的禁忌证。
  3. 切除活检明确诊断。

框 27-1　立体定向空心针活检的适应证

- 可疑良性病变，BI-RADS 3，取决于临床判断、医生或患者偏好，以及不能进行密切随访时
- 可疑病变，BI-RADS 4
- 病变高度可疑，BI-RADS 5
- 新发可疑微钙化，呈不对称性或结构扭曲
- 钼靶检查发现未触及的不对称性、局灶性不对称或实性肿块，但超声检查未发现
- 与 MRI 上可疑增强区域相对应的钼靶病变

BI-RADS，乳腺成像报告和数据系统；MRI，磁共振成像。
From Cameron JL，Cameron AM：Current surgical therapy，ed 12，Philadelphia，2017，Elsevier.

框 27-2 立体定向空心针活检的禁忌证

- 患者不能俯卧或合作
- 体重过大
- 病变位置靠近乳头、过于浅表靠近皮肤或过于深在靠近胸壁
- 病灶在钼靶检查中不可见
- 患者有严重的脊柱后凸畸形或运动障碍
- 乳腺组织厚度不足，无法充分压迫以行穿刺

From Cameron JL, Cameron AM: Current surgical therapy, ed 12, Philadelphia, 2017, Elsevier.

分期

表 27-4 描述了乳腺癌的病理分期。

表 27-4 乳腺癌的病理分期

T_X	原发性肿瘤无法评估
T_0	没有原发性肿瘤的证据
T_0	原位癌
T_{is}（DCIS）	导管原位癌
T_{is}（LCIS）	小叶原位癌
T_{is}（Paget）	乳头 Paget 病与乳腺实质的浸润性癌和（或）原位癌［DCIS 和（或）LCIS］无关。Paget 病合并乳腺癌是根据乳腺实质中癌灶的大小和特征进行分类，但 Paget 病的存在仍应得到重视
T_1	肿瘤最大直径 ≤ 20 mm
T_{1mi}	肿瘤最大直径 ≤ 1 mm
T_{1a}	肿瘤 > 1 mm 但最大直径 ≤ 5 mm
T_{1b}	肿瘤 > 5 mm 但最大直径 ≤ 10 mm
T_{1c}	肿瘤最大直径 > 10 mm 但 ≤ 20 mm
T_2	肿瘤最大直径 > 20 mm 但 ≤ 50 mm
T_3	肿瘤最大直径 > 50 mm
T_4	任何大小的肿瘤，直接延伸至胸壁和（或）皮肤（溃疡或皮肤结节）
T_{4a}	延伸至胸壁，不包括胸肌粘连 / 浸润
T_{4b}	皮肤溃疡和（或）同侧卫星结节和（或）水肿（包括橘皮样改变），不符合炎性乳腺癌的标准
T_{4c}	T_{4a} 和 T_{4b}
T_{4d}	炎性乳腺癌

N_X	无法评估区域淋巴结（如先前切除淋巴结）
N_0	无区域淋巴结转移
N_1	可切除的同侧 I 、 II 级腋窝淋巴结转移
N_{2a}	同侧 I 、 II 级腋窝淋巴结相互融合或与其他组织固定
N_{2b}	仅在临床上检测到的同侧胸骨旁淋巴结转移，临床上无明显的 I 、 II 级腋窝淋巴结转移
N_{3a}	同侧锁骨下淋巴结转移
N_{3b}	同侧胸骨旁淋巴结和腋窝淋巴结转移
N_{3c}	同侧锁骨上淋巴结转移
M_0	无远处转移的临床和影像学证据
$cM_{0(i+)}$	无远处转移的临床或影像学证据，但分子或显微镜下可见循环血、骨髓或其他非区域淋巴结中 $\leq 0.2\,mm$ 的肿瘤组织
M_1	通过传统临床和影像学确定的远处转移和（或）组织学证实 $> 0.2\,mm$ 的转移灶
G_X	无法评估等级
G_1	低级别（良）
G_2	中级别（中）
G_3	高级别（差）

乳腺癌的分期组

分期	T	N	M
0	T_{is}	N_0	M_0
I A	T_1	N_0	M_0
I B	$T_0 \sim T_1$	N_{1mi}	M_0
II A	$T_0 \sim T_1$	N_1	M_0
	T_2	N_0	M_0
II B	T_2	N_1	M_0
	T_3	N_0	M_0
III A	$T_0 \sim T_2$	N_2	M_0
	T_3	$N_1 \sim N_2$	M_0
III B	T_4	$N_0 \sim N_2$	M_0
III C	任何 T	N_3	M_0
IV	任何 T	任何 N	M_1

From Goldman L, Schafer AI: Goldman's Cecil medicine, ed 24, Philadelphia, 2012, WB Saunders.（AJCC 8th ed., 2018）

影像学检查

钼靶（图 27-2 至图 27-3）：30% ～ 50% 的乳腺癌通过钼靶筛查发现，表现为伴或不伴微钙化或簇状微钙化的边缘毛刺的肿物。对于接受过乳腺假体植入且有明确乳腺癌家族史的患者，MRI 是可选的影像学检查。MRI 可更好地评估新辅助化疗效果，同时协助在有腋窝淋巴结肿大的患者中确认原发灶。

Rx 治疗

非药物治疗

- 包括各种类型的手术切除、重建以及辅助放疗。
- 对于早期乳腺癌，主要治疗通常是外科手术。可以选择改良根治术和保乳手术，还包括肿块切除术、腋窝前哨淋巴结活检分期或腋窝淋巴结清扫。
- 表 27-5 比较了导管原位癌和小叶原位癌。早期浸润性乳腺癌患者的辅助治疗指南见表 27-6。
- 在接受保乳和全身治疗的转移局限于前哨淋巴结（sentinel

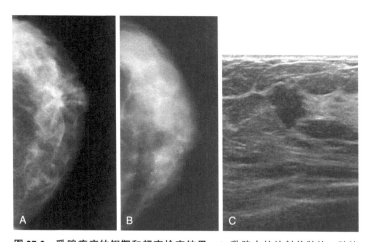

图 27-2　乳腺疾病的钼靶和超声检查结果。A. 乳腺中的放射状肿块。肿块密度改变、周围毛刺、周围乳腺结构扭曲提示恶性肿瘤。**B.** 簇状微钙化。细小、多形和线性钙化聚集考虑导管原位癌（DCIS）。**C.** 乳腺癌的超声图像。超声表现为实性肿物、有内部回声和边缘不规则，大多数恶性病变纵横比 > 1［From Townsend CM et al（eds）：Sabiston textbook of surgery，ed 17，Philadelphia，2004，WB Saunders.］

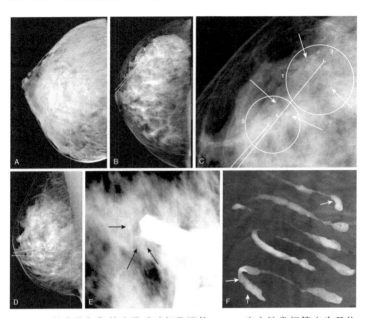

图 27-3 数字化钼靶检查及乳腺钙化评估。A. 43 岁女性常规筛查头足位（CC）图像。数字化钼靶检查能更好地穿透致密乳腺组织，清楚地显示整个乳腺弥漫分布的大小不一的良性钙化。**B**. 46 岁女性常规筛查的 CC 图像。乳腺外侧两个区域有非常细小的钙化灶，需要进一步检查。**C**. B 图中钙化灶的特写图，显示钙化（箭头）的大小和形状多变，可疑为恶性肿瘤，特别是导管原位癌。在致密的乳腺基质背景下，这种微小钙化在数字化图像中比在胶片中更容易被发现，计算机辅助技术也可以帮助放射科医生发现诸如此类的微小钙化。**D**. B 图病灶的内外侧斜位（MLO），显示钙化位于乳腺下象限。**E**. B 图患者立体定向空心针活检，显示穿刺活检紧邻一处钙化组织。立体定向空心针活检可以对微小的钙化组织进行组织学取样，对手术规划非常有益。这种介入穿刺可减少为明确诊断而行的手术切除。**F**. 立体定向空心针活检标本的钼靶检查，显示标本中有多个微小的钙化（箭头）。空心针活检病理为高级别导管原位癌伴粉刺样坏死（From Skarin AT：Atlas of diagnostic oncology，ed 4，Philadelphia，2010，Elsevier.）

lymph node，SLN）的乳腺癌患者中，单纯前哨淋巴结清扫（sentinel lymph node dissection，SLND）与腋窝淋巴结清扫（axillary lymph node dissection，ALND）相比，生存率无显著差异。

- 导管原位癌（ductal carcinoma in situ，DCIS）：雌激素受体阳性的患者可采取保乳手术（肿块切除加放疗）或乳腺切除术

表 27-5　原位癌：小叶原位癌与导管原位癌

特点	小叶原位癌	导管原位癌
年龄	年轻	年老
可触及肿块	不	不常触及
乳腺钼靶检查	不能检出	微钙化、肿块
免疫表型	E-钙黏着蛋白阴性	E-钙黏着蛋白阳性
常见表现	乳腺活检偶然发现	钼靶微钙化或乳腺肿块
双侧受累	常见	不确定
后续患乳腺癌的风险和部位	任何一侧乳腺发生浸润性乳腺癌的终身风险为 25%	发生于初始病变部位；对侧乳腺浸润性乳腺癌的风险为每年 0.5%
预防	他莫昔芬或雷洛昔芬	如果雌激素受体阳性，考虑他莫昔芬或雷洛昔芬
治疗	每年进行乳腺钼靶随访和乳腺查体	肿块切除术 ± 放疗；大的或多灶病变进行乳腺切除术

From Goldman L, Schafer AI: Goldman's Cecil medicine, ed 24, Philadelphia, 2012, WB Saunders.

表 27-6　早期浸润性乳腺癌患者的辅助治疗指南

患者类型	治疗
激素受体阳性且 *HER2* 阳性乳腺癌	
< 0.5 cm	可考虑辅助内分泌治疗
0.6 ~ 1 cm	辅助内分泌治疗 可考虑辅助化疗和曲妥珠单抗
> 1 cm	辅助内分泌治疗 辅助化疗和曲妥珠单抗
淋巴结阳性	辅助内分泌治疗 辅助化疗、帕妥珠单抗和曲妥珠单抗
激素受体阳性且 *HER2* 阴性乳腺癌	
< 0.5 cm	无需辅助治疗
> 0.5 cm	辅助激素治疗 根据 21-基因复发评分考虑辅助化疗
淋巴结阳性	辅助激素治疗＋辅助化疗

患者类型	治疗
激素受体阴性且 *HER2* 阳性乳腺癌	
＜ 0.5 cm	可考虑辅助化疗和曲妥珠单抗
0.6 ～ 1 cm	可考虑辅助化疗和曲妥珠单抗
＞ 1 cm	辅助化疗和曲妥珠单抗
淋巴结阳性	辅助内分泌治疗 帕妥珠单抗和曲妥珠单抗＋辅助化疗
激素受体阴性且 *HER2* 阴性乳腺癌	
≤ 0.5 cm	无需辅助治疗
0.6 ～ 1.0 cm	考虑辅助化疗
＞ 1 cm 或淋巴结阳性	辅助化疗

HER2，人表皮生长因子受体 2。

Modified from National Comprehensive Cancer Network Guidelines. Available at www.nccn.org.

后内分泌治疗。

- 浸润性乳腺癌：乳腺切除术或肿块切除术，同时进行前哨淋巴结评估，肿瘤较大患者进行放疗。

- 浸润性乳腺癌可能需要内分泌辅助治疗和辅助化疗。激素受体阳性患者建议仅进行内分泌治疗或化疗后进行内分泌治疗。乳腺癌亚型见表 27-7，相应治疗见表 27-8。抗雌激素药物内分泌治疗可降低乳腺癌的复发率和死亡率。芳香化酶抑制剂（阿那曲唑、来曲唑、依西美坦、富维司坦）可通过抑制雌激素合成来降低雌激素的刺激作用，已成为首选的一线内分泌治疗药物，逐步替代了选择性雌激素受体调节剂他莫昔芬。

- 美国目前使用的标准辅助化疗方案包括 AC（阿霉素＋环磷酰胺）、AC-T（阿霉素＋环磷酰胺，序贯使用紫杉醇类药物），以及 TC（多西他赛＋环磷酰胺）。图 27-4 显示乳腺癌辅助化疗的注意事项。

- 新辅助化疗（方案等同于辅助化疗）在很多患者中可以达到完全缓解或降期，可提供化疗敏感性评估，同时对患者生存没有不良影响。

- 辅助化疗或激素治疗是否获益可通过市售的多基因分析（OncopypeDx，Mammaprint）进行预测。近期发表的前瞻性

表 27-7　乳腺癌的亚型

类型	特点	标记
Luminal A	低级别、高 ER 占所有乳腺癌的约 40% 预后良好	ER ＋、PR ＋、*HER2* － 低 Ki-67（＜ 14%）
Luminal B	高级别，低 ER 占所有乳腺癌的约 20% 预后比 Luminal A 差	ER ＋、PR ＋ / －、 *HER2* ＋ / －、 高 Ki-67（＞ 14%）
HER2 过表达	高级别、淋巴结转移 *P53* 基因突变 占所有乳腺癌的 10% ～ 15%	ER －、PR －、*HER2* ＋
基底样	高增殖、BRCA 功能障碍 占所有乳腺癌的 15% ～ 20% 预后不良	ER －、PR －、*HER2*- CK5/6 或 EGFR ＋

CK，细胞角蛋白；EGFR，表皮生长因子受体；ER，雌激素受体；HER2，人表皮生长因子受体 2；PR，孕酮受体。
From Cameron JL, Cameron AM: Current surgical therapy, ed 12, Philadelphia, 2017, Elsevier.

表 27-8　乳腺癌亚型的治疗

亚型	治疗反应和预后
Luminal A	对内分泌治疗有反应 ● 绝经前：SERM（他莫昔芬） ● 绝经后：AI（依西美坦、阿那曲唑、来曲唑）
Luminal B	对内分泌治疗有反应 对化疗反应较差，但好于 Luminal A
HER2 过表达	对抗 *HER2* 药物有反应（曲妥珠单抗、帕妥珠单抗、拉帕替尼）
基底样	对内分泌或抗 *HER2* 药物没有反应，化疗仅在临床试验中进行

AI，芳香化酶抑制剂；HER2，人表皮生长因子受体 2；SERM，选择性雌激素受体调节剂。
From Cameron JL, Cameron AM: Current surgical therapy, ed 12, Philadelphia, 2017, Elsevier.

　　TAILORx 试验支持通过常规进行多基因分析以识别那些可以不进行化疗的临界风险评分的患者。

● **转移性乳腺癌的治疗取决于转移累及的部位**（仅有骨转移或内脏转移）以及临床症状。通常仅有骨转移的患者可以先进

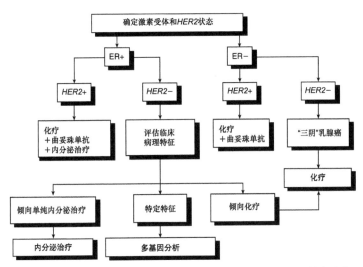

图 27-4 复发和转移性乳腺癌的治疗。 考虑辅助化疗。ER，雌激素受体；HER2，人表皮生长因子受体 2（From Cameron JL，Cameron AM：Current surgical therapy，ed 10，Philadelphia，2011，WB Saunders.）

行序贯激素治疗。在使用芳香化酶抑制剂的基础上联合使用哺乳动物雷帕霉素靶蛋白（mammalian target of rapamycin，mTOR）抑制剂（依维莫司）或 CDK4/CDK6 抑制剂（帕博西尼、瑞博西尼）可提高整体生存率。在前期接受过内分泌治疗的 *PIK3CA* 突变、激素受体阳性、*HER2* 阴性的晚期乳腺癌患者中，联合使用阿培利司和氟维司群能延长无进展生存期。常用的细胞毒性化疗和抗 *HER2* 治疗药物在转移性乳腺癌中的应用见表 27-9。

- 进展性骨转移或内脏转移的患者常采用单药化疗，部分情况可选择联合化疗方案，方案同早期乳腺癌。不同化疗药物的序贯治疗主要用于姑息性治疗，以缓解症状和延长生存。

- *BRCA1/2* 胚系突变的患者可采用 PARP 抑制剂奥拉帕利或他唑帕利。

- 若三阴型乳腺癌患者的肿瘤表达程序死亡配体 -1（program death ligand-1，PDL-1）受体，则联合使用白蛋白结合型紫杉醇和免疫抑制剂阿替利珠单抗能够改善生存率。

- 对于 *HER2/neu* 阳性的转移性乳腺癌患者，标准方案（曲妥珠单抗＋多西他赛）加单克隆抗体帕妥珠单抗能显著延长中位

表 27-9　转移性乳腺癌患者常用细胞毒性化疗和抗 *HER2* 药物

细胞毒性化疗
白蛋白结合型紫杉醇
卡培他滨
顺铂
卡铂
多西他赛
阿霉素
表柔比星
艾日布林
吉西他滨
伊沙匹隆
长春瑞滨
抗 *HER2* 治疗
T-DM1
拉帕替尼
帕妥珠单抗
曲妥珠单抗

From Niederhuber JE: Abeloff's clinical oncology, ed 6, Philadelphia, 2020, Elsevier.

生存时间。另外，抗体药物结合物 TDM-1 也可提高该组患者的生存率。

长期管理

早期乳腺癌治疗后的随访包括：

- 由肿瘤科或外科医生进行定期临床随访。
- 建议每年进行钼靶检查和乳腺 MRI。
- 建议进行相关实验室检查。
- 不建议使用肿瘤标志物和 CT 进行肿瘤复发监测。
- 指导患者每月进行乳腺自查。
- 治疗后的预后取决于肿瘤的大小、淋巴结转移的程度和肿瘤的病理分级。
- 全身辅助治疗可显著改善预后。与仅服用 5 年相比，服用他莫昔芬 10 年的肿瘤复发风险降低 25%，乳腺癌的死亡风险降低 27%。与他莫昔芬相比，芳香化酶抑制剂辅助治疗能提高激素受体阳性的绝经后乳腺癌患者的生存率。近期的试验表明，对于激素受体阳性的绝经前早期乳腺癌患者，相比于他莫昔芬联合卵巢抑制治疗，辅助治疗中芳香化酶抑制剂依西美坦联合卵巢抑制治疗能够显著减少复发。

- 在预后较好的早期乳腺癌患者中，如不接受辅助治疗，区域淋巴结中孤立的肿瘤细胞转移或微转移与 5 年无病生存率降低有关。有孤立的肿瘤细胞转移或微转移的患者在接受辅助治疗后生存率有所提高。
- 回顾性分析表明，淋巴结隐匿性转移是影响肿瘤复发和生存率的重要预后因素。然而，近期的研究表明，5 年生存率的差异很小（1.2 个百分点），这些数据不支持对于初始前哨淋巴结阴性的患者进行额外评估（包括免疫组化）能够带来临床获益。
- 内分泌治疗加用唑来膦酸能够延长绝经前雌激素反应性早期乳腺癌患者的无病生存期。

转诊

一旦怀疑乳腺癌，患者应转诊至多学科团队（multidisciplinary team，MDT）接受治疗，MDT 由乳腺外科医生、整形外科医生、肿瘤内科医生和放疗科医生组成。

 重点和注意事项

妊娠期和哺乳期乳腺癌

- 据报道，≤ 40 岁女性的发病率为 15%
- 妊娠期乳腺充血和结节性改变会延误疾病诊断，同时妊娠期疾病进展更快，可能导致不良预后
- 生存率与同年龄组非妊娠期的早期患者相似
- 权衡风险获益后选择检查方式，包括钼靶检查和超声检查
- 可选择乳腺切除术或肿块切除术同时腋窝淋巴结清扫
- 辅助化疗应延迟至晚期妊娠或分娩后
- 乳腺肿块切除术后的放疗应延迟至分娩后

DCIS（导管内癌）（表 27-5）

- 钼靶检查可见簇状微钙化和（或）密度改变
- 较少出现可触及的肿块或乳头溢液
- 在出现钼靶筛查前，DCIS 仅占所有乳腺癌的 1%
- 目前 DCIS 的比例为 15% ～ 20% 甚至更高
- 行肿瘤切除术的治愈率为 98% ～ 99%

- 高风险病例需进行放疗和辅助激素治疗
- 多灶性和（或）组织学分级为高级的 DCIS 需行乳腺切除术

炎性乳腺癌

- 罕见，快速进展，通常危及生命
- 表现为乳腺红斑和水肿，类似乳腺炎
- 诊断依赖活检，包括皮肤活检
- 治疗先行化疗，后续进行手术和放疗
- 既往预后差，目前 5 年无病生存率接近 50%（图 27-5）

专家点评

- USPSTF 不建议对年轻女性（40 ～ 49 岁）进行"常规"筛查，建议对中年女性（50 ～ 74 岁）每 2 年进行 1 次乳腺钼靶检查。USPSTF 同时指出目前的证据不足以评估老年女性（75 岁以上）进行乳腺钼靶筛查的获益和风险。USPSTF 也不建议进行乳腺自我检查。但是，多个美国医学组织（如 ACOG）仍建议从 40 岁开始每年进行筛查。表 27-10 总结了不同组织关于乳腺癌筛查的建议。

- 美国癌症协会关于乳腺癌筛查的指南如下：

  1. 中等风险的女性定期接受钼靶筛查的推荐如下：

     a. 女性应在 40 ～ 44 岁选择开始进行钼靶筛查（有限推荐）

     b. 45 ～ 54 岁的女性每年进行 1 次钼靶筛查（有限推荐）

     c. 55 岁及以上的女性可以选择每 2 年进行 1 次钼靶筛查或继续每年进行筛查（有限推荐）

  2. 对于整体健康状况良好、未来预期寿命在 10 年或更长的女性应持续进行乳腺癌筛查（有限推荐）

  3. 对于有特定高危因素的女性应在 30 岁以后每年进行 MRI 和乳腺钼靶检查，包括：

     a. 基于家族史的风险评估工具，终生罹患乳腺癌的风险为 20% ～ 25% 或更高

     b. 已知 *BRCA1* 或 *BRCA2* 基因突变（基于基因检测）

     c. 一级亲属（父母、亲兄弟姐妹或子女）具有 *BRCA1* 或 *BRCA2* 基因突变，但自身没有进行基因检测

     d. 10 ～ 30 岁接受过胸部放疗

     e. Li-Fraumeni 综合征、Cowden 综合征或者 Bannayan-Riley-

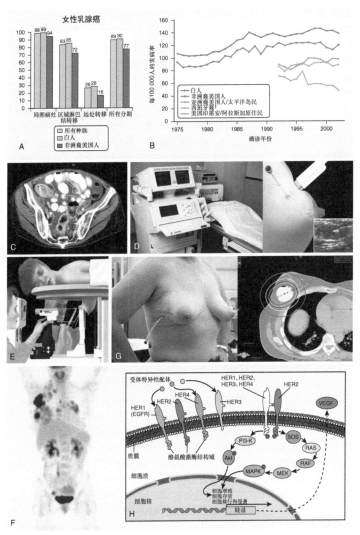

图 27-5 （扫二维码看彩图）**A.** 乳腺癌不同种族和分期的 5 年生存率（SEER 数据，1996—2002 年）。**B.** 不同人种和种族的女性乳腺癌发病率（SEER 数据）。**C.** 当小叶乳腺癌转移时，常可浸润卵巢浆膜表面，易与卵巢癌混淆。该例 I 期乳腺癌患者 9 年后出现腹胀、腹痛和大便变细。CT 可见直肠和结肠壁弥漫性增厚、腹膜癌结节和腹水。结肠镜活检证实肠道广泛受累，病理提示转移性腺癌符合乳腺癌转移。在重新评估分期时，还发现有多处骨转移。**D.** 超声引导下针刺活检，超声探头可用于定位体格检查或乳腺钼靶检查

扫二维码看彩图

发现的病灶，活检针穿过病变数次以获取组织。与立体定向活检相比，超声引导下活检更省时且大多数患者耐受性更好。然而，并非所有病变都适合超声引导下活检。**E.** 精确的立体定向活检的前提是通过评估病灶在一系列位置上的变化对病灶进行准确的 3D 定位。首先利用钼靶定位可疑区域，然后采集病变两侧 15° 的钼靶图像。计算机计算出病变在每个角度视图上的变化，利用这些数据来估计病变在 3D 空间内的位置。随着数字钼靶技术的出现，这些图像通常以数字化方式获取。**F.** PET 通过注射被正电子发射同位素标记的底物［通常将氟 -18 与 D- 葡萄糖结合，形成 2-(^{18}氟 -2- 脱氧 -D- 葡萄糖），即 FDG］，与非肿瘤组织相比，代谢活性细胞（特别是恶性肿瘤细胞）能优先摄取葡萄糖，因此 FDG 更多地被肿瘤细胞摄取。PET 的敏感性因肿瘤类型和大小而有显著差异，炎症或感染区域可能出现假阳性结果。目前许多设备可同时获得 PET 图像和 CT 图像，然后将之融合在一起，CT 提供解剖相关信息，PET 提供代谢活动信息。图中该患者表现为可触及的腋窝淋巴结肿大和明显的乳腺红肿包块、皮肤水肿和乳头回缩。可见右侧乳腺和腋窝内极强的放射摄取区域，这也符合患者局部晚期乳腺癌的诊断。同时可见明显的右锁骨上淋巴结、气管旁淋巴结、血管前淋巴结、直肠前淋巴结和肺门淋巴结的可疑转移。肾、膀胱和输尿管的摄取为生理性，主要与 FDG 排泄有关。FDG 在右侧附件和下颌的摄取很可能是生理性和良性的。**G.** 加速部分乳腺放疗（accelerated partial breast irradiation，APBI）包括腔内和间质内近距离放射治疗、三维适形放射调强术中体外放射治疗。在美国，MammoSite 近距离放射治疗系统（Hologic, Massachusetts）是其中比较常用的近距离放射治疗方法，在术中或术后不久将带有球囊尖端的导管插入乳腺肿瘤切除术后形成的空腔中（左图）。使球囊装满生理盐水，每日 2 次引入高剂量放射源，使高度适形的剂量照射到剩余乳腺组织切缘 1 cm 处，避免照射剩余组织和附近其他器官（右图）。完成放疗后取出球囊导管。APBI 仅适用于特定患者，主要包括年龄较大、淋巴结阴性的"低风险"患者和切缘阴性的患者。**H.** *HER* 受体家族（人表皮生长因子受体，又称 ErbB）是一组跨膜酪氨酸激酶受体，可通过多种途径调节细胞生长、存活和分化，包括 RAS（大鼠肉瘤病毒）、RAF（受体激活因子）、MAPK（丝裂原活化的蛋白激酶）和 MEK（丝裂原细胞外信号激酶）。酪氨酸激酶结构域通过二聚化激活。目前针对 *HER* 的治疗方法包括酪氨酸激酶抑制剂（如拉帕替尼）及抗 *HER2* 蛋白和 VEGF（血管内皮生长因子）的抗体（如曲妥珠单抗和贝伐单抗）。Akt，蛋白质激酶 B；PI3-K，磷脂酰肌醇 3- 激酶（Skarin AT：Atlas of diagnostic oncology, ed 4, Philadelphia, 2010, Elsevier.）（Image courtesy of Drs. Pamela Dipiro and Wendy Chen, Dana Farber Cancer Institute, Boston, MA.）（Image courtesy of Robyn L. Birdwell, MD, Brigham and Women's Hospital, Boston, MA, and Diagnostic Imaging Breast, Amirsys, Inc., Salt Lake City, UT, 2006.）（Image courtesy of Robyn L. Birdwell, MD, Brigham and Women's Hospital, Boston, MA, and Diagnostic Imaging Breast, Amirsys, Inc., Salt Lake City, UT, 2006）.（Courtesy of Phillip M. Devlin, MD, Dana Farber/Brigham and Women's Cancer Center, Harvard Medical School, Boston, MA.）

表 27-10　各种组织对乳腺癌筛查的建议

组织	何时开始筛查	筛查频率	何时停止筛查
美国家庭医生学会（AAFP）	遵循 USPSTF 的建议	遵循 USPSTF 的建议	遵循 USPSTF 的建议
美国癌症协会（ACS）	40～44 岁可开始筛查，从 45 岁开始定期筛查	45～54 岁每年 1 次，55 岁以后每 2 年 1 次，或继续每年 1 次	整体健康状况良好、预期寿命≥10 年者，继续进行乳腺钼靶筛查
美国妇产科协会（ACOG）	40 岁起每年进行筛查	每年	未指明
美国医师学会（ACP）	40～49 岁女性个体化选择 50 岁开始定期筛查	每 2 年 1 次	年龄≥75 岁 任何年龄的预期寿命<10 年
美国放射学会（ACR）	40 岁起每年进行筛查	每年	只要患者身体健康就应进行筛查；对于筛查异常的患者，应遵循患者意愿进行其他检查
国家综合癌症网络（NCCN）	40 岁起每年进行筛查	每年	年龄上限尚未确定，应考虑影响生存期（如≤10 年）的合并症情况以及是否计划进行治疗干预
美国预防医学工作组（USPSTF）	40～49 岁女性个体化选择 从 50 岁开始定期筛查	每 2 年 1 次	尚无充分证据推荐或反对≥75 岁者进行筛查

From Niederhuber JE: Abeloff's clinical oncology, ed 6, Philadelphia, 2020, Elsevier.

Ruvalcaba 综合征，或有一级亲属患有上述综合征

- 医生应该熟悉不同指南建议的风险和获益，以便更好地为患者提供咨询服务。
- 乳腺癌放疗会使心脏暴露于电离辐射，增加缺血性心脏病的风险。缺血性心脏病发病率的增加始于放疗后的数年，并持续至少 20 年，相关风险的增加和心脏的平均辐射剂量有关。

降低风险的策略

- 预防性双侧乳腺切除术可使浸润性乳腺癌的风险降低超过 90%。

- 中等风险女性行对侧乳腺预防性切除（contralateral prophylactic mastectomy，CPM）的建议见框 27-3。

框 27-3 中等风险女性行对侧预防性乳腺切除术（CPM）的建议

- 无高危因素的女性对侧乳腺患癌的年度风险较低
- 随着辅助治疗的应用，对侧乳腺癌的风险逐步降低
- 切除对侧乳腺不会降低发生远处转移的风险
- 乳腺癌通常不会从一个乳腺转移到另一个乳腺
- CPM 不会改善乳腺癌患者的肿瘤特异性生存率
- CPM 不会减少局部复发
- 对侧乳腺癌往往比初始乳腺癌分期更早
- CPM 会增加手术并发症的风险
- CPM 的选择可能会影响乳腺重建
- CPM 还有其他替代方案，包括化学预防和密切随访

From Cameron JL，Cameron AM：Current surgical therapy，ed 12，Philadelphia，2017，Elsevier.

- SERM 可降低超过 50% 激素受体阳性的浸润性乳腺癌的发生。
- 卵巢衰竭是常见的化疗毒性作用，使用 GnRH 激动剂戈舍瑞林可预防卵巢衰竭，降低更年期提前的风险并改善生育力。

相关内容

乳腺脓肿（相关重点专题）

纤维囊性乳腺疾病（相关重点专题）

推荐阅读

Buchholz T: Radiation therapy for early-stage breast cancer after breast conserving surgery, *N Engl J Med* 360:63-70, 2009.

Ellis H, Ma CX: PI3K Inhibitors in breast cancer therapy, *Curr Oncol Rep* 21(12):110, 2019.

Giuliano AE et al: Axillary dissection vs no axillary dissection in women with invasive breast cancer and sentinel node metastasis, *JAMA* 305(6):569-575, 2011.

Gradishar WJ: Treatment of metastatic breast cancer, *J Natl Compr Canc Netw* 12(5 Suppl):759-761, 2014.

Modi S et al: Trastuzumab deruxtecan in previously treated *HER2*-positive breast cancer, *N Engl J Med* 382(7):610-621, 2020.

Morrow M et al: MRI for breast cancer screening, diagnosis, and treatment, *Lancet* 378:1804-1811, 2011.

Moyer VA: Risk assessment, genetic counseling, and genetic testing for *BRCA*-related cancer in women: U.S. Preventive Services Task Force recommendation statement, *Ann Intern Med* 160:271-281, 2014.

Oeffinger KC et al: Breast cancer screening for women at average risk, 2015 guideline update from the American Cancer Society, *JAMA* 314(15):1599-1614, 2015.

Pan H et al: 20-year risks of breast-cancer recurrence after stopping endocrine therapy at 5 years, *N Engl J Med* 377(19):1836-1846, 2017.

Reis-Filho J, Pusztai L: Gene expression profiling in breast cancer: classification, prognostication, and prediction, *Lancet* 378:1820-1823, 2011.

Siegel RL et al: Cancer statistics, *CA Cancer J Clin* 69(1):7-34, 2019.

Sparano JA et al: Adjuvant chemotherapy guided by a 21-gene expression assay in breast cancer, *N Engl J Med* 379(2):111-121, 2018.

Swain SM et al: Pertuzumab, trastuzumab, and docetaxel in *HER2*-positive metastatic breast cancer, *N Engl J Med* 372(8):724-734, 2015.

Turk AA, Wisinski KB: PARP inhibitors in breast cancer: bringing synthetic lethality to the bedside, *Cancer* 124(12):2498-2506, 2018.

Woolf SH: The 2009 breast cancer screening recommendations of the US Preventive Services Task Force, *JAMA* 303:162, 2010.

第 28 章　子宫恶性肿瘤
Uterine Malignancy

Ashwini U. Dhokte，Rachel Wright Heinle

张铁山　译　徐安　审校

 基本信息

定义

子宫体癌包括起源于子宫内膜的肿瘤（子宫内膜间质癌）。子宫内膜癌最常见的类型是腺癌，包括子宫内膜样癌、透明细胞癌、黏液性癌和浆液性乳头状癌亚型。子宫癌还包括起源于子宫壁（子宫肌层）结缔组织、肌肉、血管或纤维组织成分的细胞异常增殖导致的肿瘤。

同义词

平滑肌肉瘤

子宫内膜间质肉瘤

恶性米勒管混合瘤

腺肉瘤

ICD-10CM 编码

C54.1　子宫内膜恶性肿瘤

C54.2　子宫肌层恶性肿瘤

C54.0　子宫峡部恶性肿瘤

C54.8　子宫体重叠部位恶性肿瘤

流行病学和人口统计学

发病率：截至 2016 年，子宫癌（包括子宫内膜癌）的年发病率为 27/10 万女性，其中死亡率为 5/10 万女性。子宫内膜癌仍然是美国最常见的妇科恶性肿瘤，子宫癌是美国发病率和死亡率不断升高的少数癌症之一，部分反映了自 20 世纪 80 年代以来肥胖患病率的升高。它是美国女性中第 4 大常见癌症和第 6 大常见癌症死亡原因[1]。

患病率：子宫肉瘤约占所有子宫体癌症的 8%，与不良预后相关。

诊断时平均年龄：60 岁。

危险因素：框 28-1 描述了子宫肉瘤的危险因素。

体格检查结果和临床表现

- 异常阴道出血是最常见的症状（在 90% 的确诊女性中出现）。
- 阴道分泌物也可能是一种表现症状（其中 10% 的患者有非血性分泌物）。
- 检查时也可能表现为盆腔疼痛或压迫和盆腔肿块（见于 10% 的子宫肉瘤女性患者）。
- 泌尿系统症状。
- 腹痛或腹胀。
- 体重下降。

病因学

- 确切病因尚不清楚。
- 子宫内膜癌可能与体内孕激素和雌激素的平衡有关。

Dx 诊断

- 子宫内膜癌：子宫内膜活检或扩张刮除术有恶性肿瘤组织学证据。
- 子宫肉瘤：子宫组织的术后组织学检查。

鉴别诊断

- 子宫内膜增生

框 28-1　子宫肉瘤的危险因素

- 未经产
- 肥胖
- 盆腔放疗史
- 他莫昔芬暴露

From Fielding JR et al：Gynecologic imaging，Philadelphia，2011，Saunders.

---

[1] Henley SJ et al：Uterine cancer incidence and mortality—United States，1999-2016，MMWR 67（48）：1333-1338，2018.

- 平滑肌瘤

评估

通过活检对异常出血进行组织学诊断。检查包括活检（在诊室或手术室，联合宫腔镜检查）和影像学检查（见下文）。组织学标准包括有丝分裂指数、细胞异型性和凝固性坏死。

实验室检查

- CBC，取决于出血水平。
- CA-125（高水平可能是转移的象征，不具有诊断价值，并不总是升高）。

影像学检查

- 盆腔超声是检测子宫体肿块或子宫内膜增厚的一种低成本方法。子宫肉瘤特征：质地不均匀、中心坏死、血管分布不规则。
- 胸部 X 线检查通常作为常规术前检查进行。
- CT 扫描（图 28-1）、MRI 和 PET 在诊断后可用于评估肿瘤扩散。

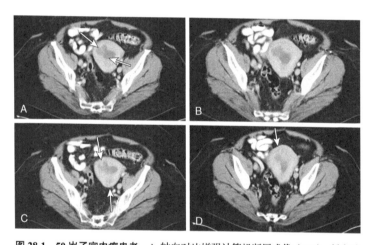

图 28-1 50 岁子宫肉瘤患者。A. 轴向对比增强计算机断层成像（CT）。低衰减分叶状和浸润的软组织充满子宫内膜管（箭头），延伸至子宫肌层。**B**. 轴位增强 CT 图像显示与 A 相同，低衰减、分叶状及浸润的软组织充满子宫内膜管，伸入子宫肌层。**C**. 轴位增强 CT 图像。低衰减分叶状和浸润的软组织充满子宫内膜管。前后可见轻度肌层浸润（箭头）。**D**. 轴位增强 CT 图像。低衰减分叶状和浸润的软组织充满子宫内膜管（箭头），显示相同。宫底可见轻度肌层浸润（From Fielding JR et al: Gynecologic imaging, Philadelphia, 2011, Saunders.）

分 期

子宫内膜癌和子宫腺肉瘤的分期总结见表 28-1 和表 28-2。

表 28-1 国际妇产科学联盟 2009 年子宫内膜癌（包括癌肉瘤）分期

分期	
I_A	肿瘤局限于子宫体，肌层浸润＜50%
I_B	肿瘤局限于子宫体，肌层浸润≥50%
II	肿瘤侵犯宫颈间质但局限于子宫
III_A	肿瘤侵犯子宫浆膜或附件
III_B	阴道或子宫旁组织受累
III_{C1}	盆腔淋巴结转移
III_{C2}	腹主动脉旁淋巴结转移
IV_A	侵袭膀胱或肠黏膜
IV_B	远处转移，包括腹腔内转移、腹股沟淋巴结或两者均有

From Niederhuber JE：Abeloff's clinical oncology，ed 6，Philadelphia，2020，Elsevier.

表 28-2 国际妇产科学联盟 2009 子宫腺肉瘤分期

分期	
I_A	肿瘤仅限于子宫内膜
I_B	肿瘤仅限于子宫，肌层浸润＜50%
I_C	肿瘤仅限于子宫，肌层浸润≥50%
II_A	附件受累
II_B	子宫外盆腔组织受累
III	腹部组织受累
III_A	1 处
III_B	＞1 处
III_C	转移至盆腔、腹主动脉旁淋巴结或两者均有
IV_A	肿瘤侵犯膀胱或直肠
IV_B	远处转移

From Niederhuber JE：Abeloff's clinical oncology，ed 6，Philadelphia，2020，Elsevier.

℞ 治疗（表 28-3）

非药物治疗

- 无论有无淋巴结定位、有无腹腔灌洗或腹腔活检，手术切除是主要的治疗方法。切除和探查的程度取决于癌症的分级、分期和类型。
- 子宫内膜间质肉瘤：Ⅰ期疾病通常通过监测随访，Ⅱ期或以上可提供内分泌治疗或放疗。
- 平滑肌肉瘤：监测。化疗药物通常可在Ⅲ期或以上考虑使用；它们仅产生部分和短期缓解。

处置

- 每种类型肉瘤的生存率不同，但通常很差。框 28-2 描述了子宫肉瘤预后因素。

表 28-3　美国国家综合癌症网络子宫浆液性癌、透明细胞子宫内膜癌和癌肉瘤治疗指南

分期	辅助治疗
Ⅰ$_A$ 无肌层浸润	随访、化疗、VBT 或联合治疗
Ⅰ$_A$ 伴肌层浸润、Ⅰ$_B$、Ⅱ	化疗 ± 肿瘤导向 RT，或全腹盆腔 RT±VBT
Ⅲ、Ⅳ（充分减瘤）	化疗 ± 肿瘤导向 RT，或全腹盆腔 RT±VBT
Ⅲ、Ⅳ（减瘤不充分）	化疗

RT，放射治疗；VBT，阴道近距离放射治疗。
From Niederhuber JE：Abeloff's clinical oncology，ed 6，Philadelphia，2020，Elsevier.

框 28-2　子宫肉瘤预后因素

- 肿瘤分期
- 肿瘤分级
- 肿瘤大小
- 患者年龄
- 血管间隙受累
- 有丝分裂计数
- 手术残留
- 辅助化疗

From Fielding JR et al：Gynecologic imaging，Philadelphia，2011，Saunders.

- 子宫内膜间质肉瘤的 5 年生存率从 I 期的 91% 降至 III 期的 42%。
- 平滑肌肉瘤的 5 年生存率从 I 期的 76% 降至 IV 期的 29%。
- 未分化肉瘤的 5 年生存率从 I 期的 70% 降至 IV 期的 23%。

转诊

子宫肉瘤转诊至妇科肿瘤学家和放射肿瘤学家。子宫肉瘤的处理要点见框 28-3。

框 28-3 子宫肉瘤：要点

- 该病主要累及绝经后女性
- 多数患者早期表现为绝经后出血
- 主要治疗方法是子宫切除术
- 如果 I 期预后不良特征或扩散已超过子宫体，则采用盆腔辅助放疗

From Greer IA et al：Mosby's color atlas and text of obstetrics and gynecology, London, 2001, Harcourt.

相关内容

子宫癌（患者信息）

子宫内膜癌（相关重点专题）

推荐阅读

Amant F et al: Gynecologic cancer intergroup (GCIG) consensus review for endometrial stromal sarcoma, *Int J Gynecol Cancer* 24:S67-S72, 2014.

Henley SJ et al: Uterine cancer incidence and mortality—United States, 1999-2016, *MMWR* 67(48):1333-1338, 2018.

Center for Disease Control: gis.cdc.gov/Cancer/USCS/DataViz.html.

第 29 章　宫颈癌
Cervical Cancer

Allison Dillon，Anthony Sciscione

黄翠玉　译　姚颖　审校

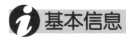

基本信息

定义

宫颈癌是指恶性肿瘤细胞穿透子宫颈基底膜且浸润宫颈间质。

ICD-10CM 编码
C53.8　子宫颈转化区的恶性肿瘤
C53.9　未指明的宫颈恶性肿瘤
D06.7　宫颈其他部位的原位癌
D06.9　未指明的宫颈原位癌

流行病学和人口统计学

发病率： 根据世界卫生组织报道，宫颈癌是发病率居第四位的女性恶性肿瘤。据报道，约 90% 死于宫颈癌的女性居住于不发达国家和地区。

好发人群： 发展中国家人群发病率更高。在美国，西班牙裔美国人的发病率高于非洲裔美国人，而非洲裔美国人的发病率高于高加索人。

危险因素： 感染高危人乳头状瘤病毒（HPV 16 和 18 型最易致癌，31、33、35、45、52、58 型亦为高危型）。吸烟、过早性生活、多个性伴侣、免疫低下状态、非屏障避孕方式和经产也是危险因素。

体格检查和临床表现

- 异常阴道出血，特别是性交后阴道出血（图 29-1）
- 阴道分泌物和（或）异味
- 早期可有盆腔痛，晚期可出现背部疼痛或排尿、排便困难
- 晚期病例可能出现下肢水肿或肾衰竭
- 在疾病早期，宫颈常无明显病灶；晚期病例常可见大的、质

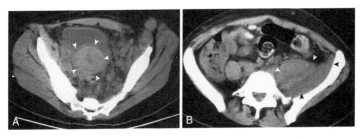

图 29-1　Ⅲ_B 期宫颈癌。一位 27 岁女性出现阴道出血增多、左下肢水肿和腹痛。检查发现大且固定的盆腔包块。**A.** CT 确认肿瘤（箭头）。**B.** 肿瘤向左侧腰肌和髂肌（箭头）扩散。同时伴有肾盂积水。病理检查为腺鳞癌（From Skarin AT：Atlas of diagnostic oncology，ed 4，Philadelphia，2010，Mosby.）

地糟脆病灶（图 29-2）充满阴道的绝大部分

病因学

- 感染高危型 HPV 是导致绝大多数宫颈癌的必要非充分条件。持续 HPV 感染可导致宫颈的癌前改变，即 CIN。CIN 可进展为浸润性宫颈癌
- 宫颈鳞状细胞癌和宫颈腺癌均与 HPV 感染相关（表 29-1）

扫二维码看彩图

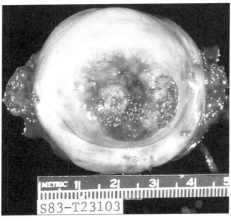

图 29-2　（扫本章二维码看彩图）浸润性鳞状细胞癌。宫颈外口可见肿物（From Clement PB，Young RH. Atlas of gynecologic surgical pathology. Philadelphia：Saunders；2000；103，in Niederhuber JE：Abeloff's clinical oncology，ed 6，Philadelphia，2020，Elsevier.）

表 29-1 低级别鳞状上皮内病变和高级别鳞状上皮内病变的分类

	描述	HPV	p16 免疫组化
LSIL	CIN Ⅰ、扁平湿疣、轻度非典型增生	HR（70%）	通常弥散
	外生型湿疣	LR	阴性或散在
	未成熟湿疣（乳头状未成熟化生）	LR	阴性或散在
	未成熟扁平化生型 LSIL	HR	通常弥散
HSIL	CIN Ⅱ或中度非典型增生	HR（45% 为 16 型）	弥散
	CIN Ⅲ或重度非典型增生 / 原位癌	HR（60% 为 16 型）	弥散
	表面角化型 SIL	HR	弥散
	未成熟化生型 HSIL	HR	弥散
	原位乳头状癌	HR	弥散
	原位腺鳞癌	HR	弥散

CIN，宫颈上皮内瘤变；HR，高危型；LR，低危型；HSIL，高级别鳞状上皮内病变；LSIL，低级别鳞状上皮内病变；SIL，鳞状上皮内病变。
Crum CP et al：Diagnostic gynecologic and obstetric pathology, ed 3, Philadelphia, 2018, Elsevier.

- 超过 40 种 HPV 可感染宫颈。大多数宫颈癌被认为与暴露于 HPV 16、18、31、35、39、45、51、52、56、58、59 和 68 型有关，主要由 E6 和 E7 癌蛋白在 *p53* 基因产物上的相互作用所致

 诊断

鉴别诊断

- 宫颈息肉或子宫脱垂
- 转移性肿瘤
- 框 29-1 介绍与宫颈腺癌相似的良性病变
- 框 29-2 介绍宫颈鳞状细胞癌的分类
- 表 29-2 总结了宫颈鳞状上皮内病变的鉴别诊断

框 29-1　与宫颈腺癌相似的良性病变

深部纳氏囊肿，深部腺体分支

隧道状腺丛

宫颈内膜腺体增生

　　叶状增生

　　弥漫层状增生

宫颈内膜型腺肌瘤

宫颈内膜异位，囊性输卵管内膜异位

苗勒上皮乳头状瘤

微小腺体增生

中肾管增生

异位前列腺

深部输卵管上皮化生

Crum CP et al：Diagnostic gynecologic and obstetric pathology, ed 3, Philadelphia, 2018, Elsevier.

框 29-2　鳞状细胞癌分类

鳞状上皮细胞癌

　　大细胞角化型（高分化）

　　大细胞非角化型（中分化）

　　小细胞非角化型（低分化）

淋巴上皮样癌

梭形细胞癌（肉瘤样癌）

疣状乳头状癌

乳头状癌（鳞状移行细胞癌）

疣状癌（罕见）[a]

尖锐湿疣样癌 [a]

基底细胞样癌 [b]

[a] 在年轻女性中，必须除外巨大尖锐湿疣。

[b] 可能与腺样基底癌、腺样囊性癌及癌肉瘤相关。

Crum CP et al：Diagnostic gynecologic and obstetric pathology, ed 3, Philadelphia, 2018, Elsevier.

评估

- 病史和体格检查
- 盆腔检查和仔细的三合诊检查
- 表 29-3 总结了诊断宫颈癌的临床评估方法
- 与宫颈细胞学检查相比，HPV 检测对 CIN 有更高的敏感性。在对 35 岁左右的女性进行宫颈癌筛查时，高危型 HPV 检测

与宫颈细胞学检查联合检查可降低筛查中检出 CIN Ⅱ 或Ⅲ 或宫颈浸润性癌的概率

- 阴道镜下宫颈活检和宫颈管诊刮
- FIGO 分期见表 29-4

表 29-2　鳞状上皮内病变的鉴别诊断

类别	相似点	鉴别要点
LSIL	黏膜息肉（阴道）	棘层肥厚极少，无挖空细胞
	反应性上皮改变	轻度表层细胞核肥大，偶有双核的中间细胞
	绝经后改变	表层细胞核肥大，胞质晕染
HSIL	未成熟反应 / 修复	基底深染，核间距和核轮廓均匀，有核仁
	未成熟化生	成熟均匀，极少的表层深染
	萎缩	无核分裂象，染色质均匀，核致密
	非典型萎缩	核增大，罕见
	种植部位	均匀而宽的核间距，奇异形核
	子宫内膜组织细胞	小锯齿状核，颗粒状细胞质，缺乏极性

HSIL，高级别鳞状上皮内病变；LSIL，低级别鳞状上皮内病变。
Crum CP et al：Diagnostic gynecologic and obstetric pathology，ed 3，Philadelphia，2018，Elsevier.

表 29-3　对新诊断为宫颈癌的患者的临床评估

病史	系统回顾	检查
危险因素（STD、吸烟、OCP、HIV），既往宫颈细胞学检查结果异常，既往宫颈非典型增生及诊疗经过	异常阴道出血或排液、盆腔痛、腰痛、坐骨神经痛、血尿、便血、厌食、体重减轻、骨痛	外周淋巴结转移
评估	常规治疗（FIGO）	替代治疗
浸润性癌	宫颈活检 宫颈管诊刮 宫颈锥形切除术	需要组织学诊断
肿瘤大小；侵犯阴道、膀胱、直肠和宫旁	麻醉下盆腔检查	盆腔 MRI 优于 CT
贫血	血常规	—
肾衰竭	血生化	—
血尿	尿常规	—

续表

病史	系统回顾	检查
侵犯膀胱	膀胱镜检查联合活检和尿液细胞学检查	CT、盆腔 MRI
直肠浸润	直肠镜检查并活检	CT、盆腔 MRI；钡灌肠造影
肾盂积水	IVP	肾脏超声；腹部 CT
肺转移	胸部 X 线检查	胸部 CT；PET 扫描
腹膜后淋巴结转移	—	淋巴结成像、CT、MRI、PET 扫描

CT，计算机断层成像；FIGO，国际妇产科联盟；HIV，人类免疫缺陷病毒；IVP，静脉肾盂造影；MRI，磁共振成像；OCP，口服避孕药；PET，正电子发射断层成像；STD，性传播疾病。

From Disaia PJ et al：Clinical gynecologic oncology，ed 9，Philadelphia，2017，Elsevier.

表 29-4　宫颈癌 FIGO 2012 分期及治疗

分期	浸润范围	5 年生存率	治疗
I$_{A1}$	浸润深度≤3 mm、宽度≤7 mm（包括早期基质浸润达 1 mm）	98%～99%	局部切除；如果 LLETZ 或锥切后标本切缘阴性（即无残留肿瘤或 CIN），则锥切即可，无需盆腔淋巴结清扫
I$_{A2}$	浸润深度 3.1～5 mm、宽度≤7 mm	95%	单纯全子宫切除和盆腔淋巴结清扫。如需保留生育能力，可行大锥切和淋巴结清扫
I$_{B1}$	肿瘤局限于宫颈且直径＜4 cm	90%～95%	广泛子宫切除及淋巴结清扫
I$_{B2}$	肿瘤局限于宫颈且直径＞4 cm	80%	同步放化疗
II$_A$	累及阴道上 2/3	70%～90%	化疗和放疗
II$_B$	累及阴道上 2/3 和宫旁浸润	60%～70%	同步放化疗
III$_A$	累及阴道下 1/3	30%～50%	化疗和放疗
III$_B$	累及盆壁和（或）肾盂积水		同步放化疗
IV$_A$	累及膀胱、直肠	20%	同步放化疗
IV$_B$	超出盆腔		

CIN，宫颈上皮内瘤变；LLETZ，宫颈转化区大环形切除。

From Magowan BA：Clinical obstetrics and gynecology，ed 4，2019，Elsevier.

实验室检查

- 血常规、生化
- 鳞状上皮细胞癌抗原
- 癌胚抗原

影像学检查

- 胸部 X 线检查
- CT、MRI（图 29-3）、PET-CT
- 静脉肾盂造影（表 29-3）

 治疗

非药物治疗

- FIGO I_A 期：宫颈锥切或全子宫切除术
- FIGO I_B 或 II_A 期：III 型根治性子宫切除＋盆腔淋巴结清扫或盆腔放疗。对于 I_{A2} 或 II_{B2} 宫颈癌，微创根治性手术比开腹手术患者的总生存期更短（Melamed A et al. In Suggested Reading，N EngI J Med，2018，379：1905）
- 晚期宫颈癌：综合治疗［放疗、化疗和（或）手术］；放疗之前使用铂类化疗

常规治疗

- 表 29-4 总结了不同肿瘤分期的治疗。图 29-4 介绍浸润性宫颈癌的治疗流程

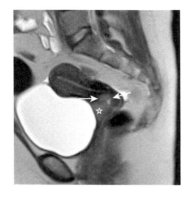

图 29-3 宫颈癌。宫颈矢状面 T2 加权相显示等信号宫颈肿物（箭头），其破坏了宫颈间质的正常环形低信号带，形成高信号区。肿物浸润阴道上部（星号）（From Fielding JR et al：Gynecologic imaging，Philadelphia，2011，Saunders.）

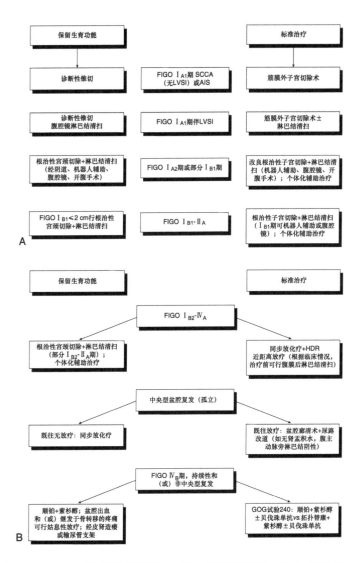

图 29-4 A ～ B.宫颈癌治疗流程图。AIS，宫颈原位腺癌；FIGO，国际妇产科联盟；GOG，国际妇科肿瘤组织；HDR，高剂量率放疗；LVSI，淋巴脉管内癌栓；SCCA，鳞状细胞癌抗原（From Disaia PJ et al：Clinical gynecologic oncology，ed 9，Philadelphia，2017，Elsevier.）

- 化疗以顺铂为基础。在晚期病例中，宫颈癌可能出现大量急性阴道出血，需要补液、输血、阴道填塞或其他方式止血和（或）高剂量局部放疗

长期管理

- 治疗后2年内应每3个月复查1次体格检查及宫颈细胞学检查，第3～5年每半年复查1次，之后每年复查1次。表29-5总结了无症状宫颈癌患者放疗或手术后的复查内容和频率

表29-5 宫颈癌患者放疗或手术后的复查内容和频率（无症状患者*）

年限	频率	检查
1	3个月	盆腔检查、宫颈细胞学检查
	6个月	胸部X线检查、CBC、BUN、肌酐
	1年	IVP或增强CT
2	4个月	盆腔检查、宫颈细胞学检查
	1年	胸部X线检查、CBC、BUN、肌酐、IVP或增强CT
3～5	6个月	盆腔检查、宫颈细胞学检查

BUN，尿素氮；CBC，血常规；CT，计算机断层成像；IVP，静脉肾盂造影。
* 有症状的患者应根据情况进行检查。

From Disaia PJ et al：Clinical gynecologic oncology, ed 9, Philadelphia, 2017, Elsevier.

- 每年进行1次胸部X线检查（可选）
- 其他影像学检查仅根据临床需要进行
- 盆腔局部复发可通过盆腔廓清术治疗并可能治愈

预后

不同分期的5年生存率：

- Ⅰ期：90%～95%
- Ⅱ期：40～80%
- Ⅲ期：< 60%
- Ⅳ期：< 15%

进行宫颈细胞学检查早期检测癌前病变对于提高宫颈癌患者长期生存率至关重要。表29-6简述美国癌症协会关于早期发现宫颈癌前病变和宫颈癌的细胞学筛查指南。

表 29-6　美国癌症协会指南：早期发现宫颈上皮内瘤变和宫颈癌的细胞学筛查

- 无论是否有性行为或其他危险因素，21 岁以下均不建议进行筛查
- 21～29 岁女性应每 3 年进行 1 次宫颈细胞学检查。除非细胞学检查结果异常，否则无需检测 HPV
- 30～65 岁女性应每 5 年进行 1 次宫颈细胞学检查和 HPV 检测的联合筛查。这是最佳的筛查方式，但每 3 年仅进行 1 次宫颈细胞学检查也是可以接受的
- 65 岁以上接受规律筛查且结果正常的女性无需继续行宫颈癌筛查。但诊断有宫颈癌前病变的女性应继续接受筛查
- 已行全子宫切除且无宫颈癌或癌前病变病史的女性无需接受筛查
- 已接种 HPV 疫苗的女性应继续进行相应年龄的推荐筛查
- 宫颈癌高风险的女性需更频繁地进行筛查。高风险因素包括：HIV 感染、器官移植或暴露于己烯雌酚（DES）。应遵从医护人员的建议进行筛查

From Niederhuber JE: Abeloff's clinical oncology, ed 6, Philadelphia, 2020, Elsevier.

转诊

所有浸润性病变患者均应转诊至妇科肿瘤专家处就诊。

 重点和注意事项

- 9～26 岁的男性和女性均建议接种 HPV 疫苗以预防 6、11、16 和 18 型 HPV 引起的宫颈癌。HPV 疫苗预防 HPV 感染和宫颈癌的有效率超过 90%。目前的 HPV 疫苗可有效预防 9 种高危型 HPV 感染
- 现有证据支持无其他高危因素且接受规律筛查的 65 岁及以上女性可停止宫颈癌筛查
- 美国医师学会对平均风险女性进行宫颈癌筛查的建议更新如下[1]：

  1. 21～30 岁女性应每 3 年进行 1 次宫颈细胞学筛查

  2. ＞30 岁女性可每 5 年进行 1 次细胞学和 HPV 检测联合筛查

  3. ＜21 岁女性不建议行宫颈癌筛查，除非 HIV 阳性。如果 HIV 阳性，应在有性生活后 1 年内开始筛查

  4. ＜30 岁女性不建议进行 HPV 检测

---

[1] Sawaya GF et al: Cervical cancer screening in average-risk women: best practice advice from the Cervical Guidelines Committee of the American College of Physicians, Ann Intern Med 162（12）：851-859, 2015.

- 65 岁时，在过去 10 年内连续 3 次细胞学筛查阴性或连续 2 次细胞学筛查阴性并有 1 次 HPV 检测阴性（最近 1 次检测在 5 年内）的女性可停止筛查
- 没有宫颈的女性无需接受筛查

相关内容

宫颈非典型增生（相关重点专题）

推荐阅读

Jung HS et al: Human papillomavirus: current and future RNAi therapeutic strategies for cervical cancer, *J Clin Med* 154(5):1126-1155, 2015.

Melamed A et al: Survival after minimally invasive radical hysterectomy for early-stage cervical cancer, *N Engl J Med* 379:1905-1914, 2018.

Ramirez PT et al: Minimally invasive versus abdominal radical hysterectomy for cervical cancer, *N Engl J Med* 379:1895-1904, 2018.

Vegunta S et al: Screening women at high risk for cervical cancer: special groups of women who require more frequent screening, *Mayo Clin Proc* 92(8):1272-1277, 2017.

Vesco U et al: Risk factors and other epidemiologic considerations for cervical cancer screening: a narrative review for the U.S. Preventive Services Task Force, *Ann Intern Med* 155:698-705, 2011.

第 30 章 子宫内膜癌
Endometrial Cancer

Helen Toma，Anthony Sciscione

黄翠玉 译 姚颖 审校

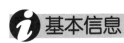 基本信息

定义

子宫内膜癌（endometrial carcinoma，EC）是指子宫内膜腺体恶性转化伴间质浸润。典型改变为核膜不规则、核异型、有丝分裂像、腺体结构消失、腺体间间质缺失、细胞大小不等。EC 的 2 种主要的组织学亚型（表 30-1）为低级别子宫内膜样癌（Ⅰ型）和高级别子宫内膜样癌及非子宫内膜样癌（Ⅱ型），二者分子改变不同，临床表

表 30-1　子宫内膜癌的病理亚型

项目	Ⅰ型	Ⅱ型
年龄	50～60 岁	60～70 岁
肥胖	常见	不常见
雌激素刺激	常见	不常见
子宫内膜	无排卵	萎缩
癌前病变	子宫内膜上皮内瘤变	EmGD
转化	慢	不明
类型	子宫内膜样	乳头状浆液性或混合性
分子遗传学	MSI、PTEN 突变；PAX2 缺失	p53 突变、1 号染色体短臂缺失；PAX2 缺失
家族史	遗传性非息肉性结肠癌综合征	
转移	淋巴结	腹膜
卵巢同时发生	常见	不常见
预后	好	差

EmGD，子宫内膜腺体异型增生；MSI，微卫星不稳定性。
From Crum CP et al：Diagnostic gynecologic and obstetric pathology，ed 3，Philadelphia，2018，Elsevier.

现亦不相同。

同义词

子宫癌（部分类型）

ICD-10CM 编码

C54.1　子宫内膜恶性肿瘤

C54.9　未指明的子宫体恶性肿瘤

C55　部分未指明的子宫恶性肿瘤

流行病学和人口统计学

发病率： 2015 年美国共诊断新发子宫内膜癌 53 911 例，这相当于每 100 000 名女性中有 27 例子宫内膜癌患者。白人和黑人女性的发病率高于美洲印第安人 / 阿拉斯加原住民、西班牙裔和亚太岛民女性。子宫内膜癌是美国最常见的妇科恶性肿瘤。女性终身罹患子宫内膜癌的风险为 2% ～ 3%。

好发人群： 平均诊断年龄为 62 岁，仅有 5% 的女性发病年龄 ＜ 40 岁，5 年生存率 ＞ 80%。

危险因素： 肥胖、糖尿病、未生育、初潮早且绝经晚、无孕激素拮抗的雌激素治疗、使用他莫昔芬、排卵过少伴慢性无孕激素拮抗的雌激素暴露［如伴有多囊卵巢综合征（polycystic ovary syndrome, PCOS）］、子宫内膜非典型增生、子宫内膜息肉（约 3.6% 的子宫内膜息肉为恶性）、家族史。其他危险因素包括卵巢癌、乳腺癌或结肠癌病史，以及特定的遗传综合征，如林奇综合征和多发性错构瘤综合征（Cowden 综合征）。表 30-2 总结了子宫内膜癌的相关危险因素。

体格检查和临床表现

- 约 90% 的患者出现异常子宫出血或绝经后出血
- 子宫腔积脓或积血
- 宫颈细胞学检查异常：子宫内膜细胞、非典型腺细胞或腺癌
- 子宫切除时偶然发现

病因学

长期内源性或外源性高雌激素对子宫内膜的刺激

表 30-2　子宫内膜癌的危险因素

危险因素	相对危险度
超重（kg）：	
• 9 ～ 22.7	3.0
• ＞ 22.7	10.0
未生育：	
• *vs.* 1 个孩子	2.0
• *vs.* 5 个孩子	5.0
晚绝经（＞ 52 岁 *vs.* 49 岁）	2.4
糖尿病	2.7
无孕激素拮抗的雌激素治疗	6.0
他莫昔芬治疗	2.0
序贯口服避孕药	7.0
联合口服避孕药	0.5
Cowden 综合征（*PTEN* 突变）	风险增加 3 ～ 5 倍
遗传性非息肉性结肠癌综合征	终身风险为 40% ～ 60%
子宫内膜癌家族史	3.4

From Crum CP et al：Diagnostic gynecologic and obstetric pathology，ed 3，Philadelphia，2018，Elsevier.

 诊断

鉴别诊断

- 子宫内膜非典型增生
- 其他生殖道恶性肿瘤
- 子宫息肉
- 萎缩性阴道炎
- 颗粒细胞瘤
- 子宫肌瘤
- 子宫腺肌病

评估

- 完整的病史采集和体格检查
- 子宫内膜活检或分段诊刮（表 30-3）

表 30-3 子宫内膜癌的鉴别诊断（诊刮术）

项目	相似点	鉴别诊断
腺体结构	恶性	套叠假象；间质塌陷；切片假象
	良性	微腺体黏液腺癌；表浅内膜样癌
核异型	恶性	表面或腺体修复；Arias-Stella 改变（激素治疗）；放疗效应
乳头状改变	恶性	剥脱假象；间质塌陷合并乳头状改变；乳头状合胞体改变
	良性	乳头状黏液腺癌

From Crum CP et al：Diagnostic gynecologic and obstetric pathology，ed 3，Philadelphia，2018，Elsevier.

- 手术风险评估
- 分期（表 30-4 至表 30-6）
- 图 30-1 是异常子宫出血患者诊断子宫内膜癌的流程图

表 30-4 美国国家综合癌症网络（National Comprehensive Cancer Network，NCCN）关于子宫内膜癌全面手术分期后的治疗指南

I_A 期

1 级且无 ARF	观察
1 级且有 ARF	观察或 VBT
2 或 3 级且无 ARF	观察或 VBT
2 或 3 级且有 ARF	观察或 VBT 和（或）盆腔 RT

I_B 期

1 级且无 ARF	观察
1 级且有 ARF	观察或 VBT
2 级且无 ARF	观察或 VBT
2 级且有 ARF	观察或 VBT 和（或）盆腔 RT
3 级且无 ARF	观察或 VBT 和（或）盆腔 RT
3 级且有 ARF	观察或 VBT 和（或）盆腔 RT± 化疗

II 期

1 级	VBT 和（或）盆腔 RT
2 级	盆腔 RT 和 VBT
3 级	盆腔 RT 和 VBT± 化疗

续表

Ⅲ$_A$ 期	化疗 ± 盆腔 RT 或肿瘤定向 ET± 化疗或盆腔 RT±VBT
Ⅲ$_B$ ～ Ⅲ$_C$ 期	化疗和（或）肿瘤定向 RT
Ⅳ$_A$ ～ Ⅳ$_B$ 期	化疗 ±RT

ARF，不良危险因素（年龄、脉管间隙浸润阳性、肿瘤大小、累及子宫下段或宫颈）；RT，放疗；VBT，阴道近距离放疗。

From Niederhuber JE：Abeloff's clinical oncology，ed 6，Philadelphia，2020，Elsevier.

表 30-5　子宫内膜癌 FIGO 分期修订版（2009 年版）

分期 *	特征
Ⅰ	肿瘤局限于子宫体
Ⅰ$_A$	肿瘤浸润肌层深度＜ 1/2
Ⅰ$_B$	肿瘤浸润肌层深度≥ 1/2
Ⅱ	肿瘤侵犯宫颈间质，但无宫体外蔓延 [†]
Ⅲ	肿瘤局部或区域扩散
Ⅲ$_A$	肿瘤侵犯浆膜层或附件 [‡]
Ⅲ$_B$	阴道或宫旁受累 [‡]
Ⅲ$_C$	盆腔淋巴结或腹主动脉旁淋巴结转移 [‡]
Ⅲ$_{C1}$	盆腔淋巴结阳性
Ⅲ$_{C2}$	腹主动脉旁淋巴结阳性或盆腔淋巴结阳性
Ⅳ	肿瘤侵犯膀胱或直肠黏膜，或远处转移
Ⅳ$_A$*	肿瘤侵犯膀胱或直肠黏膜
Ⅳ$_B$	远处转移，包块腹腔内或腹股沟淋巴结转移

*G1、G2 或 G3。
[†] 宫颈管腺体受累应考虑仅为 Ⅰ 期而非 Ⅱ 期。
[‡] 腹腔冲洗液细胞学阳性必须单独报告，但不改变分期。
FIGO，国际妇产科联盟。
From Lobo RA et al：Comprehensive gynecology，ed 7，Philadelphia，2017，Elsevier.

表 30-6　子宫内膜癌：1990—1992 年接受治疗的患者生存率，采用 1988 年 FIGO 手术分期，N = 5562

分期	5 年生存率
Ⅰ$_A$	90.9%
Ⅰ$_B$	88.2%
Ⅰ$_C$	81.0%
Ⅱ	71.6%
Ⅲ	51.4%
Ⅳ	8.9%

FIGO，国际妇产科联盟。
From Lobo RA et al：Comprehensive gynecology，ed 7，Philadelphia，2017，Elsevier.

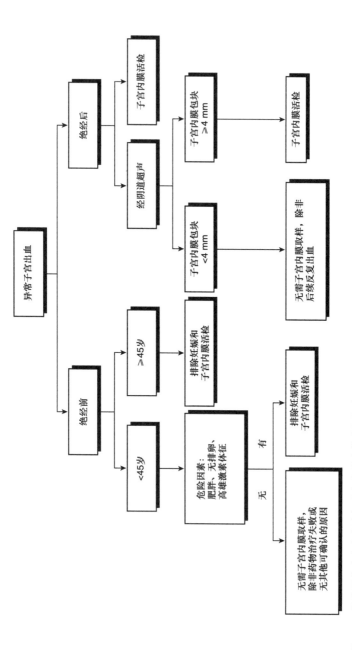

图 30-1 异常子宫出血患者诊断子宫内膜癌的流程图（From Niederhuber JE: Abeloff's clinical oncology, ed 6, Philadelphia, 2020, Elsevier.）

实验室检查

- 血常规
- 如果有严重子宫出血时需检测凝血酶原时间和活化部分凝血活酶时间
- 生化包括肝功能检测
- 糖类抗原 12-5（cancer antigen 12-5，CA12-5）

影像学检查

- 胸部 X 线检查
- 若考虑转移性疾病可行 CT 扫描和（或）盆腔超声（图 30-2）
- 绝经后阴道出血女性可行经阴道超声（图 30-3）

 治疗

非药物治疗

- 手术是主要的治疗手段，是否行术后辅助放疗和（或）化疗取决于肿瘤组织学类型、分期和分级。对于早期 EC，腹腔镜手术和开腹手术的安全性和有效性相同。近几年越来越多采用机器人腹腔镜手术
- 手术一般包括盆腔冲洗、全子宫切除术和双侧附件切除术，根据分期、分级和组织学类型行选择性盆腔、腹主动脉旁淋巴结切除和大网膜活检
- 晚期 EC 需要增加近距离放疗和（或）远距离放疗

扫本章二维码看彩图

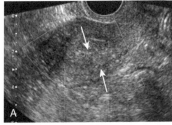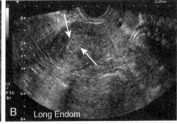

图 30-2　（扫本章二维码看彩图）1 例 48 岁子宫内膜癌患者。A. 经阴道超声显示充满宫腔的不均匀增厚的囊性和有丰富血流信号的组织（箭头）。**B.** 矢状面超声图像显示相同的情况（箭头）（From Fielding JR et al：Gynecologic imaging，Philadelphia，2011，WB Saunders.）

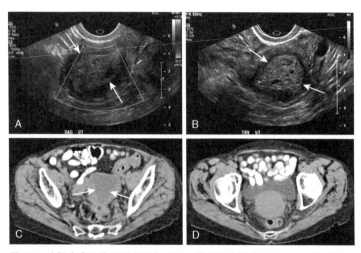

图 30-3 （扫本章二维码看彩图）**1 例 56 岁子宫内膜癌患者。A.** 矢状面超声图像显示子宫腔内充满增厚的囊性回声软组织（箭头）。**B.** 轴位超声图像显示子宫腔内充满增厚的囊性回声软组织（箭头）。**C.** 在 1 例绝经后患者中，非增强轴位 CT 显示低信号组织充满子宫腔（箭头），可见肌壁变薄。**D.** 非增强轴位 CT 显示宫颈软组织饱满（From Fielding JR et al：Gynecologic imaging, Philadelphia，2011，WB Saunders.）

- 化疗（卡铂、紫杉醇）可用于高危 EC 患者。激素治疗可用于治疗的主要目的为缓解而非治愈的患者或有多种合并症不适宜手术的患者，包括单用孕激素或联合他莫昔芬、选择性雌激素受体调节剂、芳香化酶抑制剂、合成类固醇衍生物和促性腺激素释放激素类似物
- 对于有保留生育意愿的早期、低级别的年轻 EC 患者，左炔诺孕酮宫内节育器激素治疗是一种选择。需要与妇科肿瘤专家讨论后决定

常规治疗

- 在进行任何 EC 的治疗之前均应进行完善的检查
- 全子宫＋双附件切除术是治疗的首选

长期管理

- 治疗后每 3 个月进行 1 次体格检查和盆腔检查，持续 2 年；然后每 6 个月检查 1 次，持续 2 年，之后每年检查 1 次，临床需要时行影像学检查

- 低危患者（Ⅰ期或部分Ⅱ期）可考虑联合激素治疗

预后

- 生存时间通常由疾病的分期和组织学类型决定
- 绝大多数病例发病较早，5 年生存率一般较高（图 30-4）
- 部分组织学类型（透明细胞癌、浆液性癌）的生存率较低，因其更具侵袭性，且在诊断时往往具有更高的转移率

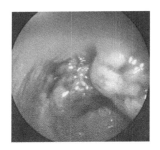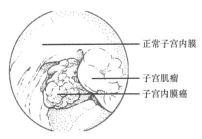

正常子宫内膜
子宫肌瘤
子宫内膜癌

图 30-4 （扫本章二维码看彩图）Ⅰ期子宫内膜癌。 在此例宫腔镜图中可见子宫肌瘤旁小的肿瘤组织。诊刮时有可能会遗漏这些小的肿瘤（From Skarin AT：Atlas of diagnostic oncology，ed 4，St Louis，2010，Mosby.）

 重点和注意事项

任何有子宫内膜癌危险因素且伴绝经后出血或异常子宫出血的女性均需由妇科医生评估，并行子宫内膜活检和（或）盆腔超声。诊断为子宫内膜癌的患者需转诊至妇科肿瘤专家处就诊，并在条件允许的情况下进行微创手术分期。

相关内容

异常子宫出血（相关重点专题）
子宫恶性肿瘤（相关重点专题）

推荐阅读

Braun MM et al: Diagnosis and management of endometrial cancer, *Am Fam Physician* 93(6):468-474, 2016.
Kwon JS: Improving survival after endometrial cancer: the big picture, *J Gyn Oncol* 26(3):227-231, 2015.
Lee SC et al: The oncogenic potential of endometrial polyps: a systematic review and meta-analysis, *Obstet Gynecol* 116:1197, 2010.

Practice Bulletin No. 149: Endometrial cancer, *Obstet Gynecol* 125:1006-1026, 2015.

Solfiman PT, Lu KH: Neoplastic diseases of the uterus: endometrial hyperplasia, endometrial carcinoma, sarcoma: diagnosis and management. In *Comprehensive gynecology*, Philadelphia, 2012, Mosby, pp 713-730 (Retrieved from www.r2library.com/resource/detail/032306986X/pr0004).

第31章　卵巢癌
Ovarian Cancer

Anthony Sciscione，Helen Toma

张曦　译　姚颖　审校

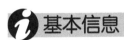 基本信息

定义

卵巢癌不是一种独立的疾病，而是一组组织学来源分类相同的肿瘤亚型。约 90% 的卵巢癌为上皮性卵巢癌，5% 为生殖细胞肿瘤，还有 5% 为性索间质肿瘤。卵巢上皮性肿瘤的分类见表 31-1。

表 31-1　卵巢上皮性肿瘤的分类

名称	注释
浆液性肿瘤	最常见的上皮性肿瘤类型
腺癌	超过 85% 累及卵巢表面或邻近结构，包括低级别肿瘤（约 10%）和高级别肿瘤（约 90%）
非浸润性低级别浆液性癌（LGSC）	1 级，等同于微乳头状 / 筛状交界性癌
交界性	可位于囊内或侵及卵巢表面
良性	包括腺纤维瘤
黏液性肿瘤	包括小肠型（常见）和米勒管型（不常见）
腺癌	包括伴"上皮内癌"的交界性肿瘤
交界性	
良性	
伴附壁结节	
子宫内膜样肿瘤	
腺癌	与高级别浆液性癌（HGSC）部分重叠的高级别癌
癌肉瘤	
腺肉瘤	
交界性	又称增生性囊腺瘤 / 纤维腺瘤，包括鳞状增生
良性	

名称	注释
透明细胞癌	
腺癌	乳头状或腺纤维瘤型
交界性	见于腺纤维瘤
良性	非常罕见
移行细胞肿瘤	
恶性	包括恶性 Brenner 瘤和罕见的移行细胞癌
交界性	典型的增殖性 Brenner 瘤
良性	通常为 Brenner 瘤
鳞状细胞肿瘤	
恶性	罕见的鳞状细胞癌伴或不伴畸胎瘤
良性	上皮样囊肿
混合型上皮性癌	
恶性	通常混合了高级别浆液性癌和子宫内膜样癌（高级别米勒管来源）
交界性及良性	和浆液性米勒管黏液性肿瘤有重叠，又称浆黏液性交界性肿瘤
良性	
未分化或未分类	

Modified from the World Health Organization in Crum CP et al：Diagnostic gynecologic and obstetric pathology，ed 3，Philadelphia，2018，Elsevier.

同义词

上皮性卵巢癌

生殖细胞肿瘤

性索间质肿瘤

低度恶性潜能的卵巢肿瘤

ICD-10CM 编码

C56.9　未指明的卵巢恶性肿瘤

C56.1　右侧卵巢恶性肿瘤

C56.2　左侧卵巢恶性肿瘤

流行病学和人口统计学

发病率：（12.9 ～ 15.1）例 /100 000 人；每年新发病例约 25 000 例。卵巢癌终身发病风险为 1.3%。卵巢癌是生殖系统癌症相关死亡的首要原因。

好发人群：多诊断于 55 ～ 64 岁。

危险因素：

- 生育次数少
- 延迟生育
- 吸烟
- 多囊卵巢综合征
- 子宫内膜异位症
- 高脂饮食
- 林奇综合征（非息肉病性结肠癌、子宫内膜癌、乳腺癌和卵巢癌在一级和二级亲属间呈聚集性发病）
- 家族性乳腺癌–卵巢癌综合征
- 发病部位特定的家族性卵巢癌
- 最大的危险因素是高龄和卵巢癌及乳腺癌家族史
- 降低卵巢癌风险的因素包括：较早生育、口服避孕药、子宫切除术、输卵管结扎或卵巢切除术
- 表 31-2 总结了卵巢癌的危险因素和保护因素

遗传学因素：卵巢癌最大的危险因素是家族史和相关遗传性综合征。90% 以上的遗传性卵巢癌与 *BRCA1* 和 *BRCA2* 突变相关。*BRCA* 突变会影响 DNA 修复蛋白。携带这些突变的人群卵巢癌终身发病率为 65% ～ 74%。

建议以下人群进行遗传咨询：

- 任何年龄的上皮性卵巢癌患者
- 45 岁及以前诊断的乳腺癌患者
- 有两个或依次出现的乳腺癌原发病灶，初次发病于 50 岁及以前
- 60 岁及以前诊断的三阴性乳腺癌患者
- 任何年龄的乳腺癌，且至少有 1 位近亲在 50 岁及以前诊断卵巢癌
- 任何年龄的乳腺癌，且 2 位及以上近亲患乳腺癌；1 位近亲属患上皮性卵巢癌；2 位近亲属患胰腺癌或侵袭性前列腺癌
- 乳腺癌，且有 1 位任何年龄的男性近亲患乳腺癌
- 乳腺癌，且为德系犹太人后裔

表 31-2　卵巢癌的危险因素和保护性因素

危险因素	保护性因素
生活方式和饮食	生活方式和饮食
高龄	摄入豆制品
肥胖	类黄酮
身材高大	
摄入动物脂肪	高钙
α - 亚麻酸	日光暴露
乳制品	充足睡眠
乳糖制品	二甲双胍
吸烟	
糖尿病	
生育因素	生育因素
停经	口服避孕药
激素治疗	哺乳
绝经期	输卵管结扎
不孕	输卵管切除术
多囊卵巢综合征	子宫切除术
子宫内膜异位症	妊娠
盆腔炎	
遗传因素	

From Niederhuber JE: Abeloff's Clinical Oncology, ed 6, Philadelphia, 2020, Elsevier.

- 家族中有致命性 *BRCA1* 或 *BRCA2* 突变

体格检查和临床表现

- 60% 的患者在晚期才出现症状
- 腹胀、早饱、消化不良
- 盆腔痛、背痛、便秘
- 盆腔或腹部包块
- 腹股沟淋巴结肿大
- Sister Mary Joseph 结节（脐部肿块）

病因学

- 可由发病部位特定的家族性卵巢癌遗传而来（≥ 2 位一级亲

属患有卵巢癌）
- 乳腺癌-卵巢癌综合征（一级亲属和二级亲属中乳腺癌和卵巢癌呈聚集性发病）
- 林奇综合征
- 绝大多数卵巢癌病例无家族史，病因不详

Dx 诊断

鉴别诊断

- 原发性腹膜间皮瘤
- 卵巢良性肿瘤
- 功能性卵巢囊肿
- 子宫内膜异位症
- 卵巢扭转
- 盆腔肾
- 带蒂子宫肌瘤
- 乳腺、胃肠道或其他盆腔器官原发癌的卵巢转移

评估

- 通过腹腔镜探查确诊；上皮性卵巢癌是最常见的卵巢癌类型（占卵巢癌的 90%）
- 仔细体格检查和问病史采集，包括家族史
- 排除非妇科疾病
- 绝经前女性的小卵巢囊肿，应观察 2 个月以确定是否消退
- FIGO 分期见表 31-3
- 转诊至对卵巢癌有丰富治疗经验的妇科肿瘤专家能提高卵巢癌诊断后的生存率

实验室检查

- 血常规
- 包括肝功能和钙离子在内的生化检查（评估副癌综合征）
- CA12-5 或溶血磷脂酸水平。是否需要每年筛查仍存争议，多数专家不建议将其作为筛查指标。仅有 50% 的早期卵巢癌会出现 CA12-5 升高。此外，子宫平滑肌肉瘤、子宫内膜异位症、妊娠、腹壁内感染时也会出现 CA12-5 升高。PLCO 癌症

表 31-3　FIGO 卵巢癌分期

Ⅰ 期	肿瘤局限于卵巢： Ⅰ$_A$ 期：局限于一侧卵巢，无腹水，卵巢表面无肿瘤（包膜完整） Ⅰ$_B$ 期：局限于双侧卵巢，无腹水，卵巢表面无肿瘤（包膜完整） Ⅰ$_C$ 期：Ⅰ$_A$ 或Ⅰ$_B$ 期出现肿瘤累及卵巢表面或卵巢包膜破裂或腹水或腹腔冲洗液有癌细胞。尽管不影响预后，但手术中发生的恶性囊肿破裂可使分期上升至Ⅰ$_C$
Ⅱ 期	肿瘤累及一侧或双侧卵巢，并有盆腔内扩散 Ⅱ$_A$ 期：扩散和（或）转移至子宫和输卵管 Ⅱ$_B$ 期：扩散至其他盆腔内组织 Ⅱ$_C$ 期：Ⅱ$_A$ 或Ⅱ$_B$ 期出现肿瘤累及卵巢表面或腹腔冲洗液或腹水有癌细胞
Ⅲ 期	肿瘤累及一侧或双侧卵巢，有超出盆腔的腹膜种植或腹膜后或腹股沟淋巴结阳性 Ⅲ$_A$ 期：镜下可见腹膜种植病灶 Ⅲ$_B$ 期：超出盆腔的肉眼可见病灶，直径 < 2 cm Ⅲ$_C$ 期：腹膜种植病灶 > 2 cm 和（或）淋巴结阳性
Ⅳ 期	肿瘤累及一侧或双侧卵巢，出现远处转移，包括肝实质（不包括肝被膜）转移和胸腔积液有癌细胞

From Symonds EM, Symonds IM: Essential obstetrics and gynaecology, ed 4, London, 2004, Churchill Livingstone.

筛查临床试验提出，每年复查 CA12-5 和经阴道超声效果不佳，且严重并发症中有 15% 由随访的假阳性结果导致

- 其他可以考虑的实验室检查：人绒毛膜促性腺激素、抑制素、α - 甲胎蛋白、神经特异性烯醇化酶、LDH（生殖细胞肿瘤高危人群）
- 已有报道检测 3 种血清生物标志物的组合 ［载脂蛋白 A-1（apolipoprotein A-1，ApoA-1）、甲状腺素转运蛋白（transthyretin，TTR）、转铁蛋白（transferrin，TF）］可能有助于鉴别正常卵巢和早期卵巢癌，其敏感性为 84%，鉴别正常卵巢和晚期卵巢癌的敏感性为 97%
- 建议所有卵巢癌患者行 *BRCA1/2* 检查

影像学检查

- 超声
- 胸部 X 线检查
- 盆腹腔 CT 或 MRI 协助评估病变范围（图 31-1）

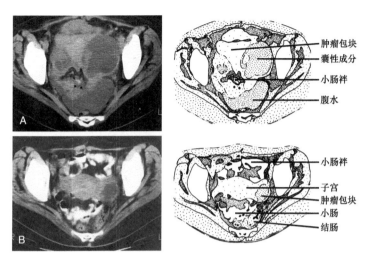

图 31-1　**卵巢癌对化疗的反应。**1 例 51 岁老年女性患者，因迅速增大的腹部包块就诊。**A.** CT 提示 12 cm×8 cm 卵巢肿物，内含囊性成分；腹膜广泛受累，已抽出 6 L 腹水。病理检查提示低分化癌。因手术难以切除，故予联合化疗。治疗一周期后，患者腹部恢复正常大小。**B.** CT 提示仅有小的卵巢残余病灶。4 周期化疗后行手术，无肉眼或镜下病灶。患者再次接受 4 周期化疗，但在 1 年后出现腹腔转移（From Skarin AT：Atlas of diagnostic oncology，ed 3，St Louis，2003，Mosby.）

- 乳腺钼靶

Ⓡ治疗

非药物治疗

实际上，所有类型的卵巢癌均应行手术探查，包括：

- 腹水细胞学
- 经腹全子宫＋双侧输卵管-卵巢切除术（早期卵巢癌保留生育力除外）
- 大网膜切除术
- 横膈活检
- 选择性淋巴结切除（盆腔和腹主动脉旁淋巴结）
- 初始肿瘤细胞减灭术，目标是无肉眼可见残余病灶（0 cm）或残余病灶直径＜1 cm
- 为达到满意的肿瘤细胞减灭术效果，可行肠道手术和脾切除术

- 常规治疗包括肿瘤细胞减灭术及术后辅助化疗。但是，低级别、高分化的 I 期卵巢癌难以从辅助化疗中受益

常规治疗

- 满意的肿瘤细胞减灭术后一般需进行化疗（无高危因素的 I 期卵巢癌患者仅行手术）
- 以铂类为基础的联合化疗适用于 Ⅱ 期及以上卵巢癌，治疗持续 6 个月。与紫杉醇联合铂类静脉化疗相比，紫杉醇静脉化疗加铂类腹腔化疗能提高 Ⅲ 期卵巢癌患者行满意的肿瘤细胞减灭术后的生存率
- 随着研究的进展，化疗方案还会继续优化。贝伐珠单抗是一种人源性抗血管内皮生长因子单克隆抗体，其能改善卵巢癌患者的无进展生存期。临床试验显示，在紫杉醇和铂类化疗期间及化疗结束后 10 个月使用贝伐珠单抗可使晚期上皮性卵巢癌患者的中位无进展生存期延长 4 个月
- 多腺苷二磷酸核糖聚合酶［poly（ADP-ribose）polymerase，PARP］抑制剂是新近出现的用于维持治疗的药物，能改善对铂类敏感的高级别卵巢浆液性癌患者的无进展生存期。PARP 抑制剂通过抑制酶聚（腺苷二磷酸核糖基化）聚合酶活性而发挥作用，目前 FDA 已批准 3 种具有不同适应证的 PARP 抑制剂。口服聚合酶抑制剂奥拉帕尼于 2014 年获得批准，在高级别卵巢浆液性癌患者中，无论是否存在 *BRCA1* 和 *BRCA2* 胚系突变，奥拉帕尼均具有抗肿瘤活性。鲁卡帕尼于 2016 年获批，用于治疗存在 *BRCA1* 和 *BRCA2* 胚系突变的高级别卵巢浆液性癌。尼拉帕尼于 2017 年获批，用于治疗高级别卵巢浆液性癌，无论是否存在 *BRCA1* 和 *BRCA2* 突变
- 不再推荐化疗结束后的二次探查手术，因为经证实其不能改善生存期
- 在大多数病例中，新辅助化疗（手术前进行的化疗）相比于术后辅助化疗不能带来更多益处。然而，部分临床试验发现，对于 Ⅲc 或 Ⅳ 期卵巢癌患者，中间型肿瘤细胞减灭术前进行新辅助化疗的效果不如减灭术后进行化疗。无论是否行新辅助化疗，肿瘤细胞减灭术的目标仍然是完全切除肉眼可见的病灶

长期管理

- 如果 CA12-5 升高，可能意味着疾病复发

- 体格检查和盆腔检查应每 3 个月进行 1 次，持续 2 年，第 3 年每 4 个月进行 1 次，之后每 6 个月进行 1 次
- 每次复查常规监测 CA12-5 并不能改善生存期，仅用于特定临床情况
- 每年行阴道细胞学检查
- 卵巢癌复发的治疗流程见图 31-2

预后

- 由于患者在诊断时多处于疾病晚期，故总体 5 年生存率仍然较低：
  1. Ⅰ期和Ⅱ期：80% ～ 100%
  2. Ⅲ期：15% ～ 20%
  3. Ⅳ期：5%
- 各期别的年轻患者（＜ 50 岁）比老年患者的 5 年生存率均更高（40% *vs.* 15%）
- 在高级别卵巢浆液性癌患者中，携带 *BRCA2* 突变（而非 *BRCA1* 突变）比携带 *BRCA* 野生型的患者具有更长的生存期、更好的化疗反应性和基因不稳定性

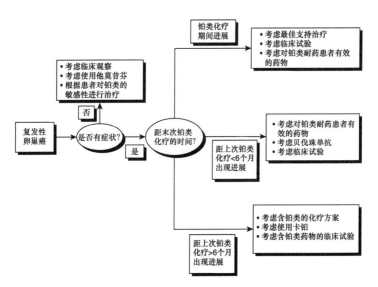

图 31-2　复发性卵巢癌的治疗流程（From Niederhuber JE：Abeloff's clinical oncology，ed 6，Philadelphia，2020，Elsevier.）

- 在侵袭性上皮性卵巢癌患者中，*BRCA1* 或 *BRCA2* 胚系突变与总体 5 年生存率的提高相关。*BRCA2* 突变携带者的预后最好

专家点评

- 美国预防服务工作组认为，通过经阴道超声或 CA12-5 单一指标常规筛查卵巢癌并不能降低疾病死亡率。本项推荐适用于无症状、未发现遗传性癌症综合征高危因素的女性
- 口服避孕药可降低 40% ～ 50% 的卵巢癌发病风险，口服避孕药≥ 15 年能够最大限度地降低卵巢癌发病风险
- 卵巢癌高危人群（*BRCA1/2* 基因突变、遗传性非息肉性结直肠癌综合征）在完成生育后需考虑预防性输卵管–卵巢切除术。预防性双侧输卵管–卵巢切除术能够减少 80% 的卵巢癌发生率。推荐携带 *BRCA1* 突变的 35 ～ 40 岁女性和携带 *BRCA2* 突变的 45 岁及以上女性行预防性双侧输卵管–卵巢切除术。如果患者拒绝手术，NCCN 指南推荐从 35 岁或家族成员患病年龄的前 10 年起严密监测，每 6 个月行盆腹腔超声和血清 CA12-5 检测

相关内容

卵巢良性肿瘤（相关重点专题）

推荐阅读

Alvarez RD, Strauss JF: Surveying the landscape of ovarian cancer research and care, *Ann Intern Med* 165(6):439-440, 2016.

Bolton KL et al: Association between BRCA1 and BRCA2 mutations and survival in women with invasive epithelial ovarian cancer, *J Am Med Assoc* 307(4):382-390, 2012.

Burger RA et al: Incorporation of bevacizumab in the primary treatment of ovarian cancer, *N Engl J Med* 365:2473-2483, 2011.

Buys SS et al: Effect of screening on ovarian cancer mortality: the Prostate, Lung, Colorectal and Ovarian (PLCO) cancer screening randomized controlled trial, *J Am Med Assoc* 305:2295, 2011.

Doubeni CA et al: Diagnosis and management of ovarian cancer, *Am Fam Physician* 93(11):937-944, 2016.

Garcia C, Powell CB: A comprehensive approach to the identification and management of the BRCA patient, *Obstet Gynecol Survey* 70(2):131-143, 2015.

González-Martín et al: Niraparib in patients with newly diagnosed advanced ovarian cancer, *N Engl J Med* 381:2391-2402, 2019.

Ledermanm J et al: Olaparib maintenance therapy in platinum-sensitive relapsed ovarian cancer, *N Engl J Med* 366:1382-1392, 2012.

Mirza MR et al: Naraparib maintenance therapy in platinum-sensitive, recurrent ovarian cancer, *N Engl J Med* 375:2154-2164, 2016.

Morice P et al: Mucinous ovarian cancer, *N Engl J Med* 380:1256-1266, 2019.

Perren TJ: A phase 3 trial of bevacizumab in ovarian cancer, *N Engl J Med* 365:2484-2496, 2011.

Ray-Coquard et al: Olaparib plus bevacizumab as first-line maintenance in ovarian cancer, *N Engl J Med* 381:2416-2428, 2019.

Vergote I et al: Neoadjuvant chemotherapy or primary surgery in stage IIIC or IV ovarian cancer, *N Engl J Med* 363:943-953, 2010.

Yang D et al: Association of BRCA1 and BRCA2 mutations with survival, chemotherapy sensitivity, and gene mutator phenotype in patients with ovarian cancer, *J Am Med Assoc* 306(14):1557-1565, 2011.

第 32 章　输卵管癌
Fallopian Tube Cancer

Emily E. Nuss，Beth Leopold，Anthony Sciscione

黄翠玉　译　姚颖　审校

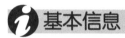 **基本信息**

定义

原发性输卵管癌是指局限于或主要累及输卵管的肿瘤。

同义词

浆液性输卵管上皮内癌

ICD-10CM 编码
C57.00　*未指明的输卵管恶性肿瘤*
C57.01　*右侧输卵管恶性肿瘤*
C57.02　*左侧输卵管恶性肿瘤*

流行病学和人口统计学

发病率：原发性输卵管癌占所有妇科恶性肿瘤的 0.3% ～ 1.1%。60 ～ 79 岁非西班牙牙裔的白人女性发病率最高。

遗传学因素：0% ～ 12% 携带 BRCA 基因突变的患者患有浆液性输卵管上皮内癌（serous tubal intraepithelial carcinomas，STIC）。普通人群中患有遗传性非息肉性结直肠癌的女性患 STIC 的风险更高。

体格检查和临床表现

体格检查结果与卵巢癌、原发性腹膜癌患者类似。患者可出现饱腹感、早饱、腹胀和体重下降。但是，许多早期输卵管癌是在预防性双侧附件切除术时发现的。

病因学

病因目前尚不清楚。STIC 被认为是卵巢高级别浆液性癌（high-grade serous carcinomas，HGSC）的前驱病变。

(Dx) 诊断

鉴别诊断

- 卵巢癌
- 原发性腹膜癌

评估

实验室检查

- 血常规、生化
- CA12-5
- 病理学：
  1. 从诊断上仍然要求有明显的输卵管肿块才能确定肿瘤来源于输卵管
  2. 输卵管癌几乎不引起输卵管扩张
  3. 用于输卵管病理评估的输卵管伞端切片和广泛检测（sectioning and extensively examining the fimbriated end，SEE-FIM）已被用于更好地评估原发性输卵管癌的可能性
  4. SEE-FIM 包括广泛逐层切取输卵管检查
  5. 输卵管癌常可发生 TP53 突变

影像学检查

- 盆腔超声
- 盆腹腔 CT

分期

见表 32-1。

表 32-1　输卵管癌的 FIGO 分期

- 0 期　原位癌（局限于输卵管黏膜）
- I 期　局限于输卵管
  1. I_A 期　局限于一侧输卵管黏膜下和（或）肌层，但未穿透浆膜层。腹水或腹腔冲洗液无癌细胞
  2. I_B 期　局限于双侧输卵管黏膜下和（或）肌层，但未穿透浆膜层。腹水或腹腔冲洗液无癌细胞
  3. I_C 期　I_A 期或 I_B 期肿瘤合并肿瘤穿透输卵管浆膜层或腹水 / 腹腔冲洗液有癌细胞
- II 期　肿瘤侵犯一侧或双侧输卵管癌伴盆腔转移
  1. 肿瘤扩散或转移至子宫和（或）卵巢

2. 肿瘤扩散至其他盆腔脏器

3. II$_A$ 或 II$_B$ 期肿瘤合并腹水 / 腹腔冲洗液有癌细胞

- III 期　肿瘤侵犯一侧或双侧输卵管伴盆腔外腹膜种植转移，包括小肠、网膜、肝表面和（或）腹膜后或腹股沟淋巴结转移。腹膜种植转移为肿瘤种植于腹壁

  1. III$_A$ 期　肿瘤肉眼局限于真骨盆且淋巴结无转移，但组织学显微镜下可见腹膜表面种植转移（小肠、网膜或肝表面）

  2. III$_B$ 期　肿瘤侵犯一侧或双侧输卵管伴肉眼可见最大径 ≤ 2 cm 且组织学证实的腹膜种植转移（小肠、网膜或肝表面）。淋巴结无转移

  3. III$_C$ 期　腹膜种植转移最大径 > 2 cm 和（或）腹膜后或腹股沟淋巴结转移

- IV 期　肿瘤侵犯一侧或双侧输卵管伴远处转移，包括肝实质转移。实质性肝病指位于肝内的癌症，其与肝表面转移（III 期）不同。出现胸腔积液可归类为 IV 期，但须仅当胸腔积液中可找到癌细胞时

℞ 治疗

方法与卵巢癌治疗相似。

非药物治疗

手术：一般情况下，为完全切除所有可见的肿瘤，全子宫切除＋双侧输卵管-卵巢切除是一线治疗；常需切除盆腔和腹主动脉旁淋巴结。

常规治疗

给予药物控制恶心、呕吐和肿瘤压迫肠道导致的便秘。

长期管理

- 辅助化疗：以铂类为主的联合化疗方案，通常为铂类-紫杉醇联合化疗

- 不再推荐放疗

预后

生存率：

- 5 年生存率约为 65% 或更高

- 诊断时疾病的分期是最重要的预后指标

- 总体生存率为 30% ～ 50%

第 33 章 未知原发部位癌
Cancer of Unknown Primary

Ritesh Rathore

汪梓垚　译　徐安　审校

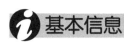 基本信息

定义

未知原发部位癌（cancer of unknown primary，CUP）是指尽管经过广泛的探查，但仍无法确定其解剖起源位置的多种恶性肿瘤。

同义词

NOS 癌
未指明部位的癌症
未指明部位的恶性肿瘤
CUP

ICD-10CM 代码
C80.1 恶性（原发性）肿瘤，未指明

流行病学和人口统计学

- CUP 约占所有癌症的 4%，在美国的年发病率为（7 ~ 12）/10 万人。
- 它是第 7 大常见癌症原因和第 4 大常见癌症死亡原因。主要发生于成人，男性多见。
- 在美国，预计 2018 年将有 31 810 例新发病例。自 20 世纪 80 年代初以来，CUP 发病率一直在下降，在过去 20 年中为 3.6%/ 年。
- 大多数 CUP 病例为上皮癌，分为腺癌（90%）、鳞状细胞癌（5%）和未分化癌（5%）。
- 最近的数据表明，重度吸烟者的 CUP 风险显著增加，肥胖患者的 CUP 风险增加程度较轻。
- CUP 中检测到的突变率不同（18% ~ 30%）。肿瘤抑癌基因 *p-53* 的过表达率（40% ~ 50%）或突变率（25% ~ 40%）与其他实体瘤相当。对 VEGF-A（血管内皮生长因子 -A、血管

生成因子）和基质金属蛋白酶（降解基质的酶）的检测表明，这些酶普遍表达，CUP 中血管生成现象较为活跃。

体格检查结果和临床表现

- 体格检查结果是可变的，包括全身性和器官特异性的发现。
- 一般表现可包括恶病质、面色苍白、水肿、黄疸、皮疹、肌萎缩等。
- 器官特异性结果与 CUP 导致的基础器官功能障碍有关。
- 临床过程通常以短暂的病史表现突出，症状和体征与转移部位有关，早期播散，侵袭性临床过程，偶尔还有不可预测的转移模式。
- 多达一半的患者在诊断时涉及多个器官。
- 组成 CUP 的临床病理亚组如表 33-1 所示。

表 33-1 CUP 的临床病理亚组

	中位年龄（岁）	患者性别（男 / 女）	组织病理学
淋巴结			
腹膜后纵隔	＜ 50	70%/30%	UDF 或 PDF
腋窝	52	0/100%	腺癌（WDF、MDF 或 PDF）
子宫颈	57 ～ 60	80%/20%	SCC
腹股沟	58	50%/50%	UDF、SCC、混合性 SCC 和腺癌
腹膜腔			
女性原发性腹膜肿瘤	55 ～ 65	0/100%	腺癌（浆液性乳头状）
其他不明原因腹水	—	—	腺癌（MDF 或 PDF；黏蛋白；伴或不伴印戒细胞）
神经内分泌肿瘤	63	60%/40%	腺癌（MDF 或 PDF）
肝（主要）或其他器官，或两者兼有	62	61%/39%	腺癌（MDF 或 PDF）
肺			
肺转移	—	—	腺癌（WDF、MDF 或 PDF）
胸腔积液	—	—	腺癌（MDF 或 PDF）
骨（一个或多个）	—	—	腺癌（WDF、MDF 或 PDF）
脑（一个或多个）	51 ～ 55	M ＞ F	腺癌（WDF、UDF 或 PDF）；SCC

CUP，未知原发部位癌；F，女性；M，男性；MDF，中分化；PDF，低分化；SCC，鳞状细胞癌；UDF，未分化；WDF，高分化。

From Pavlidis N，Pentheroudakis G：Cancer of unknown primary site，Lancet 379（9824）：1428-1435，2012.

(Dx) 诊断

评估

- 全面病史。
- 完成体格检查：其中特别注意皮肤、淋巴结部位、器官肿大和睾丸；直肠检查和盆腔检查（女性）（表 33-2）。
- 活检标本的组织病理学审查。

实验室检查

- 全血细胞计数。
- 全面生化检查。
- 尿液分析。
- 便隐血。
- 肿瘤标志物（在特定的病例中）：PSA、hCG、AFP。
- 进行充分的组织活检和免疫组织化学染色（IHC），以指导广

表 33-2　初步光学显微镜诊断后的推荐评价

诊断	临床评价 *	特殊病理学研究
腺癌（或低分化腺癌）	胸部、腹部 PET CT；男性：血清 PSA；女性：乳腺 X 线检查；额外的定向放射学或内镜检查，以评估异常症状、体征、实验室检查值	男性：PSA 染色；女性：雌激素和孕激素受体染色（如果临床特征提示转移性乳腺癌）
低分化癌	胸部、腹部 PET CT；血清 hCG、AFP；额外的定向放射学或内镜检查，以评估异常症状、体征、实验室检查值	免疫过氧化物酶染色；电子显微镜检查（如果免疫过氧化物酶染色不确定）
鳞状细胞癌，颈部淋巴结	PET 直视喉镜；鼻咽、咽、下咽、喉活检；纤维支气管镜检查（如果喉镜检查结果为阴性）	—
鳞状细胞癌，腹股沟淋巴结	会阴区 PET 全面检查（包括盆腔检查）；肛门镜检查	—

* 除病史、体格检查、全血细胞计数、化学特征和胸部 X 线检查外。
AFP，甲胎蛋白；CT，计算机断层成像；hCG，人绒毛膜促性腺激素；PET，正电子发射断层成像；PSA，前列腺特异性抗原。
From Goldman L，Schafer AI：Goldman's Cecil medicine，ed 25，Philadelphia，2016，Saunders.

泛的诊断类别分配——癌症、黑色素瘤、肉瘤或淋巴瘤。表
33-3 总结了常用的免疫过氧化物酶染色，以帮助鉴别诊断未
知原发癌。

- IHC 组合的亚型分型有助于进一步分类为腺癌、鳞状细胞癌、
  生殖细胞肿瘤、神经内分泌、甲状腺、肝细胞或肾源性。
- 表 33-4 描述了 IHC 衍生的可能来源地的逐步诊断方法。
- 在高达 25% 的病例中，IHC 可缩小单个起源部位（如 TTF-1
  阳性和 CK-1 阳性肺癌）。

表 33-3　鉴别诊断未知原发癌的常用免疫过氧化物酶染色

原发性组织染色	免疫过氧化物酶染色
肺癌	甲状腺转录因子（TTF-1）、表面活性蛋白 A 前体（SP-A1）
乳腺癌	雌激素受体（ER）、粗囊性疾病纤维蛋白 -15（GCDFP-15）、乳腺珠蛋白、Her-2/neu、GATA3
淋巴瘤	白细胞共同抗原（LCA）、CD3、CD4、CD5、CD20、CD45
胃肠道癌	CK7、CK20、CDX-2、癌胚抗原（CEA）
米勒管或卵巢癌	CK7、雌激素受体（ER）、WT-1、PAX-8、PAX2
前列腺癌	PSA，α- 甲基酰基 CoA 消旋酶 /P504S（AMACR/P504S），P501S（前列腺素）和前列腺特异性膜抗原（PSMA），NKX3-1
生殖细胞瘤	hCG、AFP、OCT3/4、CKIT、CD30（胚胎）、SALL4
肝细胞癌	Hep Par-1、精氨酸酶 -1（Arg-1）、Glypican-3
肉瘤	Desmin1，因子Ⅷ，CD31，平滑肌肉瘤平滑肌肌动蛋白，MyoD1 用于横纹肌肉瘤
肾细胞癌	RCC，CD10，PAX-8
神经内分泌肿瘤	嗜铬粒蛋白、突触素、CD56
黑色素瘤	S100、波形蛋白、HMB-45、酪氨酸酶和 Melan-A、SOX-10
尿路上皮癌	CK7、CK20、血栓调节蛋白、uroplakin Ⅲ
间皮瘤	钙视网膜蛋白、WT-1，D2-40，间皮素

From Niederhuber JE：Abeloff's clinical oncology, ed 6，Philadelphia，2020，Elsevier.

表 33-4 用于诊断 CUP 的免疫组织化学方法

	诊断
步骤 1	
AE1 或 AE3 泛细胞角蛋白	上皮癌
常见白细胞抗原	淋巴瘤
S100；HMB-45	黑色素瘤
S100；波形蛋白	肉瘤
步骤 2	
CK7 或 CK20；PSA	腺癌
PLAP；OCT4；AFP；人绒毛膜促性腺激素	生殖细胞肿瘤
石蜡切片 1；小管 pCEA、CD10 或 CD13	肝细胞癌
RCC；CD10	肾细胞癌
TTF1；甲状腺球蛋白	甲状腺癌
嗜铬粒蛋白；突触素，PGP9.5；CD56	神经内分泌癌
CK5 或 CK6；p63	鳞状细胞癌
步骤 3	
PSA；PAP	前列腺
TTF1	肺
GCDFP-15；乳腺珠蛋白；ER	乳腺
CDX2；CK20	结肠
CDX2（肠上皮）；CK20；CK7	胰腺或胆道
ER；CA-125；间皮素；WT1	卵巢

第一步检测癌类型。第二步检测子类型。第三步检测癌起源。这些染色的阳性结果表明存在肿瘤，但没有绝对的确定性。

AFP，甲胎蛋白；CA-125，癌抗原 125；ER，雌激素受体；GCDFP-15，肉眼可见囊性病液蛋白 15；OCT4，八聚体结合转录因子 4；PAP，前列腺酸性磷酸酶；pCEA，多克隆癌胚抗原；PLAP，胎盘碱性磷酸酶；PSA，前列腺特异性抗原；RCC，肾细胞癌抗原；TTF1，甲状腺转录因子 1；WT1，肾芽细胞瘤 1。

From Pavlidis N，Pentheroudakis G：Cancer of unknown primary site，Lancet 379：1428-1435，2012.

- 分子诊断是通过使用微阵列或聚合酶链反应分析的多基因分析进行的，在高达 80% ～ 90% 的初始 IHC 染色尚无定论的情况下，可帮助最终诊断。

影像学检查

- 胸部、腹部、骨盆 CT 扫描；特定病例应行颈部淋巴结 CT 扫描
- 对于特定病例
  1. PET 扫描
  2. 乳腺超声和（或）乳腺 MRI
  3. 睾丸超声检查

Rx 治疗

- CUP 患者通常需要对晚期癌症进行早期支持性护理；随着诊断和治疗方案的不确定性，心理社会困扰也会增加。与已知患有原发性疾病的患者相比，CUP 患者中焦虑和抑郁更常见。
- 根据癌症最可能的起源部位进行治疗，全身化疗通常是主要治疗方法。
- 治疗通常为姑息治疗，标准化疗包括铂类和紫杉醇的组合。此外，吉西他滨为主的方案也可以使用。
- 在一项纳入 1806 例 CUP 病例的大型研究中，新一代基因测序和原位杂交技术能够识别预测 96% 病例治疗疗效的潜在生物标志物。此外，在许多病例中发现了与潜在缺乏获益相关的生物标志物，这可以进一步完善 CUP 患者的管理。
- 在另一项纳入 442 例 CUP 患者的研究中，使用靶向临床分级、新一代测序在 80% 的患者中检测到循环肿瘤 DNA 的改变。在具有特征性改变的患者中，大多数病例可观察到不同基因组特征，表现出当前可用生物治疗的潜在靶向改变。
- 有利和不利的 CUP 分类见表 33-5。
- **有利 CUP**
  1. 腹膜腺癌女性患者接受手术减瘤和辅助全身化疗作为晚期卵巢癌治疗时，中位生存期为 36 个月。
  2. 以生殖细胞肿瘤为特征的肿瘤患者的中位生存期为 12 个月。
  3. 低分化神经内分泌癌患者接受含铂化疗联合治疗，中位生存期在 15 个月内。
  4. 有腋窝淋巴结腺癌的女性被视为乳腺癌，治疗计划包括腋窝和乳腺手术，后辅助化疗、激素治疗和放疗；生存率与

表 33-5　CUP 患者的预后分类

有利类型

患有腹膜腔乳头状腺癌的女性

患有累及腋窝淋巴结腺癌的女性

中线分布的低分化癌

低分化的神经内分泌癌

累及颈部淋巴结的鳞状细胞癌

具有结肠癌特征的腺癌（CK20 +、CK7 -、CDX2 +）

有急变骨转移和前列腺特异性抗原升高（腺癌）的男性

孤立性腹股沟腺病（鳞状细胞癌）

有一个较小的潜在可切除肿瘤的患者

不利类型

腺癌转移至肝或其他器官

非乳头状恶性腹水（腺癌）

多发性脑转移（腺癌或鳞癌）

肺或胸膜多处转移（腺癌）

多发性转移性溶骨性疾病（腺癌）

腹盆腔鳞状细胞癌

From Pavlidis N，Pentheroudakis G：Cancer of unknown primary site，Lancet 379：1428-1435，2012.

相似分期的乳腺癌相当。

5. 转移性颈淋巴结鳞状细胞癌的患者适用头颈癌接受放化疗和（或）颈淋巴结清扫术。

6. 具有结肠腺癌特征的患者接受全身方案治疗，与转移性结直肠癌相同，中位生存期在 24 个月内。

7. 伴有急变性骨转移和前列腺特异性抗原升高的男性接受初始雄激素剥夺治疗，随后接受全身化疗。

- **不利 CUP**

1. 占所有 CUP 患者的 75% ～ 80%。

2. 最常见的表现是晚期内脏疾病，通常伴有肝转移；全身性铂类和含紫杉烷化疗的中位生存期通常在 6 ～ 7 个月内。

处置

较新的临床实践指南建议常规进行基因组合检测，以支持基于基因组突变结果的诊断，并选择可能有效的治疗药物。

推荐阅读

Bochtler T et al: Diagnosis and management of metastatic neoplasms with unknown primary, *Semin Diagn Pathol* 35(3):199-206, 2018.

Gatalica Z et al: Comprehensive tumor profiling identifies numerous biomarkers of drug response in cancers of unknown primary site: analysis of 1806 cases, *Oncotarget* 5(23):12440-12447, 2014.

Kaaks R et al: Risk factors for cancers of unknown primary site: results from the prospective EPIC cohort, *Int J Cancer* 135(10):2475-2481, 2014.

Kato S et al: Utility of genomic analysis in circulating tumor DNA from patients with carcinoma of unknown primary, *Cancer Res* 77(16):4238-4246, 2017.

Mnatsakanyan E et al: Cancer of unknown primary: time trends in incidence, United States, *Cancer Causes Control* 25(6):747-757, 2014.

Sunami K et al: Clinical practice guidance for next–generation sequencing in cancer diagnosis and treatment (Edition 1.0), *Cancer Sci* 109(9):2980-2985, 2018.

Varadhachary GR, Raber MN: Cancer of unknown primary site, *N Engl J Med* 371(8):757-765, 2014.

第34章 恶性肿瘤相关的厌食-恶病质综合征
Anorexia-Cachexia Syndrome Associated with Malignancy

Ritesh Rathore

阙一帆 译 秦然 审校

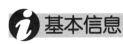 基本信息

定义

厌食-恶病质综合征是一种与潜在恶性肿瘤相关的代谢综合征，以食欲不振和持续性骨骼肌减少为特征，伴或不伴可被传统营养支持部分逆转的脂肪组织减少。

同义词

癌症性恶病质

ICD-10CM 编码
R64 恶病质

流行病学和人口统计学

发病率： 由于在先前的研究中使用的诊断标准不同，对癌症性恶病质患病率的预估差异很大。在一项对 405 名患者的研究中，使用不同的诊断标准，恶病质的发病率从 12% 到 85% 不等。在另一项研究中，当使用厌食症和体重下降超过发病前体重的 5% 作为诊断标准时，644 名恶性肿瘤患者中超过一半患有恶病质。据报道，肺癌和胃肠道恶性肿瘤患者中发病率最高。

病因学

厌食症在恶性肿瘤患者中很常见，可导致摄食减少和营养不良。癌症性恶病质的特征是细胞因子［白细胞介素（IL-6、IL-1）和肿瘤坏死因子 α（TNF-α）］介导炎症反应活化引起的肌肉组织水解和脂肪水解水平升高。这些细胞因子通过核因子 κB（NF-κB）激活泛

素-蛋白酶体通路,进而导致肌肉组织中的蛋白降解。同时,人肌原性分化蛋白 MyoD 下调蛋白合成。升高的细胞因子水平可诱导机体高代谢状态并使蛋白质平衡趋向于分解代谢。

遗传学:在炎症标志物升高的患者中,恶病质与特定的维生素 D 受体多态性相关,其可能是预示疾病呈侵袭式发展的一种早期临床表现。炎症细胞因子水平升高、肌肉或脂肪量的减少和恶性肿瘤生存率降低等现象是恶病质易感的多种表现类型。截至目前,还没有发现与癌症性恶病质患者相关的特异性单核苷酸多态性(SNPs)。

 诊断

鉴别诊断

- 饥饿状态
- 吸收不良
- 甲状腺功能亢进
- 神经性厌食
- 抑郁

评估

使用现有的恶病质分期系统,癌症性恶病质患者可被分为三个连续的阶段(图 34-1):恶病质前期、恶病质和难治性恶病质。此外还需评估 5 个方面,包括:摄食量、分解代谢紊乱、功能和社会心理

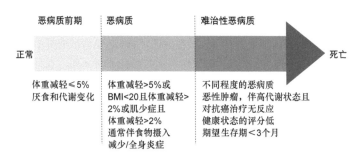

图 34-1 恶性肿瘤相关的厌食-恶病质综合征分期。并非所有患者都会发展为恶病质,目前也没有明确的生物标志物来识别可能进展为恶病质的恶病质前期患者。难治性恶病质的诊断需依靠:患者临床表现和一般情况。BMI,体重指数〔From Fearon K et al:Definition and classification of cancer cachexia:an international consensus,Lancet Oncol 12(5):489-95,2011.〕

的影响、身体组成成分评估（包括肌肉和脂肪组织储量的评估）。在没有饥饿的情况下体重减轻＞ 5%、BMI ＜ 20 kg/m² 且体重减轻超过 2%，或四肢骨骼肌指数符合肌少症且体重减轻＞ 2%，都可以诊断。

实验室检查

- 全血细胞计数、全血生化（包括白蛋白和前白蛋白）
- 炎症标志物，包括红细胞沉降率（ESR）和 C 反应蛋白（CRP）
- 内分泌评估，包括促甲状腺激素（TSH）、皮质醇、促肾上腺皮质激素（ACTH）、睾酮

影像学检查

腹部的 CT 或 MRI 可以通过分析身体和肌肉组成来评估肌少症。

Rx 治疗

治疗的主要手段是积极的营养和支持治疗（图 34-2）。在治疗开始时应评估是否存在吸收不良或胃肠梗阻等功能性原因。T.A.R.G.E.T. 方法已被建议应用于所有癌症性恶病质患者中，包括患者教育、认知、识别、遗传学检查、运动 / 早期干预和治疗（Teaching, Awareness, Recognition, Genetics, Exercise/Early intervention and Treatment）。

非药物治疗

- 一般方法是少吃多餐高热量食物（多至 5 ～ 6 次 / 日）以增加能量摄入，同时在营养咨询师的建议下补充营养液。
- 体力活动可以通过调节肌肉代谢、胰岛素敏感性和炎症来减轻恶病质的影响。运动已被证明具有抗炎特性，并可保持肌肉含量和功能，增强蛋白质合成，减少蛋白质分解代谢，有助于更好的肌肉性能。

急性期治疗

- 多模式干预应与抗肿瘤治疗同时进行，包括营养干预和多靶点药物治疗。
- 如果营养不良已经存在，或者摄食量明显减少超过 1 ～ 2 周，则应开始肠内营养。当肠内营养不适用或无法满足患者需求时，肠外营养可作为一种辅助措施或全部营养来源。

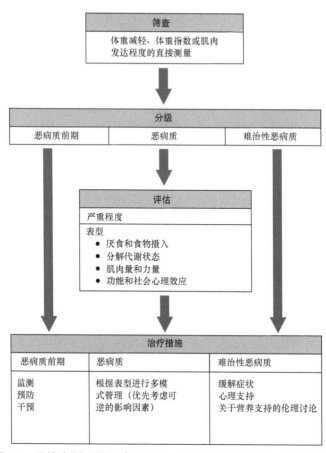

图 34-2　恶性肿瘤相关的厌食-恶病质综合征患者诊治流程。所有恶性肿瘤患者都应进行恶病质筛查，并进行详细评估。所有患者都需行合适的抗肿瘤治疗和一般支持治疗。对诊断为恶病质的患者分型后，应建立详细的多模式治疗计划（包括营养、锻炼、抗炎治疗和其他辅助疗法）[From Fearon K et al: Definition and classification of cancer cachexia: an international consensus, Lancet Oncol 12（5）: 489-95, 2011.]

- 食欲促进剂是癌症性恶病质的主要药物干预措施。糖皮质激素可刺激食欲，其在晚期恶性肿瘤患者中的应用被广泛研究。通常使用泼尼松（20 ～ 40 mg/d）或地塞米松（2 ～ 4 mg/d），但主要副作用包括胰岛素抵抗、免疫抑制、肌病和肾上腺功能不全。

- 醋酸甲地孕酮是一种具有孕激素和抗促性腺激素作用的食欲

促进剂，已被证明能轻微改善食欲和增加体重，但不能改善肌肉量或生活质量。主要并发症包括男性患者发生血栓栓塞、肾上腺功能不全和性腺功能减退的风险增加。

- 大麻的成分屈大麻酚曾被研究用于刺激恶性肿瘤患者的食欲，但大型研究的结果显示无明显收益。

- 精神病药物米氮平和奥氮平都是治疗恶性肿瘤患者的厌食症-恶病质综合征的潜在疗法。在一些病例中，接受米氮平治疗的患者食欲改善且体重增加。在接受积极化疗的恶病质的恶性肿瘤患者中，奥氮平治疗有增加体重的趋势，并可能改善化疗患者难以控制的恶心和体重减轻等症状。

- 使用非甾体抗炎药（NSAID）塞来昔布治疗可增加体重、BMI并改善生活质量。非甾体抗炎药常与甲地孕酮共同被纳入癌症性恶病质的联合药物治疗。最近的一项系统综述发现，有四项研究报道了非甾体抗炎药在增加体重、提高生存率、改善生活质量和降低炎症标志物方面的疗效，但依旧不足以支持非甾体抗炎药在临床实践中的广泛应用。

- 阿拉莫林是一种新型胃促生长素受体激动剂。已有两项大型随机试验对阿拉莫林在晚期非小细胞肺癌伴恶病质患者中的疗效进行了评估。虽然该试验未能达到主要终点，但在这些患者中阿拉莫林显著增加了肌肉量，而握力并未增加。因此阿拉莫林也可作为一种备选疗法。

慢性期治疗

- 经评估，氨基酸（左旋谷氨酰胺、左旋精氨酸、左旋肉碱）等营养补充剂的疗效并不确切。

- 鱼油中发现的 Ω-3 脂肪酸、二十碳五烯酸（EPA）和二十二碳六烯酸（DHA）也被研究过，但疗效不确切。

- 需要为所有患者提供持续的锻炼和康复项目。

转诊

- 如有条件可咨询营养学专科和恶病质专科。

- 姑息治疗专科。

❗ 重点和注意事项

- 癌症性恶病质是一个未被充分认识的问题，存在于近一半的晚期恶性肿瘤患者。高达 1/5 的恶性肿瘤患者会直接死于恶病质。

- 多模式干预对早期确诊的恶病质前期患者可能是有益的。

推荐阅读

Dev R et al: The evolving approach to management of cancer cachexia, *Oncology (Williston Park)* 31(1):23-32, 2017.

Dev R: Measuring cachexia-diagnostic criteria, *Ann Palliat Med* 8(1):24-32, 2019.

Fearon K et al: Definition and classification of cancer cachexia: an international consensus, *Lancet Oncol* 12(5):489-495, 2011.

Muscaritoli M et al: Cachexia: a preventable comorbidity of cancer. A T.A.R.G.E.T. approach, *Crit Rev Oncol Hematol* 94(2):251-259, 2015.

Wallengren O et al: Diagnostic criteria of cancer cachexia: relation to quality of life, exercise capacity and survival in unselected palliative care patients, *Support Care Cancer* 21(6):1569-1577, 2013.

Zhou T et al: Development and validation of a clinically applicable score to classify cachexia stages in advanced cancer patients, *J Cachexia Sarcopenia Muscle* 9(2):306-314, 2018.

第35章 肿瘤溶解综合征
Tumor Lysis Syndrome

Jesse Goldman，Sandeep Agarwal

陈国鹏 译 秦然 审校

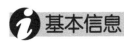 **基本信息**

定义

- 肿瘤溶解综合征（tumor lysis syndrome，TLS）是一类肿瘤急症，指肿瘤细胞破裂后，细胞内潜在的有害物质被迅速释放到全身循环中。

- TLS 通常指发生在肿瘤靶向治疗［化疗和（或）其他干预措施，如栓塞或放疗］诱导的肿瘤细胞快速溶解过程中的一系列代谢紊乱。部分情况下肿瘤细胞自发代谢凋亡亦可诱导TLS，而无化疗参与。

- TLS 的特征表现为高尿酸血症、高磷血症、低钙血症、高钾血症和急性肾损伤（AKI），通常伴有进行性少尿。

- 目前根据 2004 年 Cairo 和 Bishop 分类系统，TLS 可由实验室检查或临床参数诊断（表 35-1）。肿瘤溶解综合征的临床分级见表 35-2。

  1. **实验室型 TLS** 无临床症状，其定义是在化疗开始前 3 天或开始后 7 天内，尽管给予足够的水化扩容处理和降尿酸药物，但依旧存在以下至少 2 类生化指标异常。

     a. 高尿酸血症：
       （1）细胞内核酸快速释放和分解代谢的结果。
       （2）嘌呤核酸被代谢为次黄嘌呤、黄嘌呤，最后是尿酸。
       （3）在酸性环境中，尿酸会沉积在肾小管管腔中，引起阻塞。

     b. 高钾血症。

     c. 高磷血症：磷酸盐可与钙沉淀，在肾小管内形成磷酸钙结石。

     d. 低钙血症：继发于磷沉淀。

表 35-1　肿瘤溶解综合征的分类

实验室型肿瘤溶解综合征	同一天内出现以下两种及以上代谢异常 在治疗开始前 3 天内或治疗开始后 7 天内发生 给予患者充分水化扩容和降尿酸药	成人尿酸 ≥ 476 μmol/L（8 mg/dl）或儿童正常上限 钾 ≥ 6.0 mmol/L 成人磷 ≥ 1.5 mmol/L（4.5 mg/dl），儿童 ≥ 2.1 mmol/L（6.5 mg/dl） 钙 ≤ 1.75 mmol/L（7 mg/dl）或游离钙 < 1.2 mmol/L（4.5 mg/dl）
临床型肿瘤溶解综合征	实验室型肿瘤溶解综合征合并以下任何标准（不能归因于其他原因）	急性肾损伤，定义为肌酐增加 26.5 μmol/L（0.3 mg/dl），当没有记录基线肌酐时，单次测量值 ≥ 相应年龄和性别正常人群肌酐上限的 1.5 倍 症状性低钙血症（如手足抽搐或感觉异常）、癫痫、心律失常或由低钙血症或高钾血症引起的猝死

From Niederhuber JE：Abeloff's clinical oncology, ed 6, Philadelphia, 2020, Elsevier.

表 35-2　临床型肿瘤溶解综合征的分级

Ⅰ级	Ⅱ级	Ⅲ级	Ⅳ级	Ⅴ级
肾衰竭	血清肌酐 = 1.5 UNL 或肌酐清除率 30 ~ 45 ml/min	血清肌酐 = 1.5 ~ 3 UNL 或肌酐清除率 20 ~ 30 ml/min	血清肌酐 = 3 ~ 6UNL 或肌酐清除率 10 ~ 20 ml/min	血清肌酐 > 6 UNL 或肌酐清除率 < 10 ml/min
心律失常	不需干预	不需紧急干预	有症状且未完全控制或已通过设备（例如除颤器）控制	威胁生命（如与心力衰竭、低血压、晕厥、休克相关的心律失常）
癫痫发作	无	短暂的全身性癫痫发作；可由抗惊厥药控制良好的癫痫，或者不常发生的局灶活动性癫痫	意识改变的癫痫发作；控制不佳的癫痫发作，医疗干预后仍有全身性癫痫发作	长时间，反复或难以控制的任何类型的癫痫发作（如癫痫持续状态，顽固性癫痫）

From Ronco C et al：Critical care nephrology, ed 3, Philadelphia, 2019, Elsevier.

2. **临床型 TLS** 为实验室型 TLS 合并至少一种临床并发症［严重肾损害、心律失常、中枢神经系统毒性和（或）死亡］——需排除化疗方案所致以上并发症的可能。

同义词

TLS

ICD-10CM 编码
E88.3 肿瘤溶解综合征

流行病学和人口统计学

发病率：TLS 的发病率尚不清楚，是血液肿瘤（儿童或成人）专科医生最常遇到的与疾病相关的紧急情况。发病率取决于肿瘤质量（肿瘤质量越大，细胞死亡时释放的细胞内物质就越多）、患者状态（如既往存在慢性肾病、肿瘤消耗状态、低血压）和是否给予适当支持治疗。肿瘤体积、瘤细胞增殖速度和治疗敏感性与 TLS 发病率相关。

患病率：复杂多变。

好发性别和年龄：

- 不存在性别差异。

- 所有年龄组均可发病。由于肾小球滤过率随着年龄的增长而下降，老年人更易患 TLS。

遗传学：没有种族差异。

危险因素：

- 高肿瘤负荷：

  1. 大体积肿瘤

  2. LDH > 1500 IU/L

  3. WBC > 25 000/mm^3

  4. TLS 的风险按肿瘤类型进一步分层：

  a. 高风险：

  （1）伯基特淋巴瘤

  （2）高级别非霍奇金淋巴瘤

  （3）淋巴母细胞淋巴瘤

  （4）急性 T 细胞白血病

  （5）其他急性白血病

      b. 中风险：

        （1）化疗 / 放疗 / 糖皮质激素治疗的低级别淋巴瘤

        （2）多发性骨髓瘤

        （3）化疗 / 激素治疗的乳腺癌

        （4）小细胞肺癌

        （5）生殖细胞肿瘤（如精原细胞瘤、卵巢癌）

      c. 低风险：

        （1）干扰素治疗低级别淋巴瘤

        （2）梅克尔细胞癌

        （3）胃肠道腺癌

- 应用某些药物，包括：
  1. 紫杉醇
  2. 羟基脲
  3. 依托泊苷
  4. 氟达拉滨
  5. 索拉非尼
- 广泛的骨髓受累
- 预处理后尿酸、钾或磷水平升高
- 肿瘤对治疗高度敏感
- 血容量不足
- 慢性肾病
- 尿量减少
- 酸性尿
- 肿瘤侵及肾 / 肾血管系统
- 高龄
- 经导管动脉化疗栓塞术（TACE）后，射频消融术后
- 嵌合抗原受体 T 细胞疗法（CAR-T 细胞）

病因学

    最常见于急性白血病、巨大实体瘤或高级别淋巴瘤患者。肿瘤溶解综合征的病理生理学如图 35-1 所示。

- 可自发或在抗肿瘤干预治疗后发生（化疗、放疗等）
- 与某些化疗药物（静脉内、鞘内注射等）的使用相关：
  1. 紫杉醇
  2. 羟基脲

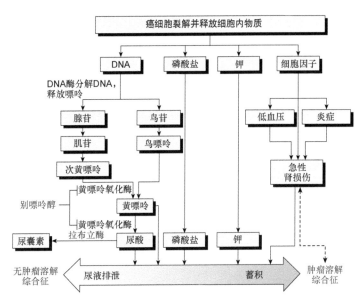

图 35-1　肿瘤溶解综合征的病理生理学。癌细胞裂解后会释放出 DNA、磷酸盐、钾和细胞因子。从裂解细胞释放的 DNA 被代谢为腺苷和鸟苷，两者都被转化为黄嘌呤。黄嘌呤被黄嘌呤氧化酶氧化，产生尿酸，尿酸被肾排泄。当磷酸盐、钾、黄嘌呤或尿酸的产生超过排泄速度时，就会出现肿瘤溶解综合征。细胞因子引起低血压、炎症和急性肾损伤，从而增加了发生肿瘤溶解综合征的风险。急性肾损伤和肿瘤溶解综合征之间的双向虚线表明，急性肾损伤通过降低肾排泄尿酸、黄嘌呤、磷酸盐和钾的能力而增加了肿瘤溶解综合征的危险性。同样，肿瘤溶解综合征的发展可通过尿酸、黄嘌呤和磷酸钙晶体的肾沉淀以及非晶体依赖机制而引起急性肾损伤。别嘌呤醇抑制黄嘌呤氧化酶并阻止次黄嘌呤和黄嘌呤转化为尿酸，但不会去除现有的尿酸。相比之下，拉布立酶可使尿酸降解为尿囊素并排出体外，尿囊素是一种高度可溶性的物质，对机体无显著不利影响（From Niederhuber JE：Abeloff's clinical oncology，ed 6，Philadelphia，2020，Elsevier.）

　　3. 依托泊苷

　　4. 氟达拉滨

● 自发 TLS：

　　1. 少见

　　2. 未经化疗或在最低剂量化疗的情况下溶解肿瘤细胞（如淋巴瘤的类固醇单药治疗）

　　3. 与瘤细胞快速增殖更新相关

4. 可能与妊娠、发热以及易感个体的全身麻醉有关

5. 高磷血症可能不会复发，因为释放的磷被重新利用以合成新的肿瘤细胞

体格检查和临床表现

临床表现： 患者可能在化疗开始之前或通常在细胞毒性治疗后 3 天内出现多种症状。常见症状包括：

- 恶心
- 呕吐
- 水肿
- 呼吸急促（由于液体超负荷或 CHF）
- 嗜睡或虚弱
- 癫痫
- 晕厥
- 肌肉痉挛
- 手足搐搦

体格检查：

- 与特定代谢异常有关，包括高钾血症、高磷血症、高尿酸血症和低钙血症
- 以上代谢紊乱通常出现症状重叠

  1. 高钾血症：

     a. 全身无力

     b. 感觉异常

     c. 麻痹

     d. 心电图异常：

       （1）T 波高尖

       （2）P 波平坦

       （3）QRS 波群增宽

       （4）心动过缓

     e. 心律失常，包括：

       （1）室性心动过速

       （2）心室颤动

       （3）心脏停搏

       （4）无脉性电活动

     f. 心脏停搏

　2. 高磷血症：

　　a. 少尿或无尿 AKI

　　b. 心律失常

　3. 低钙血症：

　　a. 感觉异常

　　b. 手足搐搦

　　c. 神经肌肉刺激征：抽搐、低钙击面征（非特异性）和腕足痉挛

　　d. 支气管痉挛

　　e. 心电图异常，包括：

　　　（1）T 波倒置

　　　（2）QT 间期延长

　　　（3）室性心律不齐

　　　（4）传导阻滞

　　f. 心脏停搏

病因学

- TLS 是由肿瘤细胞死亡时细胞内容物大量释放到血液中引起的。
- 可为自发或以下类型肿瘤开始治疗后发生：

　1. 急性白血病

　2. 巨大的实体瘤

　3. 高级别淋巴瘤

- 使用某些药物：

　1. 紫杉醇

　2. 羟基脲

　3. 依托泊苷

　4. 氟达拉滨

- 部分肿瘤患者接受以下治疗后发生 TLS 亦有报道：

　1. 鞘内注射化疗药物

　2. 罕见案例：妊娠、发热及罕见易感个体全身麻醉时

Ⓓⓧ 诊断

实验室检查

- 及早发现异常实验室指标可预防或减少 TLS 并发症。

- 实验室型 TLS，其定义是在化疗开始前 3 天或开始后 7 天内，尽管给予足够的水化扩容处理和降尿酸药物，但依旧存在以下至少 2 类生化指标异常：

  1. 尿酸：成人＞ 8.0 mg/dl 或儿童高于各年龄段正常上限。

  2. 磷：成人＞ 4.5 mg/dl 或儿童＞ 6.5 mg/dl。

  3. 钾：＞ 6.0 mEq/L。

  4. 钙：经校正钙＜ 7.0 mg/dl 或离子钙＜ 1.12 mg/dl。

- 患者应频繁进行详细实验室检查并密切观察临床症状：

  1. 反复心电图检查或持续心电监护以监测心律失常。

  2. 密切监测肾功能，并统计每日体重及出入量。

  3. 在开始治疗前和治疗后 72 h 内，监测高危患者的 BUN、肌酐、磷、钾、钙、尿酸和 LDH：

     如果出现 TLS 证据，应每天复查上述实验室指标 2 次。

影像学检查

- 若存在肾衰竭，考虑行腹部 / 肾超声检查。

- 可行胸部 / 腹部 / 骨盆 CT 检查以评估潜在的恶性肿瘤。

Rx 治疗

一般原则

- 预防是治疗的基础。

- 识别高风险患者（评估肿瘤负荷、肾功能和肿瘤病理结果），及时采取预防措施。治疗延迟可能导致危及生命的并发症。

- 最佳治疗包括保持肾功能保护、预防心律失常和神经肌肉刺激症状。

- 开始癌症治疗之前，应纠正新陈代谢紊乱。

- 尚未发生 TLS 的高危患者的预防措施：

  1. 及时、充分的水化扩容处理和降尿酸药物是治疗的主要手段。框 35-1 总结了肿瘤溶解综合征的治疗建议。

     a. 补充维生素：

        （1）防止容量不足并纠正电解质紊乱。

        （2）应保持每日液体摄入量（口服或静脉注射）为 2 ～ 3 L/m^2。

        （3）在癌症治疗前的 24 ～ 48 h 给予措施，并在治疗后

框 35-1 肿瘤溶解综合征：治疗建议

当不存在代谢异常时：
- 别嘌呤醇 300 mg/d，化疗 3 天后降至 100 mg/d

或

- 拉布立酶 0.2 mg/kg 静脉滴注 ×5 天
- 水化扩容：0.45% 生理盐水 3000 ml/d
- 入院后 24 ~ 48 h 内开始化疗
- 每 12 ~ 24 h 复查血生化指标

存在代谢异常时：
- 如上所述使用别嘌呤醇或拉布立酶；如果高尿酸血症得到控制或肾功能不全，则应减少剂量
- D_5W + $NaHCO_3$ 水化碱化（每升 D_5W + 2 安瓿 $NaHCO_3$），根据需要添加非噻嗪类利尿剂
- 碱化尿液以保持尿液 pH > 7.0；当血清尿酸水平正常时，可停止
- 推迟化疗，直到尿酸降低，电解质稳定
- 每 6 ~ 8 h 复查血生化指标
- 缓慢静注葡萄糖酸钙（如果有症状或心电图改变）
- 分别用降钾树脂和磷酸盐耦合剂治疗高钾血症和高磷血症

对上述措施无反应的患者行血液透析标准：
- 血清钾 > 6.0 mEq/L
- 血清尿酸 > 20 mg/dl
- 血清磷 > 10 mg/dl
- 液体超载对利尿剂无反应

症状性高钙血症

D_5W，5% 葡萄糖水；ECG，心电图。

From Parrillo JE, Dellinger RP: Critical care medicine, principles of diagnosis and management in the adult, ed 4, Philadelphia, 2014, Elsevier. From Brudno JN et al: Toxicities of chimeric antigen receptor T cells: Recognition and management, Blood, May 20, 2016.

维持 72 h。

（4）如需静脉输液，应使用等渗溶液（如 0.9% 的盐水或 1 升 D_5W 加入 3 支 1 mol 的 50 ml $NaHCO_3$ 安瓿）。

（5）维持每小时 80 ~ 100 ml/m² 的尿量。

（6）有心或肾功能不全的患者应监测容量负荷并酌情使用利尿剂。

（7）应用降尿酸药物（如别嘌呤醇、拉布立酶和非布司他）。尿酸在肾小球处自由过滤，在近端小管中经由管腔尿酸盐 / 阴离子交换器尿酸盐转运体 1（URAT-1）

和基底外侧有机阴离子转运体（OAT）完成重吸收和分泌。当肾小管处理尿酸的能力不堪重负时，尿酸有可能在管腔内形成结晶。若尿液呈现酸性 pH 会加剧这一过程。尿酸结晶阻塞肾小管引起肾小管直接损伤。此外，由单核细胞趋化蛋白 -1（MCP1）和巨噬细胞迁移抑制因子（MIF）诱导的趋化因子介导的炎症造成肾小管内和肾实质内的尿酸沉积形成肉芽肿反应和远端小管上皮坏死，从而引起肾损伤。肾损伤的发生发展也存在非尿酸晶体依赖性机制，这些机制针对的是血流动力学：包括肾小管周围毛细血管压力增加，血管收缩增加和血流减少。尿酸也可能影响 TLS 中 AKI 的恢复，因为它已经被证明可以抑制近端小管细胞的增殖。如图 35-2 所

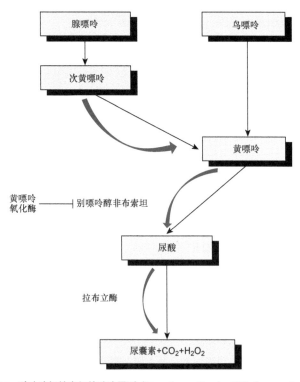

图 35-2　肿瘤溶解综合征的防治原则（From Ronco C et al：Critical care nephrology, ed 3，Philadelphia，2019，Elsevier.）

示，这些不同的机制共同导致 AKI 发生[1]。

（8）别嘌呤醇

（a）黄嘌呤氧化酶抑制剂，可防止黄嘌呤和次黄嘌呤转化为尿酸。

（b）预防剂量为每日 $200 \sim 400 \, mg/m^2$，分 $1 \sim 3$ 次服用，最高每天 800 mg。治疗剂量为 $300 \sim 900 \, mg/d$。

（c）对于高度恶性液体肿瘤患者，别嘌呤醇预防性治疗可能导致黄嘌呤肾病 / 肾结石：

● 血清尿酸水平低和尿中黄嘌呤水平高有助于诊断。

● 然后应考虑减少 / 停止别嘌醇治疗。

（9）拉布立酶

（a）当不能通过标准推荐治疗降低尿酸水平时，使用重组尿酸氧化酶。

（b）通过静脉或肌肉给药，剂量为每日 $50 \sim 100 \, U/kg$，持续 $1 \sim 5$ 天。

（c）不能与别嘌呤醇同时给药，因为别嘌呤醇会降低尿酸水平，并可能降低拉布立酶功效。

（d）由于可能造成溶血，妊娠和 6- 磷酸葡萄糖脱氢酶缺乏症禁止使用。

（e）该药价格较高并因此限制了临床应用。

（10）非布司他的剂量为每日口服 120 mg。相较别嘌呤醇，药物间相互作用较少，且轻 / 中度肾功能不全的患者无需调整剂量。价格限制了临床应用。

b. 尿液碱化：

（1）尿酸在尿液碱性 pH 下更易溶解。

（2）仍然存在争议。

（3）由于磷酸钙沉积会导致结石 / 肾钙质沉着症，因此高磷血症禁忌。

肿瘤溶解综合征的患者治疗

● 原则：

1. 肾内科和重症监护团队的早期介入

---

[1] Ronco C：Critical care nephrology，3rd ed，Elsevier 2019.

2. 如前所述的预防措施

3. 积极治疗电解质紊乱以预防心律失常和神经肌肉应激症状

 a. 心律失常倾向于常规治疗

 b. 心律失常是严重 TLS 患者死亡的主要原因

4. 肾衰竭的治疗

- 电解质紊乱的管理：

1. 多种类型电解质异常共存，造成保守治疗疗效欠佳
并发高磷血症、高尿酸血症和酸中毒时可能需要碱化治疗。
碱化可能加重低钙血症

2. 高尿酸血症
降尿酸剂，包括别嘌醇或拉布立酶

3. 高钾血症

 a. 低钾饮食

 b. 静脉注射氯化钙 / 葡萄糖酸盐治疗高钾血症心电图改变

 c. 静脉输注葡萄糖和胰岛素将钾转移到细胞内

 d. 口服钾交换树脂（非急性处理）

4. 高磷血症：

 a. 低磷饮食

 b. 静脉输注葡萄糖和胰岛素使磷进入细胞

 c. 口服磷酸盐耦合剂

5. 低钙血症：

 a. 只有在神经肌肉应激时才治疗

 b. 静脉注射氯化钙 / 葡萄糖酸钙

 c. 如果血清磷水平正常，可以使用骨化三醇治疗，但是这是一种相对缓慢的疗法

- 肾衰竭的处理：

1. 对肾衰竭进行常规检查，包括尿液分析、尿液显微镜检查、尿电解质、肾超声检查等

2. 静脉输液和利尿剂的支持治疗（如果需要）

3. 如果上述方法无效（尤其是出现心脏异常），考虑早期透析

转诊

- 肾内科
- 重症监护

重点和注意事项

专家点评

- TLS 是一种肿瘤急症，可自发发生，更常见的是化疗相关的肿瘤细胞溶解。
- TLS 与一些细胞内物质释放有关，包括钾、磷和尿酸。伴随着肾衰竭，这些产物清除困难，在体内异常积累，导致心脏和神经系统异常。
- TLS 的常见危险因素包括高度增殖的肿瘤和巨大的肿瘤负荷（如高级别淋巴瘤和急性白血病）以及预先存在的代谢紊乱和肾衰竭。
- 高危患者应在开始使用细胞毒性药物前 24 ～ 48 h 采取预防措施。
- 预防措施包括积极水化扩容和服用降尿酸的药物。
- 建议对生命体征，出入量及心脏 / 神经系统异常情况进行反复检查和持续监测。
- 并发症可能包括持续的电解质紊乱、肾衰竭、尿毒症并发症、心律不齐和因积极水化扩容导致的肺水肿。

推荐阅读

Halfdanarson TR et al: Emergencies in hematology and oncology, *Mayo Clin Proc* 92(4):609-641, 2017.
Howard SC: The tumor lysis syndrome, *N Engl J Med* 364:1844-1854, 2011.

第36章 化疗相关性恶心呕吐
Chemotherapy-Induced Nausea and Vomiting

Byung Kim

魏冲 译 秦然 审校

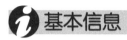 基本信息

定义

化疗相关性恶心呕吐（chemotherapy-induced nausea and vomiting, CINV）是指用于治疗癌症的药物引起的不良呕吐反应。

有五种公认的亚型：

- 急性期CINV：接受化疗后数分钟至数小时内出现恶心呕吐。
- 延迟性CINV：接受化疗后24 h或更长时间出现恶心呕吐。
- 爆发性CINV：进行适当预防性治疗后仍出现恶心呕吐。
- 预期性CINV：恶心呕吐开始于接受化疗之前，发生在先前化疗期间出现过严重恶心呕吐的患者中，是一种条件反射。
- 难治性CINV：在随后的治疗周期中复发，但预期性CINV除外。

同义词

药物导致的恶心呕吐

化疗相关呕吐反应

CINV

ICD-10CM 编码

R11.2 恶心呕吐，未指明

R11.0 恶心

R11.10 呕吐，未指明

Z51.11 抗肿瘤化疗相关不良反应

流行病学和人口统计学

- 患者发生恶心呕吐的风险在很大程度上取决于所用化疗药的催吐性（表36-1）。

表 36-1　常用口服抗肿瘤药物的潜在催吐性

风险	呕吐频率（%；无预防措施）	药品
高	＞ 90	六甲蜜胺
		甲基苄肼
中	30 ～ 90	环磷酰胺
		克唑替尼
		奥拉帕尼
		替莫唑胺
低	10 ～ 30	阿来替尼
		阿西替尼
		卡培他滨
		色瑞替尼
		考比替尼
		达沙替尼
		依维莫司
		吉非替尼
		依鲁替尼
		伊马替尼
		依沙佐米
		拉帕替尼
		来那度胺
		尼罗替尼
		帕博西尼
		帕比司他
		帕唑帕尼
		索拉非尼
		舒尼替尼
		沙利度胺
		维莫非尼
极低	＜ 10	阿莱替尼
		白消安
		苯丁酸氮芥
		达拉非尼
		埃罗替尼
		羟基脲
		艾德拉尼
		美法仑
		氨甲蝶呤
		奥希替尼
		鲁索替尼
		6- 硫代鸟嘌呤
		曲美替尼
		维莫德吉

Modified from Roila F et al: Guideline update for MASCC and ESMO in the prevention of chemotherapy and radiotherapy-induced nausea and vomiting: results of the Perugia consensus conference, Ann Oncol. 2010; 21（suppl 5）: v232-243.

- 催吐性分为四类：高度催吐（＞90%），中等催吐（＞30%～90%），低催吐（10%～30%）和极低催吐（0～10%）。
- 在某些化疗方案下，大多数患者会发生 CINV。但是，患者的耐受力有所不同，可能低至 10% 患者才出现症状。
- 症状可能与剂量有关（剂量越高，出现症状的风险越大）。
- 女性和年轻患者出现 CINV 风险更高。
- 在接受治疗之前暗示出现 CINV（预期性呕吐）的患者更有可能出现症状。
- 有饮酒史的患者风险更低。
- 有晕车史的患者风险更大。

发病率：CINV 发病率最高的是在第一个化疗周期之前或化疗中。

遗传学：5- 羟色胺 3（5-hydroxytryptamine3，5-HT3）受体拮抗剂代谢过快和 5-HT3 受体呈现多态性的患者发生 CINV 风险更高。

危险因素
- 既往有 CINV 病史
- 有晕动病或前庭功能障碍病史
- 处于较高级别的焦虑状态
- 饮酒可降低风险

体格检查和临床表现

- 症状可能包括焦虑和头晕。
- 体格检查常见体征：脉搏增加和血压异常（如果患者处于高度焦虑状态则血压升高，如果患者出现脱水反应则血压降低）。
- 腹泻、发热、头痛和腹痛等症状可能提示其他诊断；如体格检查发现血压升高、腹部压痛或局部神经功能缺损，可能提示癌症进展或其他急性疾病（如感染）引起的症状。

病理生理学

恶心呕吐的病理生理学过程如图 36-1 所示。CINV 可能是化疗作用于两个部位引起：胃肠道的直接作用和大脑呕吐中心的作用。在这两个部位，恶心和呕吐都是由某些神经递质介导的，其中血清素、多巴胺和神经激肽 -1（neurokinin 1，NK1）是最重要的。

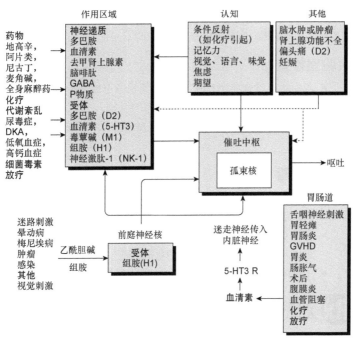

图 36-1 恶心呕吐的病理生理学机制。DKA，糖尿病酮症酸中毒；GABA，γ-氨基丁酸；GVHD，移植物抗宿主病；5-HT3，5-羟色胺；5-HT3 R，5-羟色胺受体（From Hoffman R：Hematology，basic principles and practice，ed 7，2018，Elsevier.）

 诊断

鉴别诊断

- 主要与癌症进展和感染相鉴别
- 肠 / 胃：肿瘤对消化道的阻塞或部分阻塞
- 神经系统：病灶转移到大脑引起的呕吐；转移浸润相应神经通路影响消化道
- 感染：消化道的急性细菌、病毒或寄生虫感染引起症状（可同时发生腹泻或疼痛）
- 肾：脱水导致急性肾损伤和肾衰竭，也可加重恶心呕吐

评估

如果患者的相关症状和恶心呕吐的发病特点符合 CINV 的通常

表现，则不需要任何辅助检查。如果存在其他症状或阳性体征，则需要排除其他原因。实验室检查和影像相结合可能有助于明确诊断。

实验室检查

- 若症状不符合典型 CINV，则血液检查可能有所提示，比如全血细胞计数、肝功能、电解质和肾功能。
- 若合并腹泻，可行粪便检查以寻找病毒、细菌或寄生虫感染证据。

影像学检查

- 腹部 X 线片可发现消化道阻塞，但不提供任何关于肿瘤进展的线索。
- 腹部 CT 可以提供更详细的信息，了解消化道附近局部癌症进展 / 侵袭，以及是否存在消化道阻塞。
- 中枢神经系统成像（如脑 CT 或 MRI）可发现是否存在脑转移。

Rx 治疗

- 框 36-1 概述了 CINV 的临床管理流程。
- 镇吐方案的选择和持续时间取决于使用的化疗方案。常用镇吐药及推荐剂量见表 36-2。

框 36-1　管理方法：化疗相关性恶心呕吐（CINV）

对于 CINV 的镇吐治疗应以正在使用的化疗方案的催吐力为基础，并考虑到患者的个体因素（如性别、年龄、饮酒史和之前的化疗催吐情况）。现已开发出优秀方法用于预测单一化疗药物或联合方案的催吐可能性。

在急性（第 1 天）和延迟（第 2 ～ 5 天）恶心呕吐期间，所有接受中度或高度催吐力方案化疗的患者均应给予预防止吐措施。对于接受高度催吐力方案化疗的患者，应在第 1 天给予 5-HT3 受体拮抗剂（最好是帕洛诺司琼）、NK1 受体拮抗剂、地塞米松的联合预防治疗，在第 2 ～ 4 天接受地塞米松预防治疗。判断为高致吐风险的患者中可加用奥氮平。对于接受中度催吐力方案化疗的患者，建议在第 1 天使用 5-HT3 受体拮抗剂（最好是帕洛诺司琼）、地塞米松联合预防治疗，在第 2 天和第 3 天使用地塞米松预防治疗。

接受低催吐力方案化疗的患者应给予地塞米松（8 mg 静脉或口服）预防治疗；只有在恶心控制不佳的情况下，才在随后的疗程中加入 5-HT3 受体拮抗剂。对于接受极低催吐力药物或方案化疗的患者，不需进行常规预防。恶心、呕吐症状控制不佳的患者应在随后的化疗周期中加强预防镇吐措施。

From Niederhuber JE: Abeloff's clinical oncology, ed 6, Philadelphia, 2020, Elsevier.

表 36-2 镇吐药：推荐剂量

镇吐药	推荐剂量	
	急性呕吐（化疗前）	延迟呕吐
5-HT3 拮抗剂		
昂丹司琼	0.15 mg/kg 或 8 mg IV；12 ～ 16 mg PO	8 mg PO 每日 2 次 × 2 ～ 3 天
格拉司琼	1 mg IV 或 PO；10 mg 皮下（缓释）	
多拉司琼	1.8 mg/kg 或 100 mg IV；100 ～ 200 mg PO	
帕洛诺司琼	0.25 mg IV 或 0.5 mg PO	
NK1 受体拮抗剂		
阿瑞匹坦	125 mg PO	80 mg PO 第 2 ～ 3 天
福沙匹坦	150 mg IV	
罗拉匹坦	180 mg PO	
联合 5-HT3/NK1 受体拮抗剂		
NEPA（帕洛诺司琼 0.5 mg/ 奈妥吡坦 300 mg）	1 片 PO	
多受体拮抗剂		
奥氮平	10 mg PO	10 mg PO 第 2 ～ 4 天
皮质类固醇		
地塞米松		
有 NK1 拮抗剂	12 mg IV 或 PO	8 mg PO×2 ～ 3 天
没有 NK1 拮抗剂	8 mg（中风险）或 20 mg（高风险）IV 或 PO	4 ～ 8 mg PO 每日 2 次 ×2 ～ 3 天
其他		
氯丙嗪		根据需要，每 3 ～ 4 h 10 mg PO 或 IV
劳拉西泮	1 ～ 2 mg IV（预期性恶心呕吐）	
屈大麻酚		根据需要，每 3 ～ 4 h 5 mg/m^2 PO

5-HT3，5- 羟色胺 3；NK1，神经激肽 -1；IV，静脉注射；PO，口服。

From Niederhuber JE：Abeloff's clinical oncology，ed 6，Philadelphia，2020，Elsevier

- 对于具有潜在高催吐率的化疗药物，使用多药镇吐方案已被证实是非常有效的预防措施。
- 最常见的治疗组合包括 5-HT 受体拮抗剂（昂丹司琼、格拉司琼、多拉司琼或帕洛诺司琼）、皮质类固醇（甲强松龙或地塞米松）和 NK1 受体拮抗剂（阿瑞匹坦、罗拉匹坦或福沙匹坦）。
- 口服帕洛诺司琼和奈妥吡坦（NK1 受体拮抗剂）的固定剂量组合现已上市。表 36-3 总结了接受静脉化疗患者的建议预防镇吐药。
- 其他辅助药物可用，如奥氮平、氯丙嗪、甲氧氯普胺、氟哌啶醇和马林醇；相比之下，它们的效果较差，并有更大的副作用。
- 苯二氮䓬类药物（通常是劳拉西泮）可能诱发患者焦虑，而导致预期性 CINV。
- 症状不能缓解的患者或需要住院进行支持治疗，包括静脉药物和液体治疗。

非药物治疗

对于那些对其 CINV 有显著焦虑情绪的患者，认知行为治疗可能有帮助。

处置

虽然 CINV 是癌症治疗中最令人担忧的并发症之一，但在过去

表 36-3　静脉化疗患者的预防镇吐建议摘要

催吐风险	第一天（化疗前）	第一天后
高（包括环磷酰胺和阿霉素）	5-HT3 受体拮抗剂（首选帕洛诺司琼）＋ NK1 受体拮抗剂＋地塞米松＋奥氮平（如果患者为高风险）	地塞米松第 2～4 天＋阿瑞匹坦第 2～3 天（如果第 1 天使用过）＋奥氮平第 2～4 天（高风险患者）
中等	5-HT3 受体拮抗剂（首选帕洛诺司琼）＋地塞米松	地塞米松第 2～3 天
低	地塞米松	无
极低	根据需要	无

5-HT3，5- 羟色胺 3；NK1，神经激肽 -1。

From Niederhuber JE：Abeloff's clinical oncology, ed 6, Philadelphia, 2020, Elsevier.

的 20 年里，它的治疗已经发生了革命性的变化，大多数患者都实现了充分的症状控制。

 ## 重点和注意事项

专家点评

- CINV 急性期进行积极症状控制是其关键的初始治疗方法。急性期的预防大大改善了延迟期的控制，大大降低了预期性 CINV 的发生率。
- 预防症状比控制或治疗活动性症状更容易达到效果。

推荐阅读

Jordan K et al: Recent developments in the prevention of chemotherapy-induced nausea and vomiting (CINV): a comprehensive review, *Ann Oncol* 26(6):1081-1090, 2015.

Navari RM, Aapro M: Antiemetic prophylaxis for chemotherapy-induced nausea and vomiting, *N Engl J Med* 374:1356-1367, 2016.